丛书编委会

总 主 编　吴少祯

副总主编　王应泉　许　军　刘建青

编　　委（按姓氏笔画排序）

于　雷　李禾薇　李超霞　张　煜

张芳芳　范志霞　畅洪昇　金芬芳

赵　艳　钟相根　段晓华　贾清华

党志政　徐慧慧　郭明章　郭新宇

盛庆寿　谢静文

本书编委会

主　　编　　赵　艳　于华芸　张雪燕

副主编　　于　鹰　平　静　李茂峰

　　　　　张　艳　朱　姝

编　　委　　刘士芳　张　华　郑　越

　　　　　寿松亭　许遵贤　高梦鸽

　　　　　宋月晗　宋　佳　张　林

　　　　　廖　艳　李柳骥　汤巧玲

　　　　　王媛媛　赵　艳　于华芸

　　　　　张雪燕　赵　月　于　鹰

　　　　　平　静　李茂峰　张　艳

　　　　　朱　姝

刘河间传世名方

主 编◎赵 艳 于华芸 张雪燕

中国医药科技出版社

内 容 提 要

刘河间，为金元四大家之首，寒凉派的代表人物。本书全面收录了刘河间独创方剂，并对方剂的临床应用情况进行系统整理。全书内容丰富，资料翔实，具有很高的文献价值和学术价值，能够帮助读者开阔视野，增进学识。

图书在版编目（CIP）数据

刘河间传世名方 / 赵艳，于华芸，张雪燕主编. —北京：中国医药科技出版社，2017.10

（大国医系列之传世名方．第二辑）

ISBN 978-7-5067-9322-3

Ⅰ . ①刘… Ⅱ . ①赵…②于…③张… Ⅲ . ①方书-汇编-中国-金代 Ⅳ . ①R289.346.4

中国版本图书馆 CIP 数据核字（2017）第 108428 号

美术编辑 陈君杞
版式设计 张 璐

出版　中国医药科技出版社
地址　北京市海淀区文慧园北路甲 22 号
邮编　100082
电话　发行：010-62227427　邮购：010-62236938
网址　www.cmstp.com
规格　710×1000mm ¹⁄₁₆
印张　27¼
字数　412 千字
版次　2017 年 10 月第 1 版
印次　2017 年 10 月第 1 次印刷
印刷　三河市国英印务有限公司
经销　全国各地新华书店
书号　ISBN 978-7-5067-9322-3
定价　55.00 元

出版者的话

中医名著浩如烟海，积淀了数以千年的精华，养育了难以计数的英才，昭示着绚丽无比的辉煌。历史证明，中医的成才之路，非经典名著滋养下的躬身实践，别无蹊径。名医撰医著，医著载医方，源远流长，浩如烟海。历代名医凭借非凡的智慧及丰富的临床实践，创制了诸多不朽的传世名方。

本套丛书以在方剂学方面确有创见的历代名医为主线，选择代表性名医，将其所撰医著中的医方进行了全面系统的搜集整理。《大国医系列之传世名方》（第一辑）于2013年初出版后，受到广大读者的热烈欢迎，屡次重印。为此，我们组织专家编写了《大国医系列之传世名方》（第二辑），包括刘河间、朱丹溪、程钟龄、俞根初、吴又可与雷丰等，共计5个分册。第二辑延续第一辑的编写体例，每个分册分为上、中、下三篇，上篇简单介绍医家学术思想及遣药组方特色；中篇详细介绍了该医家方剂在临床各科的应用；另外，该医家还有许多名方不为世人所熟知，未见临床报道，则收入下篇被忽略的名方。每首方剂从来源、组成、用法、功用、主治、方解、方论、临床应用、临证提要等方面来论述。全书收罗广博、条分缕析，详略适中，既言于古，更验于今，既利掌握，又裨读者更好地熟悉、掌握历代名方的组方原理及临床运用规律，以适应当前临床实际的需要。

愿《大国医系列之传世名方》成为中医药院校在校学生和中医、中西医结合医生的良师益友；愿本套丛书成为医疗、教学、科研机构及各图书馆的永久珍藏。

中国医药科技出版社

2017年6月

目　录

上篇　主火论者刘完素

中篇　屡试屡效方

下篇　被忽略的名方

上 篇
主火论者刘完素

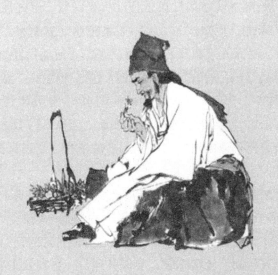

一、医家生平

刘完素，乳名天喜，字守真，号河间居士，别号宗真子，又号通玄处士，大约在金天会四年（公元1126年）之前生于河北省肃宁县杨边村（今天的师素村），卒于金章宗承安年间（公元1196年至1200年），因家居河间府（今河北省河间县），故后人称"河间先生"或"刘河间"，为金元四大家之首，寒凉派的代表人物。

刘完素生活在南宋北金对峙的时代，此时烽烟四起，哀鸿遍野，民不聊生。他幼年丧父，家境贫寒，三岁时家乡遭受水灾，随母亲逃难，定居在河间城南十八里营村（今天的刘家村）。在刘完素十五六岁时，其母患病，但由于家中贫苦，三次求医不至而死，年幼的刘完素目睹了世态炎凉，百姓疾苦，于是立志学医，《金史·刘完素传》记载了刘完素的学医过程，称其"尝遇异人陈先生，以酒饮守真，大醉，及寤，洞达医术，若有授之者"，虽然有点神话色彩，但也说明了刘完素深得其师陈氏教诲。刘完素学成后不久便深入民间行医，一心为百姓治病，逐渐誉满金朝。金章宗完颜璟曾三次请他出来做官，他都坚辞不受，章宗被其人格所感动，赐号"高尚先生"。

刘完素虽是一代名医，但却具有谦虚改过、求学务实的精神。据《金史》记载，有一次刘完素患伤寒八日误下证，头痛脉紧，呕吐恶心，不能吃饭，他的徒弟们侍于床侧，不知该怎么办，于是把张元素请来。张来到刘家后，刘完素转过脸去，对张元素看都不看一眼。张曰："何现我直如此卑也？"给他诊过脉后说："脉病乃尔，初服其药犯某味药乎？"刘答曰："然。"张曰："差之甚也！"刘完素闻听，当即坐起，问道："何谓也？"张元素说道："某药味寒，下降，走太阴，阳亡，汗不出故也。今脉如此，当以某药服之。"刘完素听后点头称是，大服其能，谦虚地接受了张元素的治疗，足以见得刘完素的胸襟和气度。

刘完素在习医过程中，发现《黄帝内经》奥藏金丹宝典，深隐生化玄文，"义如烟海，理若丘山"，认识到只有深研《内经》，才能更好地解决医疗中的实际问题。因此，他从二十五岁开始，悉心研讨《素问》一书，朝勤夕思，手不释卷，三十五年间，废寝忘食，参详其理，一直到六十岁未曾中止，终于深得要旨，心中大有开悟，提出了新的学说，这对当时的医学界是一个很大的挑战，因为一般医生受宋代《局方》的影响，用药多偏辛燥，故有些医生对刘完素提出非难，说他不循常法、自出异端，但医疗实践却证明刘完素的理论是正确的。刘完素曾言："此一时，彼一时，奈五运六气有所更，世态居民有所变，天以常火，人以常动，动则属阳，静则属阴，内外皆扰，故不可峻用辛温大热之剂。"后来，刘氏的主张逐渐得到广大医家的认可，很快风行于河北、河南、山东、山西诸地，形成"南用《局方》，北用河间"的局面。直至今日，他这种治学严谨、不流于俗、反对机械照搬某种学说于医学实践上的观点仍然值得我们学习。

刘完素将研究医学的心得和治疗疾病的经验总结出来，为后世留下了宝贵的医学遗产。据文献记载，他的著作计有十六种之多，其中以《素问玄机原病式》《素问病机气宜保命集》《宣明论方》《伤寒标本心法类萃》和《三消论》等为代表。

《素问病机气宜保命集》三卷，又名《病机气宜保命集》《素问保命集》《素问病机》，简称《保命集》，撰于金大定二十六年（公元 1186 年）。刘氏非常重视《内经》"谨候气宜，无失病机"的原则，主张采取"抱元守一""存神存气"的养生之法以预防疾病，故命名为《素问病机气宜保命集》。全书 32 论，上卷载原道、原脉、摄生论、阴阳论、察色论、伤寒论、病机论等8 篇；中卷载中风等 11 种外感时病和内伤杂病；下卷载虚损等 4 种内科疾病，疮疡、痔等 4 种外科病证以及妇人胎产和小儿斑疹各 1 篇，最后为药略 1 篇列有 65 味常用药的功效，并附针法 1 篇。刘氏根据《素问》理论，结合个人临证经验，探讨养生、阴阳、病机等学术理论以及处方用药君臣佐使之法等。对内、外、妇、儿等多种疾病的证治，亦多有罗列。全书共载方剂 230 余首。其中，中卷"中风"等 11 种外感时病和内伤杂病方 120 余首，下卷"虚损""疮疡"等内、外、妇、儿科药 110 余首。"本草论"中对"七方""十剂"有较为详细的阐发，对方剂处方、分类有一定的指导意义。本书所载各科病证，先论病，后列证，继则随证处方，且写明药物加减。不但较为详细，而且理论和实践结合较紧。其说理简明，且颇多发挥，所制防风通圣散、双解散等方剂，切于实用，对后世影响较大。杨威序中称："后三十二论，随论出证，随证出方，先后加减，用药次第，悉皆蕴奥，精妙入神，尝试用之，十十皆中。"《四库全书》称其"于医理精蕴阐发极为深至"，评价较高。

《黄帝素问宣明论方》十五卷，又名《宣明论方》，约成书于 12 世纪。此书系摘录《素问》中有关疾病、证候方面的内容，予以分类整理，并结合个人临证经验详予阐述编成。卷1～2首列诸证门，先录《素问》中61种病名原文，补以方名、主治、药物及服法；卷3～15为伤寒、妇人、眼目、小儿及诸病等17门。每门皆引《素问》医论，阐述发挥医理在先，然后分述病证、病因证候、制定方药及加减化裁。论述以内科杂病证治为主，理法方药浑然一体。全书共载方剂361首，其中寒凉剂39首，温热剂44首，代表方如地黄饮子、当归龙荟丸、白术木香散、桂苓甘露饮、防风通圣散、双解散、神芎散、益元散、三花神佑丸、三一承气汤、倒换散、大黄甘草饮子等，流传至今。该书不仅补充了《素问》只载证候、缺乏方药之不足，也反映了刘氏治病善于降心火、益肾水，注重寒凉的证治特色。

《伤寒标本心法类萃》二卷，撰年不详，记载了刘氏诊疗广义伤寒之心得经验。上卷论伤风、伤寒、中暑、中湿、头痛、身痛、谵语、发狂等40余种病证及58则伤寒证候之论治，分别表里，辨其缓急，论述伤寒之"标""本"尤为精详。下卷选载仲景方及刘氏个人所拟订之效方，还有伤寒用药加减赋，以歌诀形式详细论述伤寒方加减化裁，实用性强。全书共载方110余首，其中包括《伤寒论》《金匮要略》方剂31首，还有刘氏所创双解散、益元散、三一承气汤、防风通圣散等，以补前贤之未备。

《三消论》一卷，约成书于金大定二十六年（公元1186年）。全书主要阐述三消病的病因病机与治疗方药。刘氏认为燥热乃三消（消渴、消中、消肾）之病因，治疗上主张清热养阴、开通宣府，并且已经注意到饮食与消渴病的关系，主张用药与饮食皆宜清淡，颇有临床价值。书中载有神白散、猪肚丸、葛根丸、胡粉丸、三黄丸、人参白术散、人参散等8首方剂，组成以大黄、黄连、石膏、甘草、知母、泽泻、滑石为主。

在上述著作中，刘完素根据当时热性病流行的实际情况，实事求是地提出了辛凉解表和泻热养阴的治疗原则，充分阐发了自己的学术主张，不仅丰富了中医学理论，为后世温病学说的创立奠定了基础，而且突破了魏晋之后墨守成规的保守风气，拉开了金元时期医学争鸣的序幕，促进了祖国医学的发展。《四库全书总目提要》说："儒之门户分于宋，医之门户分于金元。"其中，刘完素的功绩是不可磨灭的。

二、学术主张

刘完素的学术思想渊源于《黄帝内经》《伤寒论》，他将经典理论与临床实际联系起来，大胆创新，深入研究《黄帝内经》中的运气学说，以五运六气作为疾病分类的纲领，阐发了《黄帝内经》病机十九条的内容，并增入"诸涩枯涸，干劲皴揭，皆属于燥"，丰富了中医学病机理论；在《黄帝内经》"亢害承制"的理论基础上，主张从现象出发认识本质，提出了对病理变化的独特见解，并对病候疑似真假做了深刻的分析，促进了中医诊断学及治疗学的发展；在《黄帝内经》对火热病证认识的基础上，提出了"六气皆能化火说"以及"五志过极皆为热说"等学说；突破了《伤寒论》温药发表、先表后里的成规，在临床中总结出辛凉解表、表里双解、急下存津、养阴退阳等治则，因时因地因人制宜，对火热病的治疗及温热学说的形成以很大启示。

（一）五运六气病机学说

五运六气学说，简称运气学说，是古人以五行六气的运转，阐明自然界气候变化规律及其与疾病关系的学说，古代医家用以说明四时气候和人体生理、病理的气化活动以及人与自然之间的相互联系。

五运六气学说是《素问》七篇大论的主要内容，是在阴阳五行生克制化的基础上，进一步研究自然变化及其对人体影响的一种理论。北宋以后，运气学说在医学上开始盛行，据《中国医学源流论》载："有刘温舒者，据王冰次注始撰《素问入式运气论奥》三卷，是为言运气之始……又有寇宗奭者，撰《本草衍义》二十卷，始论及运气，前此所未有也，及河间出而新说大盛。"

1. 对五运六气的认识　刘完素专心研究《黄帝内经》，极力推崇运气学说，对五运六气的认识结合临床实践，颇有心得。他认为自然环境的变化，对人体生理活动及病理现象有极密切的影响，研究医学就必须研究五运六气学说，曾在《素问玄机原病式·自序》中指出："经曰：治不法天之纪、地之理，则灾害致矣。又云：不知年之所加，气之盛衰，虚实之所起，不可为工矣。由是观之，则不知运气而求医，无失者鲜矣。"

同时刘氏还认为，自然变化固然对人体疾病的发生和发展有着极为密切的影响，但"主性命者在乎人""修短寿夭，皆自人为"，强调人在自然界中有其独立主宰的能力，生老病死的根本原因不能从人体以外去寻找。因此，他反对那种认为人体疾病的发生和发展完全受自然气候变化支配的片面观点，并批判了当时刘温舒等人专以某年主某气、发某病等机械的错误说法，认为这样的研究只能得出"矜己惑人而莫能彰验"的荒谬结论。

河间的运气学说主要重视小运主气，对大运客气往往不及。小运主气代表一年内气候变化的正常规律，如他说："所谓四时天气者，皆随运气之兴衰也。然岁中五运气之气者，风暑燥湿寒，各主七十三日五刻，合为期岁也。岁中六部之主位者，自大寒至春分属木，故温和而多风也；春分至小满属君火，故暄暖也；小满至大暑属相火，故炎热也；大暑至秋分属土，故多湿阴云雨也；秋分至小雪属金，故凉而物燥也；小雪至大寒属水，故寒冷也。"明确指出了五运乃一年之五季，六气乃一岁之六部。刘完素又把五运六气作为概括病证的纲领，善于分析，吸取了运气学说中的合理内涵，指出："夫一身之气，皆随四时五运六气兴衰，而无相反矣，适其脉候，明可知也。"同时，他又认识到人体本身的内在条件与疾病发生的重要关系，强调人体内因在发病中的关键作用，将运气学说与病理紧密结合起来，在病机上有所阐发。

2. 脏腑六气病机说 河间认为人体是一个小天地，人体内部也存在类似自然界五运六气的兴衰变化，指出人体"全备五行之理，递相济养是谓和平，交互兴衰，变乱失常，灾害由生""寒、暑、燥、湿、风、火之气，应于十二脏腑经络也"，将五脏之病归于五运，并将人体脏腑虚实与六气的变化相联系，提出了脏腑六气病机说。

刘完素综合《黄帝内经》"人与天地相应"的理论，在王冰五脏本气认识的启示下，指出在正常情况下，木主春，在六气为风（温），在人体为肝；火主夏，在六气为热，在人体为心；土主长夏，在六气为湿，在人体为脾；金主秋，在六气为燥（清），在人体为肺；水主冬，在六气为寒，在人体为肾。刘完素认为，若脏腑虚实发生变化，则脏腑相应之气亦随之而异，出现或虚、或实、或五脏本气失衡等病理变化，指出"肺本清，虚则温；心本热，虚则寒；肝本温，虚则清；脾本湿，虚则燥；肾本寒，虚则热"，进而扩大引申，认为"清养肺，热养心，温养肝，湿养脾，寒养肾也"。

如此则将五运六气与人体脏腑联系起来，并从清温寒热燥湿中观察脏腑本气的虚实，不至于片面地认为热属实、寒属虚、热属心、寒属肾，故言"俗世不分五运六气之虚实，而一概言热为实而虚为寒，彼但知心火阳热一气之虚实，而非脏腑六气之虚实也""凡脏腑诸气，不必肾水独当寒，心火独当热"，即根据六气属性的特点，全面从脏腑疾病寒热虚实的变化中去认识病性，从而确定治法。

3. 以五运六气类分病机十九条 刘完素还运用了比物立象的方法，将脏腑病机与五运联系在一起，把《素问》病机十九条中的脏腑病证统归于五运之中，归纳为"五运主病"。如诸风掉眩，皆属肝木；诸痛痒疮疡，皆属心火；诸湿肿满，皆属脾土；诸气膹郁病痿，皆属肺金；诸寒收引，皆属肾水。虽较病机十九条原文仅加入木、火、土、金、水诸字样，但这是刘氏创造性地运用五运作为疾病分类的纲领，使运气学说与临床实践紧密结合在一起。

对于《素问》病机十九条中原有风、热、湿、火、寒为病，刘氏则分别加以归纳、补充，并增列了"诸涩枯涸，干劲皴揭，皆属于燥"一条，而成为"六气为病"一类，使之与运气学说之六气相合。

刘完素以五运六气作为疾病的分类纲领，将错综复杂的病证用脏腑病机与五运六气学说结合起来分为十一大类，这种分类方法虽不能概括一切疾病，但也可谓纲举目张，具有一定的系统性，便于临证掌握。正如他自己所言："遂以比物立象，详论天地运气造化自然之理二万余言，仍以改正世俗谬说。虽不备举其误，其意足可明矣，虽未备论诸疾，以此推之，则识病六气阴阳虚实，几于备矣。"

（二）亢害承制论

"亢害承制"说，源于《黄帝内经》。《素问·六微旨大论》言："亢则害，承乃制，制则生化，外列盛衰，害则败乱，生化大病。"以此说明五运六气间相互承制的关系是保证事物协调平衡、维持正常运动的关键。刘完素运用运气过亢则害物、相互承制则生物的理论，联系人体来说明和认识疾病病理现象的本质与标象的内在联系。

刘氏认为，自然界万事万物能在不断运动中获得相对的平衡，以维持正常活动，生化不息，是因为五运六气相互承制的结果。他说："夫五行之理，甚而无以制之，则造化息矣。"并举例说："春木旺而多风，风大则反凉，是反兼金化制其木也；大凉之下，天气反温，乃火化承于金也；夏火热极而体反出液，是反兼水化制其火也。"刘氏以四时气候温热湿凉寒的变化说明亢害承制的理论，认为这种亢害承制关系的存在，气候才不至于太过或不及，万物才能生化不息，并指出人体脏腑之间也是如此，脏腑活动在盛衰消长的变化中，亢而不过极，亢而又有制，制则生化，生命不息。如心火过胜时可影响肺金，而作为肺金之子的肾水，又能制火的偏胜以资助肺金，这样互相依存、互相承制，从而维持脏腑间的协调统一，保持正常生理活动。

刘完素认为，这种正常承制关系如果遭到破坏，也就是一气偏胜，而他气不能制约时，就要发生病变，其病变主要有本化与兼化两种情况。

1. 本化　所谓本化指疾病病变过程中，其病理本质与标象一致。如火气过胜而克制肺金，金不能生水，水不能制火，火多水少，就形成热病；相反，就会形成寒病。他说："是以水少火多，为阳实阴虚而病热也；水多火少，为阴实阳虚而病寒也。"再如风气甚，肝阳之气升发太过，而见头痛目眩，刘氏认为其机理是风木之气过胜，而必是金衰不能制木，木气亢极复而生火，风火皆属阳，阳主乎动，则为之旋转，故言："火甚制金，不能平水，故风木自甚也。"这类疾病的本质（病因病机）与标象（症状）一致的情况，在临床上一般不难辨别。

2. 兼化　所谓兼化指疾病病变过程中，其病理本质与标象不一致，即"五行之理，微则当其本化，甚则兼其鬼贼"，当五运之气偏亢过度，就会出现"甚而兼化"亦即"胜己之化"的假象。

如湿气过甚而见筋脉强直为痉，是"湿极反兼风化制之"的现象；风气过甚而见筋脉拘急，是"风极反兼金化制之"的现象；热气过甚反见寒战振栗，是"火极反兼水化制之"的现象；燥气过甚而见烦渴，是"燥极反兼火化制之"的现象。刘完素在《素问玄机原病式》中，对很多疾病用"反似胜己之化"的理论来解释其机理，并指出凡此"兼化"不同于相兼为病，而属假象，故言："木极似金，金极似火，火极似水，水极似土，土极似木者也。故经曰：亢则害，承乃制。谓己亢过极，则反似胜己之化也。俗未之知，认似作是，以阳为阴，失其意也。"

刘完素对"亢害承制"的"反兼胜己之化"的阐发，告诫我们在临床上对疾病的疑似兼症，要仔细辨析，抓住疾病的本质，在治疗上，要根据标本甚微，治病求本。

刘氏指出："其为治者，但当泻其过甚之气，以为病本，不可反误治其兼化也。"又说："不明标本，认似为是，始终乖矣。"辨证不明就会造成误治，甚者危及病人生命，刘氏这种独特的见解至今仍具有实际意义。

总之，"亢害承制"是贯穿《素问玄机原病式》的基本观点，刘氏从亢害承制的角度探讨了病机，其对病理变化的论证和对病候疑似真假的深刻分析，目的主要是为了分清疾病中假象与本质的关系，从而在治疗中不致陷于标本不分、认是为非的困境，对后世中医诊断学及治疗学都有很大的启示。

（三）火热论

刘完素阐发火热论主要从火热为病的广泛性、六气皆能化火、五志过极皆为热甚、阳气怫郁等方面探讨火热病的病因病机、发病规律，为辨治火热病提供理论依据，并总结了辨治火热病的方法及用药特色。

1. 火热为病的广泛性 刘氏通过深入研究《内经》，于六气中着重阐发了"火热"二气，认为火热是导致多种病证的原因，所以他把《素问》病机十九条属于火热病证的范围予以扩大，说明火热致病的广泛性。

《素问·至真要大论》所论病机中，属于火病者 5 条，论述热者 4 条，刘完素在《素问玄机原病式》中将属于火的病证扩大至 50 多种；将《素问·至真要大论》中属于风寒湿化生火热的病证扩大至 20 多种；并补充了病机十九条中没有燥证病机的不足，将风、湿、燥、寒、火、暑六气病机所导致或出现的火热病证扩大为 80 余种，并认为病机属于肺的气喘、气郁，属于脾或属于上的肿满、呕吐，也悉归于火热，为之解释说"火气甚为夏热……病热则气甚而息粗……热火为阳，主乎急数……热则息数气粗而为喘也""胃膈热甚则为呕，火气炎上之象也"，充分说明了火热为病的广泛性。

2. 六气皆能化火 刘完素在论述病机时，多从火热阐发，他认为临床上火热为病多于风寒湿燥，又认为六气之中不必一气独为其病，风、寒、湿、燥等病多从火热之气相兼，他在谈论火热与风、湿、燥、寒诸气的关系时，强调风、湿、燥、寒诸气在病理变化中，皆能化火生热，相兼同化，而火热也往往是产生风、湿、燥、寒的原因之一。

（1）风与火热 刘完素认为风属于木，木能生火，故"火本不燔，遇风冽乃焰"，即风可以助火。反之病理上的风，又每因热过甚而生，他说："风本生于热，以热为本，以风为标，凡言风者，热也，热则风动。"即热甚（极）则可导致抽搐等生风表现，故风与火热可以互相转化，即风能生火助火，热极则能生风。

风与火热不仅可以互相转化，而且在病变过程中，又多为兼化的关系，故刘完素在《素问玄机原病式》一书中解释因热所致头目眩晕的病机时指出："掉，摇也；眩，昏乱旋运也，风主动故也。所谓风气甚而头目眩运者，由风木旺，必是金衰不能制木，而木复生火，风火皆属阳，多为兼化，阳主乎动，两动相搏，则为之旋转。故火本动也，焰得风则自旋转……故经曰：曲直动摇，风之用也。眩运而呕吐者，风热甚故也。"

风能化热，热极生风，不仅发展了中医学病机理论，而且更重要的是提出辛凉或甘寒解表大法治疗风热表证，即《素问》所谓"风淫于内，治以辛凉"的原则。

（2）湿与火热　刘完素认为湿邪郁滞，可以化生火热，即"积湿成热"。刘完素又认为湿属土，"湿为土气，火热能生土湿""湿本不自生，因火热怫郁，水液不能宣通，即停滞而生水湿也"，若火热怫郁，影响水液宣通，则可停而为湿。湿与热不但可以互生，并且二者可相兼为病，临床可见水肿、腹胀、小便不利等，曾言"诸水肿者，湿热之相兼也""湿热相搏，则怫郁痞膈，小便不利而水肿也"。在临床上对这类性质的水肿病，刘氏主用"辛苦寒药为君"，以利其大小便，认为"以其辛苦寒药，能除湿热怫郁病膈故也"。

（3）燥与火热　刘完素认为燥属金，燥为阴邪，指出燥气"寒月甚而暑月衰"，又说："金燥虽属秋阴，而其性异于寒湿，反同于风热火也。"燥邪容易伤津而化热化火，而热盛伤津又可以化燥，所以刘完素引《易》云："燥万物者，莫熯乎火。"刘氏认为燥病的形成，或由寒凉收敛，气血不返所致；或由中寒吐泻，亡液而成；另"风能胜湿，热能耗液而反燥，阳实阴虚则风热胜于水湿而为燥也"，即燥邪耗液伤津化火，热邪也能耗液为燥，临床上燥为津亏、血少、阴虚；阴液不足又可引起阳亢内热证，如"大便干涩，乃大肠受热，化成燥涩"，又说："风热胜湿为燥，气行爽滞，不得滑泽通利，则皮肤燥裂，肢体麻木不仁。"

燥邪容易耗伤津液化热生火，热盛伤津又可以化燥，因而燥热常相兼为病，同时吐泻亡液、风邪偏胜，或寒凉收敛、气血不通、闭塞腠理也可导致燥病，症见皮肤无汗干燥或燥裂、肢体麻木不仁、大便干涩、消渴、瘦悴、雀目、内障、痛疽、疮疡、咳嗽、喘等。由此，刘完素提出"诸涩枯涸，干劲皲揭，皆属于燥"。

因燥病多偏于热证，故在治疗上，刘氏主张"宜开通道路，养阴退阳，凉药调之，慎毋服乌附之药"，补充并发展了《内经》"燥者润之""燥淫于内，治以苦温，佐以酸辛，以苦下之"等治疗方法，对后世喻昌、李梴、石寿棠等治疗燥证影响较大。

（4）寒与火热　寒与火热之气，性质相反，二者不可相兼为病。刘完素认为冒犯寒邪，或内伤生冷，玄府闭塞，阳气被郁，气液难以畅达而化热，出现火热之证。热极可以生寒，表现为火极似水的真热假寒之象，并非火热化生寒邪。另外，刘完素认为热极可以生寒，即"火甚似水"，如"心火热甚，亢极而战，反兼水化制之，故寒栗也"及"热甚而成阳厥"等类似证，"不可反以为病寒也"。

"六气皆能化火"说，是后人对刘完素"主火论"的学术思想的概括。

六气皆可本气自病，而"阳气怫郁，气液不得宣通"是诸气化火的主要病机。刘完素所论火热与四气的关系，不是四气必然化成火热，而是外因的变化，要以机体内因为根据。

3. 五志过极皆为热甚 怒、喜、悲、思、恐为五脏之志，情志致病历代论述颇多，但情志所伤皆为火热，则为刘完素所独创。

刘完素从六气化火推演到五志所伤皆为火热，其辨证关键，主要抓住动静二字，以此说明五脏与情志活动相应的关系。在正常情况下，喜、怒、悲、思、恐五志，是人体的精神意识思维活动对客观事物所做出的反映，如果情志活动过度就会劳伤本脏，损伤五脏的功能，表现为惊恐、悲笑、谵妄、骂詈、癫狂等，其病机皆为热甚，说明五志出现异常过极都是气机化火生热之故。

他从阳动阴静和五行生克关系上，阐述了因情志活动过度，反伤害五脏功能，所引起的病理变化。五志过极则精神烦劳，扰动阳气，化火生热，火热亢盛又可扰乱神明，致神志异常，并说："将息失宜而心火暴甚，肾水虚衰不能制之，则阴虚阳实，而热气怫郁……由五志过极，皆为热甚故也。"说明了水火、心肾的关系，又指出五志化火生热关键在于心火易亢、肾水易衰。因此，刘完素提出了益肾水、降心火的治疗原则。

后世张从正赞扬说"今代刘河间治五志，独得言外之意，谓五志所发，皆从心造，故凡见喜、怒、悲、惊、思之证，皆以平心火为主"，即治疗五志化火当以泻心火为主。朱震亨提出"五志之动，各有火起"。刘宗厚进一步总结说："大怒则火起于肝，醉饱则火起于胃，房劳则火起于肾，悲哀动中则火起于肺，心为君主，自焚则死矣。"然张景岳则持不同意见，认为五志之伤主要伤气败阳，"但伤气者十之九，动火者十之一"。

4. 阳气怫郁 刘完素认为阳气怫郁是火热病发生发展过程中的一个中间环节，六淫及五志太过均可导致阳气怫郁，由阳气郁结，气机阻滞，而化火热。如寒邪可以导致阳气怫郁而生热，因"寒主闭藏，而阳气不能散越，则怫热内作"；又如湿郁生热，乃水湿怫郁不得发散，营卫受阻，"积湿成热"。而火热怫郁生湿，热郁气行壅滞不得滑泽通利生燥，热郁阳气不行生假寒，热极也可怫郁生风等，都是阳气怫郁的结果。因此，阳气怫郁，玄府闭塞，阳气不能开通宣行，可导致多种火热病，随其病位而有不同。

阳气怫郁的根本病机是其可导致气机升降出入之道路闭塞，气机郁滞，阳气不能开通宣行而广泛致病。刘氏认为气的重要性在于玄府的出入升降，玄府之气的出入升降能保持人体内外环境的平衡统一，并将玄府的概念从皮毛腠理扩大到人之脏腑、肌肉、筋膜、骨髓、爪牙，甚至"眼耳鼻舌身意神识"，故在《素问玄机原病式》中，将喘呕吐酸、吐下霍乱、暴注下迫、肿胀便秘、转筋、战栗动摇、中风瘫痪、皮肤不仁、疮疹痈疽等多种病证总归于阳气怫郁，玄府闭密，气血营卫不能升降出入所致。

关于阳气怫郁的治疗，刘完素提出当开通玄府，宣通气液，使结散热退，气和而已。如伤寒郁热，宜辛热药发散，辛甘热药之目的在于散结，但若用之不当，结未得散，以热助热，病必转甚，最妙之法是以辛甘热药佐之寒药，成为辛苦寒之剂。辛能发散，开通郁结，苦能燥湿，寒能除热，使气宣平而矣，创造性地发展了辛温解表之治，成为辛凉之法。

三、临证特点与遣药制方法度

（一）火热病的治疗

刘完素力倡"主火论"，对火热病机进行了深入探讨，将火热病分为表证和里证，治疗上主用寒凉法，创制防风通圣散、三一承气汤，或与大水散、黄连解毒汤、凉膈散合用等，清解表里热邪。

1. 表证 对于外感热病的治疗，刘氏认为表证应汗解，外感初起，多是"怫热郁结"，辛温虽能发散开结，但汗出而热不去，反使热邪转甚，变证突出，如发黄、惊狂等。在反复实践中，认识到惟有辛凉或甘寒解表，才是正治。

他说："且如一切怫热郁结者，不必止辛甘热药能开发也，如石膏、滑石、甘草、葱、豉之类药，皆能开发郁结。以其本热，故得寒则散也。夫辛甘热药，皆能发散者，以力强开冲也，然发之不开者，病热转加也……是故善用之者，须加寒药，不然则恐热甚发黄、惊狂或出矣。"

如夏季暑热当令，一般不宜用麻黄、桂枝等辛热解表；若必须使用时，也应适当增入寒性药物，否则就会助长热邪而生他变，故"以甘草、滑石、葱、豉寒药发散甚妙"。若阳热郁遏于表，见恶寒战栗诸证，实为阳热郁极而产生的假象，不能辛温解表以助其热，若"误以热药投之，为害多矣"，而应以"石膏、滑石、甘草、葱、豉之类药，开发郁结"，参合脉症仔细辨别。

表证兼有内热的，一般可用表里双解的治法，使"中外怫热郁结"同时俱解，如防风通圣散、双解散两解表里之剂，或用天水一、凉膈半，或用天水凉膈各半,以"散风壅,开结滞,使气血宣通",郁热自除。至于邪在半表半里者,刘氏又宗仲景法,"以小柴胡汤和解之"。

刘完素创制的防风通圣散集辛散、苦寒、甘温于一炉,针对风邪郁遏、气血不能宣通、化热生火而设,宣散风邪、疏通气血与下结导滞并举,通过玄府、二便使邪有出路,因而成为治疗风热表证的首选方剂,突破了《伤寒论》用温药发表、先表后里的成规,改变了北宋以前大凡外感病不加辨证即妄用麻黄汤与桂枝汤的不良风气,为辛凉解表法的完善以及吴瑭创制桑菊饮与银翘散等辛凉解表方剂奠定了基础。风药与清热药合用治疗火热病,体现了《素问·六元正纪大论》"火郁发之"之意;宣、清、通三法和辛苦寒药并用,体现了刘完素重视阳气怫郁、开发郁结、宣通气液、促进气血流通的用药特点。

2. 里证 表证已解而里热郁结,汗出而热不退,均可使用下法。里证用下法,刘完素根据临床表现提出了几种不同的方法,他指出:"不问风、寒、暑、湿……有汗无汗,内外诸邪所伤,但有可下诸证,腹满实病者,或烦泻,或谵妄,或狂躁喘满者……通宜大承气汤下之,或三一承气汤尤良。"

若热毒极深,以致遍身清冷疼痛,咽干或痛,腹满实痛,闷乱喘息,脉来沉细,乃热蓄极深、阳厥阴伤所致,其病变已影响到血分,就不能单纯用承气汤攻下,而必须和黄连解毒汤配合使用,既泻下里热,又增强其清火解毒的作用。若大下后,热势尚盛,或下后湿热犹甚而下利不止,可用黄连解毒汤清其余热,或配伍养血益阴药。若下后余热不盛,可用小剂黄连解毒汤或凉膈散散其余热。若热极失下,残阴欲绝,以黄连解毒汤合凉膈散,或白虎汤合凉膈散,养阴退阳。充分体现了应用清法与通法治疗阳气怫郁之病的思路。

刘完素在火热理论指导下,根据火热病的发病特点及其阳气怫郁病机,将火热病分为表证与里证,突破了《伤寒论》温药发表、先表后里的成规,主张用宣、清、通三法和辛苦寒药开发郁结,宣通气液,发明并总结出辛凉或甘寒解表、表里双解、攻下里热、清热解毒、养阴退阳等治疗实热证的大法,对后世产生了深远的影响。如张从正私淑刘完素,主张攻邪为主,多用刘完素的防风通圣散、双解散、三一大承气汤;李杲受刘完素的影响,并在《内经》《金匮要略》的指导下,将火热分为实火、郁火和虚火三部分,并以清泻实火、发散郁火、甘温除热为治;朱震亨为刘完素三传弟子,受刘完素及李杲影响,创制大补阴丸滋阴降火治疗阴虚发热,说明了刘完素火热论对金元四大家中其他三家的影响。再如明清时期，吴有性发明达原饮与三消饮开达膜原、表里分消防治瘟疫；余霖创制清瘟败毒饮重用石膏清热解毒凉血；吴瑭继承刘完素三焦辨证思路，创立桑菊饮、银翘散等辛凉解表之剂，均可见刘完素火热论的深远影响。虽然其对虚热证论述较少，但却为后世李杲、朱震亨、王肯堂深入研究虚热证病因病机提供了思路与方法。

此外，后世医家还丰富并发展了火热病的治疗方法。如刘完素提出热极生风理论，开创了论治中风由外风转向内风的先河，并为用清热息风法治疗高热引起的抽搐提供了理论依据，清代俞根初创制清热息风解痉的羚角钩藤汤用于治疗肝经热盛动风的高热、手足抽搐、神昏谵语等，进一步完善了热极生风理论。再如刘完素阐发燥病病机，喻昌在其基础上首先纠正了秋伤于湿为伤于燥之误，并进一步阐发其说，发明清燥救肺汤治疗燥邪伤肺、滋燥养荣丸治疗皮肤皱揭、大补地黄丸治疗精血枯涸燥热，用东垣润肠丸治疗大便秘涩，以东垣导滞通幽汤治疗大便难，以钱乙六味地黄丸治疗下焦燥热。在刘完素火热论的影响下，尤其是温病学派形成后，火热理论与治疗火热病方法方剂日臻完善，并广泛应用于治疗热性传染病、肿瘤、血液病等，取得了满意的效果。

（二）伤寒学研究

刘完素对张仲景的辨证论治思想十分崇拜，称张仲景为"医门之孔子，亚圣也"，将仲景称之为圣，将其著作《伤寒论》奉为经典，继承《素问·热论》之旨，深入研究《伤寒论》，提出了"六经传受皆为热证"的观点，并在《黄帝素问宣明论方》《素问病机气宜保命集》中提出"夫热病者，伤寒之类也"。

刘氏门人马宗素在《伤寒医鉴》、葛雍在《伤寒直格》、镏洪在《伤寒心要》中的论述也反映了其研究伤寒的心得，如马宗素在《伤寒医鉴》中说："守真曰：人之伤寒则为热病，古今一同，通谓之伤寒……六经传受，由浅至深，皆是热证，非阴寒之证，古圣训阴阳为表里，惟仲景深得其意，厥后朱肱编《活人书》，特失仲景本意，将阴阳二字，释作寒热，此差之毫厘，失之千里矣。故经所谓：不知年之所加，气之盛衰，虚实之所起，不可以为工矣。"说明了刘完素认为伤寒三阴三阳是热传表里之别，而非寒热之异。伤寒即热病，六经传变，皆为热病，这是刘完素在伤寒研究中的基本观点。对于《伤寒论》中的阴寒证，马宗素将其归于杂病而排出于伤寒之外，即"阴证者，止为杂病"，但这种认识显然有失偏颇。

刘氏在临证之中，以热病论伤寒，以寒凉治伤寒，从而突破了辛温发表、先表后里的成规，所以后世有"外感宗仲景，热病用河间"之说。正如其在《素问病机气宜保命集》中所云："余自制双解、通圣辛凉之剂，不遵仲景法桂枝、麻黄发表之药，非余自炫，理在其中矣；故此一时彼一时，奈五运六气有所更，世态居民有所变，天以常火，人以常动，动则属阳，静则属阴，内外皆扰，故不可峻用辛温大热之剂，纵获一效，其祸数作，岂晓辛凉之剂，以葱白盐豉大能开发郁结，不惟中病，令汗而愈，免致辛热之药，攻表不中，其病转甚，发惊狂、衄血、斑出，皆属热药所致。故善用药者，须知寒凉之味，况兼应三才造化通塞之理也。"

四、学术传承与后世影响

刘完素在医学上成名之后，许多医家或世人都追随其后，较为有名的有荆山浮屠、马宗素、穆子昭、镏洪、葛雍、董系和张从正等，这些医家史书上都有记载而且对后世都有一定的影响。如董系，当时名闻遐迩，经他治疗好的病人可数以万计，并受到安国军节度使程道济的推崇，后来成为金元大家之一。攻邪派的鼻祖张从正，也是刘完素的私淑弟子。同为金元四大家之一的朱丹溪为滋阴派的开山，则是刘完素的三传弟子。金元大家除李杲外，多为刘完素的门人，可见其地位之高，影响之大。正如谢利恒在《中国医学源流论》中所说："及刘河间出，而新说大盛……河间之学再传为罗知悌，由知悌传之丹溪……实则承河间而渐变焉者也。与丹溪同宗河间者，有张子和所著《儒门事亲》，多以攻伐为宗。传丹溪之学者，有戴原礼，尝著《推师求意》一书，以阐丹溪之学。原礼之学，传诸祁门汪机，所著《石山医案》，亦皆以丹溪为宗。而浙中之同时景从者，又有虞抟、王纶，亦丹溪一派之学也。"谢氏据其师承、私淑关系，将刘完素、朱丹溪、张子和诸家统归于河间学派。

受刘完素敢于疑古、纠正时弊、勇创新说的影响，金元医家纷纷提出新观点与主张，如张元素认为"运气不齐，古今异轨，古方新病，不相能也"，从而提出脏腑病机理论和药物归经学说；李杲提出脾胃内伤学说；张从正阐发攻邪理论；王好古提出阴证论；朱震亨针对"自宋迄今，官府守之以为法"的《局方》流弊进行学术批评，写下了《局方发挥》，提出"阳常有余、阴常不足"及相火论等，进行学术争鸣，补充完善了中医基础理论与临床各科，

15

促进了中医学的繁荣和发展，产生了不同的中医学术流派，如河间学派、易水学派、攻邪学派、丹溪学派等，故清代纪昀在《四库全书总目提要》中提出"医之门户分于金元"，正是这一时期学术争鸣与学派形成的真实写照，这与金元四大家之首刘完素的功绩是分不开的。

此外，刘完素潜心医学，救人甚多，以"神医"名扬天下，其去世后，家乡人民为他建了祠堂和墓碑，以示纪念。直到今天，河间县内刘家村中还有他的墓，二战期间，"刘爷庙"曾被日本帝国主义摧毁，但解放后又重新予以整修，亦足见他在人民心目中的地位和影响。

中 篇
屡试屡效方

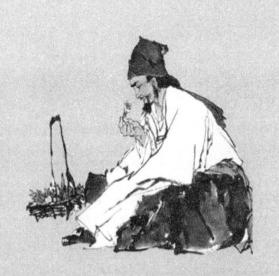

∽ 一粒金丹 ∽

【来源】《黄帝素问宣明论方》卷十三。

【组成】草乌头　五灵脂各一斤　木鳖子四两　白胶香半斤　地龙四两,去土, 炒　细墨一两　乳香一两　当归二两,焙　没药二两　麝香一钱

【用法】上为末,再研一千下,糯米面糊和丸,每服一丸至二丸,温酒下。吃药罢,遍身微汗者验。

【功效】祛风散寒,活血通络。

【主治】腰膝走疰疼痛如虎啮。

【方解】风为百病之长,挟寒湿之邪侵入人体关节、经络,致气血运行不畅,经气不利,则腰膝关节走注疼痛。其风气胜者为行痹,如《症因脉治》曰:"风痹之证,走疰疼痛,上下左右,行而不定,故名行痹。"治当祛风散寒,活血通络。方中草乌辛苦性热,祛风除湿,散寒止痛,为治风寒湿痹,关节疼痛之要药;五灵脂甘温,活血化瘀止痛;二药相配,祛风散寒,活血通络止痛,共为君药。木鳖子疏通经络,善治痹痛;白胶香活血止痛,《本草求原》谓其"治中风,腰痛,行痹";地龙性走窜,善通络止痛,三药通络活血止痛,共为臣药。乳香、没药、当归、麝香活血化瘀,行气止痛,当归养血扶正,使祛邪不伤正,共为佐药。肝主筋,肾主骨,腰为肾之府,膝为筋之府,骨之大会,病在肝肾,以细墨"专入肝肾,色黑味辛,气温"(《本草求真》),引药达于病所,为使药。温酒送下,通畅血脉以助药力。诸药合用,共奏祛风散寒,活血通络止痛之功,药后遍身微汗则风寒湿祛,脉络通行,诸痛消。

【验案精选】

1. 精索静脉曲张　某某,男,43岁,已婚。2002年3月27日诊。3年前病人曾有用力过度史,后一直感到左侧阴部肿胀隐痛,有明显的下坠感。站立时间较长后症状加剧,休息后则好转。至医院就诊明确为精索静脉曲张。体检:左侧精索肿胀,站立时可触及曲张静脉如一团蚯蚓,舌质黯红,边有黯瘀点。辨证为瘀血内阻,气血经脉不和。治以理气散结,活血通络。予小

金丹口服。服药2天后，阴部肿胀明显好转，劳累后仍有反复，再服小金丹2个月后症状完全消失，未再复发。[孙建明．小金丹治疗男科病举隅．辽宁中医杂志，2005，32（9）：966]

2. 脚气 一人素有脚气，每发则引腰痛，不可俯仰。其人雄饮，明是湿热，脉濡而数，投拈痛汤八剂渐减，遂以捉虎丹酒下二丸，空心服。凡三服，腿腕出黑汗，永不再举。[清·陈梦雷．古今图书集成医部全录（第5册）．北京：人民卫生出版社，1963：2043]

【临证提要】 临证可根据疼痛部位而选用相应引经药，如上肢疼痛加威灵仙、桂枝、桑枝；下肢痛加牛膝、独活；腰脊部痛加狗脊、杜仲。

【备考】❶ 无名丹（《袖珍》卷一）、捉虎丹（《臞仙活人方》卷下）、秘传捉虎丹（《松崖医径》卷下）、捉虎丸（《医学入门》卷七）、一粒金（《回春》卷五）、乌龙串（《串雅内编》卷三）。

～ 二 丹 丸 ～

【来源】《素问病机气宜保命集》卷中。

【组成】 丹参一两半　丹砂五钱，为衣　远志半两，去心　茯神一两　人参五钱　菖蒲五钱　熟地黄一两半　天门冬一两半，去心　麦门冬一两，去心　甘草一两

【用法】 上为细末，炼蜜为丸，如桐子大，每服五十丸至一百丸，空心食前常服安神定志。一药清肺，一药安神。

【功效】 养神定志和血。

【主治】 健忘。

【方解】 本方所治健忘为气血两虚，心神失养所致。丹参凉血清心；丹砂（朱砂）镇心安神，二丹合用，清心安神，标本兼治为君药。人参补心气；石菖蒲开心窍；茯苓交心气于肾；远志通肾气于心，四药合用，为定志丸，有补心益智，镇怯安神之效，共用为臣。熟地黄、天冬、麦冬滋补阴血以养心，为佐药。甘草补气养心，调和诸药，为佐使药。合而用之，使心气得补，心血得充，心神得养。

---

❶ 【备考】项：将组成相同的同名方或异名方及其方源出处纳入，以供读者参考。

【验案精选】

厥脉治验 傅孚远女孙，形体清瘦，前夏月，遍身发出红块，大小不一。医以丹证治之，用草药搽敷而愈。至秋初，忽然仆地，神昏不醒，喉内痰鸣，片刻复清，一日数发。请医数手，通用化痰顺气等剂，毫无寸效，日夜数十剂。举家慌乱，急请余诊。脉得寸口洪大，两尺弦紧，自云腹中如焚，欲饮冷水，言未毕，卒然昏倒，口开手撒，身凉默默，面白唇红，任捏不知，头仰垂下。因思此证杂出，拟是肾阴枯槁，水火相错，发为痹中。陡进地黄饮子，服之未效。推原其故，中寒条中，决无此例，夏月君火专权之令，发出遍身红块，未经清解，误用草药搽敷，逼毒入内，留于心包。况且素禀木火之质，肾水不足可知。心火过亢，肝木有余，木盛生风，风火相煽，两淫于中。先哲有云：心火内蕴，膻中如焚，凉膈清心，功见一斑。又《内经》有云：风淫于内，治以甘寒。理宜先进清心散，后服二丹丸，庶为合法。于是疏方，连翘、薄荷，清上焦之热；大黄、芒硝，救北方之水；芩连、竹叶，清心肺而治风；甘草、山栀，通三焦而泻火；调以蜂蜜，合为一剂。服之安睡一顿，醒起更衣，其病如失，仍令二丹丸，调理而健。此热厥证中之急下存阴法。其二丹丸方：丹参、丹砂、天冬、麦冬、地黄、人参、菖蒲、云神、远志、甘草。［张如青．近代国医名家珍藏传薪讲稿·内科类．上海：上海科学技术出版社，2013：366］

【临证提要】 痰迷心窍者，加竹沥、姜汁。

【方论选录】

《医门法律》：中风证，心神一虚，百骸无主，风邪扰乱，莫由驱之使出。此方安神益虚，养血清热息风，服之安睡，功见一斑矣。相传用愈风汤吞下，殊失用方之意。

二 圣 散

【来源】 《素问病机气宜保命集》卷中。

【组成】 大黄半两　皂角刺三钱，烧灰

【用法】 上将皂角刺一二斤，烧灰研细，煎大黄半两，汤调下二钱。早服桦皮散，中煎升麻汤下泻青丸，晚服二圣散。

【功效】疏泄血分风热。

【主治】大风疠疾。

【方解】大风疠疾究其病机，为恶风侵袭皮肤血分之间，郁遏化火而成。皂角刺辛，温，善于解毒透脓，搜风杀虫，又泄血中风热风毒，为治疠风药之开导前锋，用以为君。大黄苦，寒，泻下清热，祛湿解毒，有推陈致新之力，去陈垢而安五脏。二药合用，能祛血分之恶风，脏腑间之恶毒，其功卓著。

【验案精选】

疮　一男子遍身疙瘩，搔则痒，掐则痛，便闭作渴，此邪在内也。治以再造散二服，微下三次，用桃仁承气汤加当归四剂，及砭出黑血渐加痛痒，但形体倦怠，用培养之剂复其元气。又用二圣散，其疮顿愈，更用大补，年余而康。[清·魏之琇.续名医类案.北京：人民卫生出版社，1957：912]

【临证提要】本方适用于疠风属血热血瘀者。可据证配伍金银花、连翘、赤芍、生地黄、紫草等清热凉血活血之品，并结合针灸、外敷等外治法，其收效较快。

【备考】千金散（《圣济总录》卷十八）、追命再造散（《普济方》卷一一〇）。

十 全 散

【来源】《素问病机气宜保命集》妇人胎产论第二十九。

【组成】白术　茯苓　黄芪各二两　人参　川芎　芍药　熟地黄　当归各一两　桂一两半　甘草一两，炙

【用法】上剉，如麻豆，每服半两，水一盏半，入生姜五片、枣三枚，同煎至七分，空心食前，温服清。

【功效】温补气血。

【主治】产后虚劳不能食。

【方解】本方用治产后体虚属气血虚损者。朱丹溪云："产后当大补气血，即有杂病，从末治之。"故治宜益气养血。本方乃四君子汤（白术、茯苓、人参、炙甘草）合四物汤（川芎、芍药、熟地黄、当归）再加黄芪、肉桂而成。

四君子汤补气要方，四物汤养血要方，二方相合，共奏气血双补之功。黄芪甘温，大补后天之气，升阳固表，助四君子汤补气之力。肉桂补火助阳，温通血脉，与诸益气养血之品同用，可温通阳气，鼓舞气血生长，增强本方补益虚损之功。十药配合，补气之中有升阳之力，养血之中寓温通之能，共收大补气血之效，故名"十全"。

【验案精选】

1. 更年期综合征 吴某，女，47岁。于2001年12月8日就诊。2年来心烦，脾气暴躁，失眠，时发昏厥，经用中西药效差。现症见：面色萎黄，消瘦，头晕，烦躁，欲呕，眠差，耳鸣，畏寒，肢冷，舌淡苔白，脉细弱，诊为：更年期综合征。证属气血亏虚，心肾不交。方以十全大补汤合酸枣仁汤、甘麦大枣汤化裁，服药20余剂而愈。［汪大刚. 十全大补汤临床应用四则例析. 实用中医内科杂志，2008，22（2）：66］

2. 吐血 董元宰少妾，吐血蒸嗽，先用清火，继用补中，俱不效。李脉之，两尺沉实，曰：少腹按之必痛。询之果然。此怒后蓄血，经年不行，乃为蒸热，热甚而吐血，阴伤之甚也。乃与四物汤加郁金、桃仁、穿山甲，大黄少许，下黑血升余。少腹痛仍在，更以前药加大黄三钱煎服，又下黑血块，及如桃胶蚬肉者三四升，腹痛乃止。虚倦异常，与独参汤饮之，三日而血减六七。服十全大补汤，百余日而痊。［清·魏之琇. 续名医类案. 北京：人民卫生出版社，1957：276］

【临床应用】

1. 产后身痛 药物组成：人参6g，白术12g，茯苓12g，炙甘草4g，当归10g，川芎10g，熟地黄24g，白芍10g，黄芪45g，肉桂10g，荆芥10g。1日1剂，水煎2次取汁400ml，分2次服。以病人病程<1个月的服7剂，病程1～6个月的服10剂，病程≥6个月的服20剂为1个疗程，治疗2个疗程后观察疗效。治疗产后身痛50例，结果痊愈36例，有效10例，总有效率为95.8%。［王红梅，李莲，周沛，等. 十全大补汤加荆芥治疗产后身痛50例. 河北中医，2012，34（9）：1349］

2. 顽固性荨麻疹 十全大补汤加味：黄芪30g，肉桂6g，制附子6g，党参12g，白术12g，茯苓12g，熟地黄15g，赤白芍各12g，当归12g，川芎9g，地肤子30g，乌梢蛇9g，炙甘草9g。治愈22例顽固性荨麻疹。认为顽固性荨麻疹迁延日久屡治不愈，往往是由于病人素体虚弱，或病久不愈，服用大量祛风疏表之剂，耗伤正气，造成气血两亏，卫外不固所致。若此时单以祛风活血止痒之剂投之，则徒伤正气，病必不愈。因此，应以益气补血为主，活血祛风止痒为辅，而十全大补汤加味治疗才是中肯之法。[苗聘三．十全大补汤加味治愈22例顽固性荨麻疹．河南中医，1983，(6)：40]

【临证提要】本方为温补气血之常用方，临证以神疲乏力，头晕目眩，四肢不温，舌淡，脉细弱为辨证要点。现代常用于贫血，神经衰弱，妇人月经不调以及肿瘤等慢性消耗性疾病见上述证候者。若自汗不止，加煅龙骨、煅牡蛎等以敛汗固表；心悸怔忡者，加酸枣仁、柏子仁以养心安神。

【方论选录】

1.《医垒元戎》：桂、芍药、甘草，小建中汤也；黄芪与此三物，即黄芪建中汤也；人参、茯苓、白术、甘草，四君子汤也；川芎、芍药、当归、熟地黄四物汤也；以其气血俱衰，阴阳并弱，天得地之成数，故名曰十全散。

2.《绛雪园古方选注》：四君、四物加黄芪、肉桂，是刚柔复法。盖脾为柔脏，制以四君刚药，恐过刚损柔，乃复黄芪维持柔气；肝为刚脏，制以四物柔药，恐过柔损刚，乃复肉桂回护刚气。调剂周密，是谓十全。

～人参白术散～

【来源】《黄帝素问宣明论方》卷十一。

【组成】人参三钱　白术七钱　薄荷半两　缩砂仁三钱　生地黄　茯苓去皮　甘草各半两　黄芩一钱　滑石三两　藿香三钱半　石膏一两

【用法】上为末，每服三钱，水一盏，煎至六分，去滓，温服，食前，日进二三服。

【功效】清热生津，健脾利水，宣散郁热。

【主治】遍身燥湿相搏，玄府致密，遂令怔悸发渴，饮食减少，不为肌肤。

【方解】外感风热之邪伤津耗液，且使气机壅滞，水不化津，停而成湿，进则身体肌肤、脏腑失于润泽而燥生。治当清热生津，健脾利水，宣散郁热。本方石膏、黄芩、生地黄、滑石寒凉清燥热。人参、白术、甘草、藿香、砂仁健脾醒脾祛湿邪，且茯苓、滑石渗湿利小便，给邪以通路，"脾恶湿，湿胜则气不得施化，津何由生？故曰：膀胱者，津液之府，气化则能出焉"（《本

23

草汇编》），本组药物除湿，则气得周流而津液生。薄荷辛味升散之品，使风热之邪外散，发散郁热，以利气液宣通。诸药相合，共奏清热生津，健脾利水，宣散郁热之功，体现刘完素"开通道路，养阴退热，凉药调之"治燥之大法。

【验案精选】

语言謇涩 刘某，男，67岁。2009年5月21日入院。语言謇涩7天，入院诊断为脑梗死。症见：语言謇涩，四肢活动自如，素盛今瘦，口干发渴，舌黯红、苔白厚垢腻。予温胆汤配合针刺等治疗7天，语言謇涩明显好转，口干加重，苔仍如前。辨证为热蒸湿动，伤津耗气。改方如下：黄精、生地黄各30g，滑石、石膏、寒水石各18g，苍白术、茯苓、藿香各15g，炙甘草、白豆蔻、薄荷各9g，黄芩6g。每日1剂，水煎服。4剂后苔退过半，口干明显减轻，语声清晰，守方继服收功。[刘刚，高春华．巧开玄府祛湿邪．山西中医，2010，26（5）：36-37]

【临证提要】 本方甘寒清热，益气生津，分消湿热。适宜于热蒸湿动，气津耗伤，肌肤失养，燥热内生者。

～⌒ 人参石膏汤 ⌒～

【来源】《素问病机气宜保命集》消渴论第二十三。

【组成】 人参半两　石膏一两二钱　知母七钱　甘草四钱

【用法】 上为粗末，每服五钱至七钱，水煎食后温服。

【功效】 清热益气生津。

【主治】 膈消，上焦烦渴，不欲多食。

【方解】 本方所治膈消（上消）多由饮食不节，积热于胃，熏灼于肺，肺胃燥热，津液耗伤所致。如《三消论》所云："饮食服饵失宜，肠胃干涸，而气液不得宣平……阳气悍而燥热郁甚。"治宜清热益气生津。方中重用石膏，辛甘大寒，内清肺胃燥热，生津止渴，《名医别录》载其"止消渴烦逆"，为君药。知母苦寒质润，泻火滋阴润燥，"能益阴清热止渴"（《本草疏证》），既助石膏清泻燥热，又滋阴润燥，为臣药。佐以人参、甘草补气益胃生津，防石膏、知母苦寒伤中之弊。甘草调和诸药，兼以为使。诸药相合，共成清热益气生津之剂。

【临床应用】

糖尿病黎明现象 处方：人参9g，石膏、生地黄、黄精、怀山药各20g，知母、山茱萸各10g，石斛8g，甘草6g。疗程10天。治疗组总有效率为90%。[李春光.人参石膏汤治疗糖尿病黎明现象50例.内蒙古中医药，2005，（3）：3-4]

【临证提要】 本方养阴清热，补气生津，用治肺胃燥热，气津损伤之上消。气阴两虚者加黄芪；阴阳两虚去石膏加肉桂、附子；周围神经病变，下肢加木瓜、地龙；上肢加片姜黄、桂枝。

～ 人 参 散 ～

【来源】《黄帝素问宣明论方》卷十。

【组成】 人参三钱 白术 泽泻 瓜蒌 桔梗 栀子 连翘各半两 葛根 黄芩 大黄 薄荷 白茯苓各一两 甘草一两半 石膏二两 滑石 寒水石各三两

【用法】 上为末，入缩砂仁三钱，每服五钱，水一盏，煎至七分，入蜜少许，再煎三二沸，去滓，食前，食后服消痞丸。

【功效】 清热泻火，益气养阴。

【主治】 肾消善饮，而食后数小便溺。

【方解】《黄帝素问宣明论方·诸燥总论》认为"世传消渴病及消瘦弱，或小便有脂液者，为肾消也。此为三消病也。消渴、消中、消肾，经意但皆热之所致也"。燥热之邪易于耗气伤津，故治以清热泻火，益气养阴之法。方中重用石膏、滑石、寒水石三石以清热泻火，除烦止渴，共为君药。臣以黄芩清热泻火；瓜蒌清润肺燥，"止消渴"（《本草纲目》）；葛根清热生津。栀子、泽泻、大黄清热泻火，通利二便，引热从二便分消；连翘、薄荷疏散邪热，寓"火郁发之"之意；桔梗开宣肺气，通调水道；人参、白术、茯苓、甘草、砂仁、蜜补气健脾，输布津液，以上共为佐药。甘草调和诸药，兼以为使药。诸药相合，共奏清热泻火，益气养阴生津之功。

【临床应用】

2型糖尿病高尿酸血症 处方：人参6g，赤茯苓15g，白术10g，甘草

6g，泽泻 10g，葛根 15g，天花粉 15g，桔梗 8g，黄芩 10g，栀子 10g，大黄 10g，寒水石 15g，滑石 15g，砂仁 4g，薄荷 8g。做汤剂，1 剂/天，浓煎取汁 200ml，分 2 次口服。治疗 2 型糖尿病高尿酸血症 48 例，结果总有效率为 83.3%。[李秀英．人参茯苓散加减治疗 2 型糖尿病高尿酸血症 48 例临床观察．中医药导报，2010，16（6）：45-46]

【临床提要】本方用治下消见善饮不食，小便频数，白浊如膏者。气虚明显者倍人参、白术；渴甚者，加天花粉、芦根；尿量多而浑浊者，加益智仁、五味子等益肾缩泉；有肢端麻木者加鸡血藤、地龙、牛膝。

【备考】人参茯苓散（《医部全录》卷二八二引东垣方）。

～ 三一承气汤 ～

【来源】《黄帝素问宣明论方》卷六。

【组成】大黄半两，锦文　芒硝半两　厚朴半两，去皮　枳实半两　甘草一两

【用法】上锉，如麻豆大，水一盏半、生姜三片，煎至七分，内硝，煎二沸，去滓服。

【功效】泻下热结。

【主治】伤寒、杂病，内外所伤，日数远近，腹满咽干，烦渴谵妄，心下按之硬痛，小便赤涩，大便结滞。或湿热内甚而为滑泄，热甚喘咳，闷乱惊悸，狂癫目疼，口疮舌肿，喉痹痈疡，阳明胃热发斑，脉沉可下者；小儿热极，风惊抽搐，烦喘昏塞，并斑疹黑陷，小便不通，腹满欲死，或斑疹后，热不退，久不作痂，或作斑纹疮癣，久不已者；佛热内成疹癣，坚积黄瘦，痛疾久新，卒暴心痛，风痰酒隔，肠垢积滞，久壅风热，暴伤酒食，烦心闷乱，脉数沉实；或肾水阴虚，阳热独甚而僵仆卒中，一切暴喑不语，蓄热内甚，阳厥极深，脉反沉细欲绝；或表之冲和正气，与邪热并之于里，则里热亢极，阳极似阴，反为寒战，脉微而绝；或风热燥甚，客于下焦，而大小便涩滞不通者；或产妇死胎不下，及两感表里热甚，须可下者。

【方解】本方证为实热积滞内结所致，症见：腹满实痛，谵语下利，内热不便；以及中风僵仆，风痫发作；产妇胞衣不下；小儿斑疹黑陷等。可谓大、小、调胃三承气汤证兼备，故将三承气汤合成一方，名曰"三一承气汤"，意

在泻下热结。方中大黄泻热通便，荡涤积滞；芒硝既助大黄泻热通便，又能软坚润燥；厚朴下气除满；枳实行气消痞；再加甘草，甘缓和中，既缓其峻烈之性，防过伤正气，又调和药性。

【验案精选】

急性卡他性结膜炎 某某，女，21岁。1986年7月2日初诊。自述双眼红肿疼痛，畏光5日，生眵3日。诊见：双眼睑红肿如桃，眵泪胶黏，睑结膜红赤（+++），白睛红赤（++），赤脉满布，高出黑睛，黑睛（-），小便黄赤，大便秘结，舌红赤、苔厚稍干，脉弦数。证属暴风客热（急性卡他性结膜炎）。拟泻火解毒，消肿止痛法。方药三一承气汤加防风1剂：大黄10g（后下），芒硝10g（冲服），枳实6g，厚朴6g，甘草3g，防风12g，生姜10g。服药后半日泻大便4次，双眼红肿疼痛顿减，眼眵消失，次日痊愈。[杨建．三一承气汤治疗外障眼疾60例．天津中医，1988，(3)：32]

【临床应用】

1. 检查前清洁肠道 检查前晚8时服用"三一承气汤"汤剂（生大黄、枳实、厚朴、芒硝、炙甘草）100ml，当天上午空腹，拍摄X线平片并记录下病人大便次数，有无腹痛及评估X线片肠道清洁的效果。研究表明，三一承气汤清洁肠道摄片优良率85.3%，明显高于对照组（51.0%）；而腹痛者仅占7.35%，明显低于对照组（66.7%）。[张安君，耿坚，谷风佳．三一承气汤在X线检查中的应用新探．第六次全国中西医结合影像学术研讨会论文专辑，2000：121]

2. 胃癌伴幽门梗阻 采取介入疗法结合三一承气汤加减治疗Borrmann Ⅳ型胃癌合并幽门梗阻病人9例。组方：芒硝（先煎）、生大黄（先煎）各10g，生甘草21g，生白术、仙鹤草各30g。1天1剂，水煎分早、晚服，连续30天。结果显示，介入疗法基础上配合口服三一承气汤治疗胃癌伴幽门梗阻有助于提高疗效。[刘先勇．介入结合三一承气汤治疗胃癌伴幽门梗阻9例．浙江中西医结合杂志，2011，21（6）：429-430]

【临证提要】 本方用治伤寒、杂病、蓄热内甚、燥实坚燥者皆有佳效。现代临床用治单纯性肠梗阻，急性胆囊炎，急性阑尾炎等外科急腹症，以及热性病过程中出现高热、神昏谵语、惊厥、发热而有阳明腑实证者。

【方论选录】

《医方类聚》引《修月鲁般经》：此方河间先生所制，缓下急下，善开发而解郁结，可通用三一承气，最为妙也。盖大黄苦寒，而通九窍二便，除五脏六腑积热；芒硝咸寒，破痰散热，润肠胃；枳实苦寒，为佐使，散滞气，消痞满，除腹胀；厚朴辛温，和脾胃，宽中通气；四味虽下剂，有泄有补，加甘草以和其中。然以甘草之甘，能缓其急结，湿能润燥，而又善以和合诸药而成功，是三承气而合成一也。善能随证消息，但用此方，则不须用大、小承气并调胃等方也。

～◈ 三 元 汤 ◈～

【来源】《素问病机气宜保命集》妇人胎产论第二十九。

【组成】柴胡八钱　黄芩　人参　半夏洗　甘草炙，以上各三钱　川芎　芍药　熟地黄　当归各二钱半

【用法】上为粗末，同小柴胡汤煎服。

【功效】养血和营，和解少阳。

【主治】产后日久虚劳，虽日久而脉浮疾。

【方解】女子产后阴血亏虚，机体失于荣养，则为虚损。阴血亏虚，调摄不当，外感邪热，则日久而脉仍见浮数。治当养血和营，和解少阳。本方乃四物汤合小柴胡汤加减而成。四物汤（川芎、熟地黄、当归、芍药）养血和营，补阴血之亏虚，俾血气旺盛，即可祛邪外出，又防邪入里。柴胡、黄芩、半夏、人参、甘草（小柴胡汤去生姜、大枣）用以和解少阳，以祛外邪。诸药合用，养血和营，和解少阳，用治产后阴血亏虚而又感受外热者。诸药为散，同小柴胡汤煎服，增强本方和解祛邪之功。

【验案精选】

黄褐斑　李某，女，35 岁。2008 年 9 月 23 日初诊。主诉：面部黄褐斑 3 年。病人妊娠后面部色斑逐渐产生并加重，以面颊为甚，月经量少色红、夹小血块，伴乳房胀痛，情绪易波动。舌红、苔薄白，脉弦细。辨证为肝郁血虚，气血瘀滞。治以疏肝养血，活血散瘀。处方：柴胡 10g，黄芩 10g，法半夏 10g，生地黄 10g，当归 10g，川芎 10g，赤芍 10g，丹参 30g，绿萼梅 10g，月季花 10g，玫瑰花 10g，橘核 10g，荔枝核 10g，夏枯草 15g。14 剂后，经前乳房胀痛明显减轻，面部色斑渐淡。守方调治近 2 个月，色斑渐淡。[张智华. 柴胡四物汤临床应用举隅. 湖北中医杂志，

2010，32（1）：64]

【临床应用】

产后发热 化裁治疗产后发热，基本方柴胡 15～24g，太子参 7～12g，甘草 3～6g，半夏 6～10g，熟地黄 15～30g，当归、川芎各 6～12g，黄芩、白芍各 9～15g，生姜 2～4 片，大枣 3～5 枚。若实热去熟地黄加金银花、连翘、蒲公英、黄柏、赤芍；湿热去熟地黄、太子参、白芍，加龙胆草、白花蛇舌草、滑石、薏苡仁、赤芍；瘀热去白芍，加赤芍、丹参、桃仁、红花、牛膝；虚热加青蒿、地骨皮、鳖甲、秦艽，熟地黄改为生地黄。治疗 153 例，结果总有效率为 96.73%。提示本方具有和解少阳，凉血祛瘀，养血退热的功效。[王玉玲，臧向博，封亚利. 柴胡四物汤治疗产后发热153 例. 陕西中医，2007，28（3）：295]

【临证提要】 此乃柴胡四物汤法，临证于经行发热，产后发热属气血两虚又受外邪者有良效。加减化裁亦广泛用于内科、皮肤科病证治疗。

～◇ 三 分 散 ◇～

【来源】《素问病机气宜保命集》妇人胎产论第二十九。

【组成】 白术 茯苓 黄芪 川芎 芍药 熟地黄 当归各一两 柴胡一两六钱 黄芩六钱 人参一两六钱 半夏六钱 甘草六钱

【用法】 上为粗末，每服一两，水一盏，煎至半盏，温服清，日一服。

【功效】 益气补血，调和营卫。

【主治】 产后日久虚劳，针灸小药俱不效。

【方解】 本方用治女子产后劳。《经效产宝》卷下："产后虚弱，喘乏作，寒热状如疟，名曰蓐痨。"乃产时耗力出血，损伤血气，气血虚赢，营卫不和所致。治宜益气补血，调和营卫。为此三合汤乃综合四君子汤、四物汤、小柴胡汤三方加减而组方。方中白术、茯苓、人参、甘草、黄芪，乃四君子汤加黄芪，意在补气健脾，脾胃强壮，气血生化有源。川芎、当归、芍药、熟地黄共用，即四物汤，是为养血和营而设。二方相合，大补气血。《伤寒类书·寒热似疟》云"血虚能生寒热"，乃产后气血亏虚，营卫不和，故致寒热往来，取柴胡、黄芩、半夏、人参、甘草五药，是仿小柴胡汤方义，和解表里，调和营卫。三方相合，共奏益气补血，调和营卫之效。

【验案精选】

闭经 张某，女，36 岁。初诊日期：1986 年 3 月 26 日。足月产后闭经 14 年。初诊：病人自述 14 年前足月分娩（在家土法接生），胎儿娩出后见阴道大量出血，未予输血。产后一直无乳汁，月经未潮，伴头痛畏寒，毛发脱落，肢体乏力，面浮肢肿，表情淡漠，性欲消失。生育前月经规则，17 岁初潮，3～4/30 天，量中。末次月经 15 年前，3-0-0-2。1 周前在某县县医院治疗，口服甲状腺素片，泼尼松，乙菧酚，至今未停。妇检：外阴经产式，阴毛稀疏，大小阴唇稍萎缩；阴道畅；宫颈中度糜烂；宫体平位，稍小于正常，活动，无压痛；附件无异常。3 月 26 日查 T3：1151.8nmol/L，T4：25.8nmol/L，就诊时月经未潮，伴肢体乏力，面浮肢肿，舌红少苔，脉软无力。诊为闭经，证属血虚肾亏。治宜益气养血，调补肝肾。拟三合散加减：熟地黄 12g，当归 10g，白芍 10g，川芎 5g，党参 10g，白术 10g，茯苓 10g，柴胡 5g，制半夏 6g，枸杞子 10g，菟丝子 10g，肉苁蓉 10g，淫羊藿 10g，甘草 6g。水煎服，每日 1 剂，连服 3 日。

二诊：1986 年 3 月 28 日。服药后自觉肢体渐温，精神好转。舌黯淡、苔少，脉沉细。拟方"四五二合方"：当归 10g，川芎 5g，熟地黄 10g，白术 10g，丹参 10g，枸杞子 10g，茺蔚子 10g，菟丝子 10g，五味子 10g，车前子 10g，淫羊藿 12g，仙茅 10g。水煎服，每日 1 剂，连服 6 日。

三诊：1986 年 4 月 20 日。服药后月经 4 月 5 日来潮，量中，色暗红。

[李伟莉 . 徐志华妇科临证精华 . 合肥：安徽科学技术出版社，2014：41]

【临证提要】 本方气血双补，和解表里，扶正祛邪，亦可用治产后正虚外感见身热恶寒者。

【备考】 三圣散（《丹溪心法附余》卷二十一）、三合散（《医学纲目》卷三十五）；《奇效良方》有生姜三片，红枣一枚；本方方名，《东医宝鉴·杂病篇》引作"三合汤"。

～ 三 化 汤 ～

【来源】 《素问病机气宜保命集》卷中。

【组成】 厚朴　大黄　枳实　羌活各等份

【用法】 上剉，如麻豆大，每服三两。水三升，煎至一升半，终日服之。以微利为度，无时。

【功效】 祛风解表，泻热通便。

【主治】 中风入脏，邪气内实，热势极盛，二便不通；及阳明发狂谵语；中风内有便溺之阻隔；中风九窍俱闭，唇缓舌强；大肠燥闭，不见虚证。以恶风寒，发热，大便秘结，腹痛痞满，脉滑。

【方解】 本方是小承气汤加羌活而成，因此具有祛风解表和泻热通便两方面的作用。方中羌活辛温上行发散，解散在表之风寒，为君药。大黄、厚朴泻下导滞，以清里热，用以为臣。枳实行气消痞，以增强推荡之力，用作佐药。诸药和而用之，寒热并用，表里双解，通利三焦。

【验案精选】

1. 阳明发狂证　滑伯仁治一僧，病发狂谵语，视人皆为鬼，诊其脉，累累如薏苡子，且喘且抃。曰：此得之阳明胃实。《素问》云：阳明主肉，其经血气并盛，甚则弃衣升高，踰垣骂詈。遂以三化汤三四下，复进以火剂（黄连解毒汤）乃愈。[张如青．近代国医名家珍藏传薪讲稿·内科类．上海：上海科学技术出版社，2013：272]

2. 脑出血　某某，女，58岁。脑出血住院，给予输液、输氧、降压、止血、保护脑细胞、降低颅内压等综合抢救2日，病情逐渐加重。入院2日后配合中药治疗。刻诊：病人昏迷不醒，面部红润发热，右侧肢体瘫痪，两手握固，腹胀，便秘，舌苔黄腻，脉沉而有力。证属中风入脏腑（阳闭证）。治以三化汤加减，解表通里，豁痰开窍，清热息风。方药：川羌活10g，枳实12g，川厚朴10g，天麻12g，石菖蒲12g，菊花15g，大黄15g，川贝母9g，郁金12g，胆南星3g。鼻饲灌入，6小时1次，病人服药后大便1次，热退胀减，神志清醒，能言而吐字不清。效不更方，上方去大黄加桂枝6g，2剂诸症减半，后用补阳还五汤合地黄饮子加减，配合针灸治疗月余，痊愈出院。[李桂敏，马美荣．三化汤治疗脑溢血验案一则．中医杂志，1991，32（6）：7-8]

【临床应用】

中风　药物组成：大黄12g，枳实9g，厚朴6g，羌活9g，瓜蒌30g，胆南星10g。失语或语言不利者加石菖蒲、郁金；面色潮红、急躁易怒者加生龙骨、生牡蛎、玄参；舌质黯淡、苔薄白，伴心慌、气短、自汗者加黄芪、人参、炙甘草等。[李霞，窦逾常．三化汤加味治疗中风60例．吉林中医药，

2008，28（5）：336-337]

【临证提要】 本方乃祛风通便之剂，现代多用本方治疗真中风外感六经形证未解，内有燥屎，大便不通，脘腹痞满之证。非内实者不可用。

【方论选录】

1.《医方考》：大黄、厚朴、枳实，小承气汤也，上焦满，治以厚朴；中焦满，破以枳实；下焦实，夺以大黄；用羌活者，不忘乎风也。服后二便微利，则三焦之气无所阻塞，而复其传化之职矣，故曰三化。

2.《增补内经拾遗》：三者，风、滞、痰也。化，变化以清散之也。方用羌活以化风，厚朴、大黄以化滞，枳实以化痰，故曰三化。

～∽ 三花神佑丸 ∽～

【来源】《黄帝素问宣明论方》卷八。

【组成】 甘遂　大戟　芫花_{醋拌湿，炒，各半两}　牵牛_{二两}　大黄_{一两，为细末}轻粉_{一钱}

【用法】 上为细末，滴水为丸，如小豆大，初服五丸，每服加五丸，温水下，每日三服，加至快利，利后，却常服，病去为度。设病愈后，老弱、虚人、平人，常服保养，宣通气血，消进酒食。病癖闷极甚者，便多服，则顿攻不开转加痛闷，则初服两丸，每服加两丸，至快利为度，以意消息。小儿丸如麻子大，随强弱增损，三四岁者，三五丸，依前法。

【功效】 泄热逐水。

【主治】 中满腹胀，喘嗽淋闭，一切水湿肿满，湿热肠垢沉积，变生疾病，久病不已，黄瘦困倦，气血壅滞，不得宣通，或风热燥郁，肢体麻痹，走注疼痛，风痰涎嗽，头目旋运，疟疾不已，癥瘕积聚，坚满痞闷，酒积、湿积，一切痰饮呕逆，及妇人经病不快，带下淋漓，无问赤白，并男子、妇人伤寒湿热，腹满实痛，久新瘦弱，俗不能别辨，或泛常只为转动之药，兼泻久新腰痛，并一切下痢，及小儿惊疳积热，乳癖满，并宜服之。

【方解】 本方证是因水热壅聚于体内所致。治宜泄热逐水。方用甘遂、大戟、芫花攻逐水饮，通利二便。其中，甘遂苦寒，泻热散结，善行经隧之水湿，逐水之力较强，故为君药。大戟善行脏腑水湿；芫花可祛胸胁水饮，为臣药。牵牛子峻下逐水，协助君臣药逐水之力；大黄苦寒沉降，善能泄热，可导湿热从大便而出；轻粉通利二便，逐水退肿，共为佐药。诸药合用，共奏泄热逐水之功。

【验案精选】

中暑头痛 张子和治小郑，年十五，田中中暑，头痛，困卧不起，以双解散汗之，又以米泔汤投之，未解。晚又以三花神佑丸大下之，遂愈。[清·魏之琇.续名医类案.北京：人民卫生出版社，1957：88]

【临证提要】 热象重者，加石膏、知母。本方不可久服；孕妇忌用；忌甘草。取本方清热除湿，化痰通痹之效，现代临床亦用于痛风性关节炎（湿热痹挟痰），见体麻肢痹，走注疼痛等。

崔宣武神佑丸 加黄柏一两　牵牛四两　大黄二两　轻粉二钱　甘遂　大戟芫花各一分　依前法。

刘庭瑞神佑丸 用此药治水气常得效。贾同知称之不已，乃神仙奇绝之药也。

【方论选录】

《张氏医通》卷十六：此方守真本仲景十枣汤加牵牛、大黄、轻粉三味，较十枣倍峻。然作丸缓进，则威而不猛，其法最良。

～ 三 黄 丸 ～

【来源】《三消论》。

【组成】 春三月：黄芩四两　大黄二两《翼》作三两　黄连四两

夏三月：黄芩六两　大黄一两　黄连一两《翼》作七两

秋三月：黄芩六两　大黄二两　黄连二两《翼》作三两

冬三月：黄芩三两　大黄五两　黄连二两

【用法】 上三味，随时加减，捣为细末，炼蜜和丸如大豆大。每服五丸，日三服。不去者加七丸。服一月病愈，尝试有验矣。

【功效】 清热泻火。

【主治】 男子、妇人五劳七伤，消渴，不生肌肉，妇人带下，手足发寒热。男妇三焦积热，上焦有热攻冲，眼目赤肿，头项疼痛，口舌生疮；中焦有热，心膈烦躁，不美饮食；下焦有热，小便赤涩，大便秘结；五脏俱热，生痈疖疮痍。及治五般痔疾，粪门肿或下鲜血，小儿积热。

【方解】 本方证乃实热壅盛于三焦所致。治宜清热泻火，直折火热之邪。黄连清泻心火，兼泻中焦之火，为君药。心主火，心火宁则诸经之火自降，臣以黄芩清泻上焦之火。佐以大黄泻下实热以祛下焦之火。以蜜为丸，补脾益胃，防诸苦寒药物伤中之弊，调和诸药，为佐使药。本方清热与泻下药并用，上下俱清，三焦兼顾，具有较好清热泻火作用。

【验案精选】

急性扁桃体炎 吴某，男，24岁。1996年8月6日就诊。咽痛，发热3天。症见：面赤身热，无恶寒及汗出，口干而不欲饮水，喉关红肿，双侧扁桃体肿大Ⅱ度，溲赤而少，便干，舌质红、苔薄黄，脉滑数。体温38.6℃，实验室检查白细胞 16.0×10^9/L。西医诊断为急性扁桃体炎；中医辨以风热邪毒搏结咽喉。治以清泻肺胃，疏风解毒。泻心汤加桔梗、玄参、连翘、芦根、薄荷、石膏。急投1剂，水煎，日4次口服。次日热退身凉，但咽痛为苦，原方大黄量减半，去石膏继服4剂而告愈。[张庆和，张秋菊. 泻心汤加减异病同治验案举隅. 黑龙江中医药，1999，(1)：31]

【临床应用】

糖尿病足 三黄汤（大黄30g，黄芩30g，黄连30g）温水浸泡30分钟，煎30分钟，先大火煮沸再改中火，煎成1500ml，取汁先熏患足，待药水温度在35℃～36℃时，将患足泡入药水中，并用长把大棉签轻轻蘸洗20～30分钟，将患足自然晾干，再外敷薄层生肌玉红膏（《外科正宗》），每日1次。治疗糖尿病组50例，结果治愈26例，显效18例，有效5例，无效1例。[周方. 三黄汤治疗糖尿病足的临床观察. 吉林中医药，2002，22 (4)：16]

【临证提要】 本方火证通治，凡三焦积热，目赤肿痛，口舌生疮，消渴烦躁，尿赤便秘；或热迫血行，吐血、衄血、便血；或热毒壅聚，致生疮疖、痔疮等均可据证加减应用。孕妇慎用。

【方论选录】

《医方考》：上件皆火证也。火炎则水干，故令消渴；燥万物者，莫于火，故令羸瘦，不生肌肉；火甚则速于传化，故善谷。芩、连、大黄，苦寒物也，寒能胜热，苦能泻火，火去而阴自生，阴生而肌肉自长矣。

【备考】 泻心汤（《金匮要略》）、加减三黄丸（《证治准绳·类方》卷五）、四季三黄泻心丸（《审视瑶函》卷六）。

～∾ 大川芎丸 ∾～

【来源】《黄帝素问宣明论方》卷二。

【组成】川芎一斤　天麻四两，用郓州者

【用法】上为末，炼蜜为丸，每两作十丸，每服一丸，细嚼，茶酒下，食后。

【功效】祛风止痛。

【主治】首风，旋晕眩急，外合阳气，风寒相搏，胃膈痰饮，偏正头疼，身拘蜷。

【方解】本方用治风寒外袭、痰饮内阻之首风证。以头面多汗，恶风，旋晕眩急，偏正头痛，身拘蜷为辨证要点。方中川芎为治头痛要药，可祛风止痛，"主中风入脑头痛"（《神农本草经》）；天麻息肝风，平肝阳，为治眩晕头痛要药，"主头风，头痛，头晕虚旋……一切中风，风痰"（《本草汇言》）。二药配伍，功擅祛风止痛，可治风寒、风痰所致之头痛。

【临床应用】

1. 短暂性脑缺血发作　王艳萍等应用大川芎颗粒（川芎，天麻）治疗短暂性脑缺血发作 60 例，疗效满意。提示大川芎颗粒治疗效果与阿斯匹林肠溶片相同，且治疗组未发现明显不良反应，提示大川芎颗粒治疗急性 TIA 疗效显著，避免了阿斯匹林所引起的副作用，值得临床推广应用。[王艳萍，蔡玲芳，林敏红. 大川芎颗粒治疗短暂性脑缺血发作疗效观察. 海峡药学，2011，23（5）：150]

2. 冠心病心绞痛　大川芎丸加味治疗冠心病心绞痛 68 例，疗效满意。以大川芎丸为主方：天麻 15g，川芎 15g，番红花 15g 等。睡眠欠佳者加夜交藤 30g，酸枣仁 10g；头晕加白术 10g，半夏 10g；肩背痛者加葛根 12g，桂枝 12g；气阴两虚加生脉饮。每日 1 剂，水煎 2 遍取汁 400ml，早、晚 2 次分服。连服 10 天。治疗期间停用其他药物，心绞痛发作时可舌下含服硝酸甘油。[曹克强. 大川芎丸加味治疗冠心病心绞痛 68 例疗效观察. 中国中医急症，2007，16（8）：908]

3. 偏头痛　大川芎丸加味治疗偏头痛 39 例，取得满意效果。基本方：川芎 30g，天麻 15g，丹参 30g，细辛 15g，延胡索 30g，葛根 15g，何首乌 15g。加减法：失眠、心悸者加酸枣仁 30g，五味子 9g；心烦易怒、情志郁闷者加柴胡 12g，胆南星 10g 等，随症加减。煎服法：日服 1～2 剂，每剂煎 2 次，每次煎至 200ml。急性发作期，日服 2 剂，分 4 次服；头痛时或前驱症状出现时，即服第 1 剂第 1 煎，半小时后服第 2 煎，第 2 剂煎 2 次，则每隔 4 小时 1 次。头痛缓解间隔期，日服 1 剂，分 2 次服以维持巩固疗效至 1 个疗程。
［袁福茹，何永田. 大川芎丸加味治疗偏头痛 39 例临床观察. 河北中医，1995，17（5）：31］

【临证提要】大川芎丸祛风活血止痛，药理学研究发现有较好的改善微循环，抗血小板聚集等作用。临证用治眩晕，偏正头痛，中风等。瘀血甚者，加红花、三七、当归；眠差者，加夜交藤、酸枣仁；恶心呕吐者，加泽泻、半夏；肩背痛者加葛根、桂枝。

～✿✧ 大芎黄汤 ✧✿～

【来源】《素问病机气宜保命集》卷中。

【组成】川芎—两　羌活　黄芩　大黄各一两

【用法】上㕮咀，每服五七钱，水一盏半，同煎至七分，去滓，温服，宜利为度。

【功效】祛风散邪，清热泻下。

【主治】破伤风，脏腑秘，小便赤，自汗不止；因服热药，汗出不休。

【方解】本方乃芎黄汤去甘草，加羌活而成。风邪由表入里，化热与胃肠糟粕搏结，此证阳明热结较重，故方中去甘草以防滞邪；用大黄内泻阳明热结；川芎配伍羌活增强祛风散邪之力；黄芩加至一两，清热之力增强。本方祛风、泻下之力较芎黄汤为大，故名"大芎黄汤"。

【验案精选】

杖伤　一人杖处略破而患痛，脉洪大而实，此里证也。用大芎黄汤一剂，大便微行一次，悉退。若投表药必死，宜急分表里虚实而治之，庶无误也。
［贺菊乔. 中华医书集成·外科类 2. 北京：中医古籍出版社，1997：649］

【临证提要】本方表里兼治，宜于外感风邪兼有里实者。

∽❀∾ 大金花丸 ∽❀∾

【来源】《黄帝素问宣明论方》卷四。

【组成】黄连　黄柏　黄芩　大黄各半两

【用法】上为末，滴水丸，如小豆大，每服二三十丸，新汲水下。小儿丸如麻子大，三五丸。

【功效】清热泻火。

【主治】中外诸热，寝汗咬牙，睡语惊悸，溺血淋闭，咳衄血，瘦弱头痛，并骨蒸肺痿、劳嗽。

【方解】本方擅清热泻火，主治诸热。方中黄连、黄柏、黄芩清热燥湿，泻火解毒，合用可清泻三焦；大黄泻热通便，荡涤热邪，可釜底抽薪。如此配伍，使本方清热之力甚著，可治疗内外诸热。

【临床应用】

泌尿系结石　报道以大金花丸、导赤散等加减，泻火利湿，通淋化石。治疗肾及输尿管结石属湿热下结，热重于湿者，获得佳效。砂淋加海金砂、萹蓄、金钱草；血淋加白茅根、生侧柏叶、小蓟。[张天权．中医药治疗肾及输尿管结石初步报道．福建中医药，1965，（6）：263]

【临证提要】本方泻三焦实火，用治三焦积热，心火上炎，口舌生疮，咽喉肿痛，大便秘结，小便短赤。自利去大黄加栀子，名栀子金花丸。

【备考】金花丸（《杂病源流犀烛》卷二）、三黄泻心丸（《眼科全书》卷六）。

∽❀∾ 大建中汤 ∽❀∾

【来源】《黄帝素问宣明论方》卷一。

【组成】黄芪　远志去心　当归　泽泻各三两　芍药　人参　龙骨　甘草炙，

各三两

【用法】上为末，每服三钱，水一盏，生姜五片，煎至八分，去滓，温服，不计时候。

【功效】补气养血，涩精止痛。

【主治】蛊病，小腹急痛，便溺失精，溲而出白液；房事过度，气血俱亏，精关不固，少腹急痛，尿频尿精，虚热，自汗或盗汗，形体羸瘦。

【方解】刘氏大建中以黄芪补气生血，升阳举陷，"补丈夫虚损，五劳羸瘦"（《名医别录》），用为君药。人参补气健脾；当归、芍药养血和血，缓急止痛，三药气血双补，共为臣药。泽泻渗泄肾浊，"主肾虚精自出"《药性论》）；远志、龙骨安神定志，收敛涩精，用为佐药。甘草，合芍药缓急止痛，合生姜益气和胃，且调和诸药，用为佐使。本方气血双补，脾肾兼顾，标本同治，共奏补气养血，涩精止痛之功。

【验案精选】

阴虚内热　张乙庭乃室，道光九年三月二十七日诊。素体阴虚，内热汗多，忽增忽减。淹缠日久，体倦肌瘦，食少口干，百节疼而背胁如刺也，夜梦纷纭，心中动摇。皆荣血亏而卫气弱，心为胃母，肾为肺子。心荣、肺卫两亏，无怪乎内热如蒸、汗出如洗也。深恐涸津而转涉虚损之门，前案已议，再议东垣益气养荣法合《圣济》大建中汤加味治疗。人参五分，冲　炙黄芪一钱半　沙参三钱　归身一钱半　白芍一钱半，炒　炙甘草六分　龙骨五钱　远志一钱，炒　泽泻一钱半　地骨皮二钱　丹皮一钱，炒　麦冬一钱半，去心　加生谷芽五钱同煎。是日余定方之后，据述又延钟愚泉至，即于余方中批注云："兹读尊方案，周匝尽善，无庸更章矣。钦服之至，僭加一二，聊为塞责，仍候教政。"于余前方中去归、芪、地骨皮三味，加石斛、红枣、十大功劳三钱。据乙庭云，愚泉至，余方已煎服矣。至次日，热与汗据减半矣。再三剂，诸症咸安。数日后，天癸至，三四日止。来日食后腹稍膨，足肿，便溏，两胁疼。议先补中脏之养，而少佐养肝、舒肝之法，俾土木合德为妥。若徒事滋补，恐不利于坤土耳。依法治之，果获奇效。[清·孙采邻.竹亭医案（下）.上海：上海科学技术出版社，2004：813]

【临证提要】《世医得效方》以本方治疗虚热盗汗，百节酸痛，腰痛。气弱加炮附子；腰痛筋急，加肉桂。

【备考】大建中黄芪汤（《普济方》卷二一七引《究原方》）、黄芪建中汤（《普济方》卷二一八）。

～ 大秦艽汤 ～

【来源】《素问病机气宜保命集》卷中。

【组成】秦艽三两　甘草二两　川芎二两　当归二两　白芍药二两　细辛半两　川羌活　防风　黄芩各一两　石膏二两　吴白芷一两　白术一两　生地黄一两　熟地黄一两　白茯苓一两　川独活二两

【用法】上一十六味㕮，每服一两。水煎去渣。温服无时。

【功效】祛风清热，养血活血。

【主治】中风，手足不能运动，舌强不能言语。

【方解】本方汪昂认为是"六经中风轻者之通剂也"（《医方集解·祛风之剂》）。中风证起，每因正气先虚，篱藩不密，风邪乘虚，入中经络，影响气血运行，以致气血痹阻，络脉不通。血弱不能养筋，症见手足不能运动，舌强不能言语等。方取秦艽为君，祛风清热，通经活络。羌活、独活、防风、白芷、细辛，均为辛温行散之品，能祛风散邪，搜风通络，俱为臣药。血虚不能荣养筋脉，且风药多燥，故配以当归、川芎、白芍、熟地黄养血柔筋，使祛风而不伤血；而脾胃为气血生化之源，故用白术、茯苓益气健脾以化生气血，寓有扶正以祛邪之意；风为阳邪，郁而化热，故配生地黄、石膏、黄芩清泄郁热，并可制诸风药辛温行散之太过，以上均为佐药。甘草调和诸药，为使药。全方各药相合，共奏祛风清热，养血通络之效。本方配伍特点是搜散风邪与养血活血融为一体，使辛温行散不伤血，养血荣筋不碍邪，祛邪与顾正并举，治风与治血共施，确有"治风先治血，血行风自灭"之妙。

【验案精选】

1. 中风案一　蓟州牧杨芋，丙寅春，五旬余，卒中肢废，口不能言，大小便难，中府而兼中脏也。初进通幽汤不应，加大黄、麻仁，二剂始通，舌稍转动。又用加减大秦艽汤，数剂始能言，但舌根尚硬。后用地黄饮子，及参、芪、术等兼服，舌柔胃强，左手足尚不能举动。此由心境不堪，兼之参饵调服也。今庚午秋，闻其在楚，已痊愈。[清·魏之琇.续名医类案.北京：人民卫生出版社，1997：34]

2. 中风案二　病人感冒治疗3天后，晚上突然昏倒偏瘫，急去某医院就诊，确诊"脑梗死"，住院20天症状稳定而出院。回家后邀本人诊视，症见：右侧肢体偏废，口眼歪斜，神志清楚而语言不利，恶寒低热，咳喘，吐清稀白痰，舌质淡白，二便正常，脉浮缓。既往有气管炎病史。辨证为外感风邪，流窜肌肤，经络痹阻。治以祛风和营，宣肺通络。大秦艽汤去生地黄、熟地黄，加桂枝12g、麻黄6g、杏仁12g、僵蚕12g、全蝎9g、半夏10g。上方连服6剂，诸症好转，连服30余剂（中间略有加减），诸症消失，活动自如，而获痊愈。［乔长兴．大秦艽汤化裁治疗中风37例报告．中医药研究，1989，（5）：45-46］

【临床应用】

1. 单纯性面瘫 秦艽15g，川芎12g，当归12g，白芍12g，熟地黄12g，生地黄12g，羌活10g，独活10g，防风10g，黄芩10g，生石膏20g，茯苓10g，白芷15g，白术15g，细辛6g，全蝎10g，僵蚕15g，白附子15g，黄芪20g，丹参20g，地龙15g，蜈蚣4条，甘草15g。根据病人的不同临床表现和自身体质，进行辨证分型、加减用药，以达到病人用药剂量的合理性。［王振刚，尤奎成．运用大秦艽汤合牵正散加减治疗单纯性面瘫126例．河北联合大学学报（医学版），2013，15（3）：381-382］

2. 产后风湿 基本方：秦艽5g，甘草5g，川芎10g，当归15g，白芍12g，细辛5g，羌活5g，防风5g，白芷10g，白术15g，熟地黄15g，白茯苓15g，生石膏12g，黄芩9g，独活5g，桑枝30g。用法：水煎，每日1剂，分2次服。30天为1个疗程。加减法：气虚者，加黄芪、党参；阳虚者，加附子、桂枝；有瘀血者，加丹参、红花；湿胜者，加苍术、防己；无明显内热者，去石膏、黄芩等。［陈晓芳，蒋祁桂．大秦艽汤治疗产后风湿46例．中国民间疗法，2012，20（8）：38］

【临证提要】 大秦艽汤为主治风邪初中经络证的常用方剂。临床应用以口眼歪斜，舌强不语，手足不能动，或有微恶风发热，舌苔薄黄，脉浮数为辨证要点。现代临床用于脑缺血性中风，类风湿关节炎，面神经麻痹等病属风邪初中经络者。若无内热者，可去黄芩、石膏、生地黄等清热之品；如遇天阴，加生姜；如心下痞，加枳实。本方组成以辛温发散之品较多，若口眼㖞斜属内风所致者，不宜使用。

【方论选录】

1.《医学正传》：此方用归、芎、芍药、生熟地黄以补血养筋，甚得体。既曰外无六经之形证，但当少用羌活、秦艽，引用以利关节。其防风、独活、细辛、白芷、石膏等药，恐太燥而耗血。虽用此，川芎止可六分之一。尤宜加竹沥、姜汁同剂最好，达者详之。

2.《医方考》：中风，手足不能运动，舌强不能言语，风邪散见，不拘一经者，此方主之。中风，虚邪也。许学士云：留而不去，其病则实。故用驱风养血之剂，兼而治之。用秦艽为君者，以其主宰一身之风，石膏所以去胃中总司之火，羌活去太阳百节之风疼，防风为诸风药中之军卒。三阳数变之风邪，责之细辛；三阴内淫之风湿，责之苓、术。去厥阴之风，则有川芎；去阳明经之风，则有白芷。风热干乎气，清以黄芩；风热干乎血，凉以生地。独活疗风湿在足少阴；甘草缓风邪上逆于肺。乃当归、芍药、熟地者，所以养血于疏风之后，一以济风药之燥，一使手得血而能握，足得血而能步也。

～ 大 黄 汤 ～

【来源】《素问病机气宜保命集》卷中。

【组成】大黄一两

【用法】上细剉。好酒二大盏，同浸半日许，再同煎至一盏半，去大黄不用，将酒分为二服，顿服之。痢止一服，如未止再服，以利为度，服芍药汤和之，痢止再服黄芩汤和之，以彻其毒也。

【功效】清热祛湿，解毒止痢。

【主治】泄痢久不愈，脓血稠黏，里急后重，日夜无度，久不愈。

【方解】大黄苦寒，能推陈致新，去陈垢而安五脏，用于下痢赤白，里急腹痛，为通因通用之法。

【验案精选】

1. 鬓疽 维扬俞黄门，年逾三十，冬月鬓患毒肿，肿焮烦躁，便秘脉实，此胆经风热壅上而然也。马氏云：疮疡之证，热壅而不利者，大黄汤下之。遂以一剂，便通疮退。更以荆防败毒散二剂，再以十宣散去桂，加花粉、银花，数剂而愈。[明·江瓘著；清·魏之琇撰. 名医类案正续编. 太原：陕西科学技术出版社，2013：750]

2. 急性细菌性痢疾 某某，女，32岁，病人发热，体温39℃，倦怠无力，胃纳差，大便黏液脓血，日行十次有余，里急后重，左下腹疼痛，汗出不甚多，尿少，舌质红、苔微黄而厚腻，脉滑数有力。大便镜检：红细胞（+++），脓细胞（+++），吞噬细胞少许，大便培养分离出志贺痢疾杆菌。用大黄水保留灌肠2天（共4次）及口服中药基础方2剂后黏液脓血全部消失，续服1剂症状体征也随之而缓解，大便镜检转正常，仅住院3天就痊愈出院。[胡放.大黄溶液灌肠治疗急性细菌性痢疾39例.四川中医，2005，23（4）：40-41]

【临床应用】

急性细菌性痢疾

（1）大黄治疗急性细菌性痢疾120例。治疗方法：对照组首选丁胺卡那0.4～0.6g/次静脉滴注，每日1次，治疗3～5日，效果不佳者可换用先锋必治疗，1g/次，每日2次。治疗组：在辅以补液的同时，加用大黄10～30g，开水浸泡约10分钟后服用，老人、小儿酌减。结果：显效82例，有效28例，无效10例，并与对照组112例相比较，经统计学处理两组疗效有显著性差异（$P<0.01$），表明：大黄治疗急性菌痢是一种行之有效的方法，值得推广。[孙莉，李艳.大黄治疗急性细菌性痢疾120例疗效观察.山西职工医学院学报，1997，7（4）：40-42]

（2）观察用大黄溶液治疗急性细菌性痢疾的临床疗效。方法：成人每日大黄15g，加开水400ml；小儿每日10g，加开水200ml。浸泡30分钟以上，去渣取汁，分2次保留灌肠，一般连续2～3天，以明显缓解为度。单以此法治疗共24例，重症配合自拟治疗痢疾的方药。结果：39例均痊愈。结论：大黄溶液灌肠治疗急性细菌性痢疾疗效显著、疗程短，是治疗急性细菌性痢疾的有效方法。[胡放.大黄溶液灌肠治疗急性细菌性痢疾39例.四川中医，2005，23（4）：40-41]

【临证提要】现代临床用于扁桃体炎，牙周炎，尿路感染，急慢性肝炎，胆囊炎，胰腺炎，细菌性痢疾，阿米巴痢疾等证属实热内结者。年老体弱，脾胃虚弱者慎用；孕妇忌用。

【方论选录】

《玉机微义》：此乃阳明经荡涤邪热之药，用酒煎者，欲其上至顶巅，外彻皮毛也。

【备考】将军饮（《古今医鉴》卷五）、酒煎大黄汤（《症因脉治》卷四）。

～ 大黄甘草饮子 ～

【来源】《黄帝素问宣明论方》卷十。

【组成】大豆五升，先煮三沸，出淘苦水，再煮　大黄一两半　甘草大粗者，四两，长四指，打碎

【用法】上三味，用井水一桶，将前药同煮三五时，如稠糨水少，候大豆软，盛于盆中，放冷，令病人食豆，渴食豆汤，无时停止，脏腑自然清润，食尽，如渴尚不止，再服前药，不三五日自愈。

【功效】清热通下。

【主治】男子、妇人，一切消渴不能止。

【方解】本方为治疗消渴的食疗方。饮食不节，长期过食肥甘，醇酒厚味，辛辣刺激食物，或过服温燥药物等，使胃肠燥热内盛，津液耗伤，症见多食善饥，口渴能饮，伴大便燥结，舌红少津，苔黄燥等。治以清热通下，使燥热去，阴津复，烦渴止。大豆味甘性平，"主胃中热"（《名医别录》）"煮汁饮，能润肾燥"，本方用其清热解毒，为君药。大黄苦寒之性，能荡涤胃肠燥热，使热从大便而解；甘草清热解毒，二药相合助大豆清热之功，使燥热去，则津液不伤，共为臣药。甘草益气和中，缓大黄峻泻之力，调和诸药，兼以为使。三药合用共奏清热通下之功。

【临床应用】

糖尿病肾病　赵进喜以大黄甘草饮子、菖蒲郁金汤等加减，泻浊解毒，醒神开窍，治疗糖尿病肾病后期属浊毒伤神型。[王耀献．糖尿病肾病中医临床与基础．北京：北京科学技术出版社，2014：197]

【临证提要】本方立意巧妙，取大豆食疗用治消渴。用于糖尿病热盛津伤见烦渴多饮，消渴不止，多食消瘦，大便干结。

【方论选录】

《医方考》：此治中、上二焦消渴之方也。大黄能去胃中实热，甘草能缓燥急之势，大豆能解诸家热毒，而必冷服者，寒因寒用也。

大黄黄连泻心汤

【来源】《黄帝素问宣明论方》卷六。

【组成】大黄　黄连　黄芩各一分，又一法，加生姜一分，甚良

【用法】上剉，如麻豆大，水二盏，煎至一盏，绞汁，分三次温服。

【功效】泻热消痞。

【主治】伤寒成病痞不已，心腹亦实热烦满，或谵妄而脉沉，无他证者。

【方解】本方证之病机是无形热邪壅聚于中焦，脾胃升降失司，气机痞塞。治当泻热以消痞。方中大黄、黄连、黄芩苦寒直折，相辅相成，清泻无形热邪，大黄兼能泻热通便，使热邪从大便而去。三药合用，共奏泻热消痞之效。

【验案精选】

1. 躁狂　黄某，男，42岁。因家庭夫妻不和睦，情志受挫，发生精神分裂症。数日来目不交睫、精神亢奋、躁动不安、胡言乱语、睁目握拳、作击人之状。口味秽臭，少腹硬满，大便1周未行。舌苔黄厚而干，脉来滑大有力。辨为火郁三焦，心胃积热之发狂。方用：大黄8g，黄连10g，黄芩10g。服药3剂，虽有泻下，但躁狂亢奋之势仍不减轻。病重药轻，须增大其服。原方大黄剂量增至12g，泻下块状物与结屎甚多，随之便神疲乏力，倒身便睡。醒后精神变静，与前判若两人。约1周方恢复正常。[陈明，刘燕华，李方. 刘渡舟验案精选. 北京：学苑出版社，1996：46]

2. 胃癌术后　宋某，男，60岁。2009年4月初诊。胃癌术后半年余，化疗5次。诉饮食稍有不适则胃痛，刀口处有硬结，胃脘处痞满疼痛，饮食正常，二便调，舌红、苔厚腐、底瘀，脉小滑数。血压（BP）：120～130/90mmHg。西医诊断：胃癌术后；中医诊断：胃脘痛。处方：黄连、白及各15g，酒大黄（单包）6g，生薏苡仁120g，炒白术、蒲公英各30g，干蟾皮9g，生姜3片。14剂，水煎服，每天1剂。服药后诸症改善，胃痛次数减少，痞满减轻，乏力较前好转，刀口处坐时疼痛，纳可，二便调，夜尿2次，舌苔厚腐、舌底瘀，脉细数。BP：115/75mmHg。处方：守方加减，加三七30g，刺猬皮15g。28剂，水煎服，每天1剂。服后胃痛大减十之有七，痞满基本消失，乏力好转，刀口硬结减小十之有五，瘢痕减轻，纳眠可，二便调，

舌红，脉沉。调整处方为：黄连、莪术、三七、刺猬皮各 30g，生薏苡仁 120g，酒大黄（单包）6g，干蟾皮 9g，生姜 5 大片（1 片约为 5g）。14 剂，水煎服，每天 1 剂。服上方 3 个月，舌苔转薄，手术刀口愈合良好，体力恢复，纳眠可。[逄冰，刘文科，闫韶花，等 . 仝小林教授应用大黄黄连泻心汤验案举隅 . 新中医，2012，44（12）：171-173]

【临床应用】

牙龈肿痛 药物组成：大黄 20g，黄连 10g，黄芩 10g，升麻 20g，金银花 20g，竹叶 10g，生甘草 10g。上七味放暖瓶内，加热开水 1500ml，加盖 1 小时后即可服用。每饭后服 400～500ml，日 3 次。第二天再加热开水 1200ml，服法如上。一般 2 副即愈，不愈者，更服 1 副。龋齿者加蜂房 20g；阴虚者另服六味地黄丸。治疗牙龈肿痛 100 例，总有效率为 98%。[李恒欣，冯修长 . 大黄黄连泻心汤治疗牙龈肿痛 100 例 . 河南中医，1991，11（2）：40]

【临证提要】本方泻火解毒，燥湿泻痞。邪火内炽，迫血妄行之吐血、衄血；湿热内蕴之黄疸；积热上攻之目赤肿痛，口舌生疮；外科疮疡等均可加减用之。

〜〜 万寿地芝丸 〜〜

【来源】《素问病机气宜保命集》眼目论第二十五。

【组成】生地黄四两，焙　天门冬四两，去心　枳壳三两，去瓤，炒　甘菊二两

【用法】上为细末，炼蜜丸如桐子大，茶清或温酒下一百丸，食后，此药能愈大风热。

【功效】养阴明目。

【主治】目能近视不能远视。

【方解】本方用治肾水亏虚，不能上养于目而发视近怯远之证。生地黄"补肾水真阴"（《珍珠囊》），重用为君。臣以天冬补肾阴，养肺阴，使之金水相生。君臣相配，滋肾养阴之功增。枳壳理气，制约生地黄、天冬滋腻之性，使补而不滞；菊花清肝明目，共为佐药。使以茶清或温酒，引药力上行。诸药共奏养阴明目之功。

45

【验案精选】

近视 余某某，女，15岁，学生。1985年7月7日就诊。病人于1984年2月双眼开始模糊，看书写字只能近视不能远视。经我市某医院检查，左眼视力0.7，右眼为0.8，戴150度近视镜则一目了然，诊为近视眼。经西药多次治疗无济于事。1985年7月7日转我院中医治疗。其脉双手弦大，舌质淡红。询月经史，13岁初潮，超前少，错后多，量少色淡。察其形，体质瘦，伴口干。问其因，视力素来尚好，无家族遗传史，1983年曾在学校作过检查，双目视力均为1.5，后来课多学习紧张，晚间经常暗灯下攻书，时而擦眼，认为眼睛模糊，其实是视力减退。综观脉症及病因病机，证属真阴亏损，耗伤肝肾。拟地芝丸亦汤加减：枸杞子、生地黄各30g，制何首乌20g，菊花、天冬、麦冬各15g，菟丝子10g，枳壳6g。迭进10剂，浓煎。服药期间，晚间少看书，适当劳逸配合膳疗，如猪肝类食物多服，酸辣辛燥少食，服至9贴，双目模糊好转，视力增强，尤这次月事来潮鲜红，量适中，3天干净。矢已中的，效不更方。前后守方共服20剂，双目模糊消失，视力恢复如常。经复查，左目视力1.4，右眼1.5，嗣后以杞菊地黄丸善后，随访至今良好。[郑益民.地芝丸治疗近视眼验案一则.中成药研究，1987，(5)：47]

【临证提要】 用于肝肾不足之目眩，头晕，耳鸣，手足震颤等证。亦可用于老年人黑发固齿，悦颜色。然本方甘寒滋腻为主，脾胃虚寒及便溏者不宜服之。

【方论选录】

《成方便读》：王海藏云：目能远视，责其有火，不能近视，责其无水，法当补肾。夫火之力刚，故能远照，水之力柔，故能近视。人之一身百病千端，亦不过一阴阳水火而已。然肾为主水之脏，肺为生水之源，故以生地大补肾水，天冬润养肺金，使之金水相生，则肝得所养；菊花得金水之精，专入肝经，能祛风于外；枳壳具苦降之性，单行气分，为破滞之需。庶几风尽去而滞无留，则补药得力而病易愈耳。用茶者，欲火热之下降；用酒者，欲药力之上行也。

【备考】 地芝丸（《东垣试效方》卷五）。

～ಲ 小百劳散 ಲ～

【来源】《黄帝素问宣明论方》卷九。

【组成】御米壳 不拘多少，炒

【用法】上为末，每服二钱，入乌梅同煎，水一盏，温服，食后。

【功效】敛肺止咳。

【主治】劳喘嗽不已，自汗。

【方解】御米壳（罂粟壳）酸收，入肺经，敛肺经虚耗之气而止咳逆，与乌梅同煎，增强敛肺止咳之效。

【验案精选】

咳而汗出　僧某某，咳嗽七八年，咳甚必汗出。近半年以来痰中见血2次，肺气肾阴亏损矣。虑加内热，延成劳怯。熟地黄、当归身、蛤壳、北沙参、麦冬、川贝母、甜杏仁、紫苏子、桑白皮、炙甘草、枇杷叶。复诊：久嗽肺肾交虚，犹幸胃气尚旺。法以金水同治，冀精气渐生。熟地黄、当归身、炙甘草、潞党参、桂枝、款冬花、炮姜、麦冬、半夏、阿胶、蛤壳。此仿炙甘草合麦门冬汤。病由寒伏肺底，致成咳嗽，日久伤及精气，故于滋补中兼化痰。三诊：久嗽汗出，诸药不效。用宁肺散。罂粟壳一两六钱醋炒、炙乌梅肉四钱，共研末，每服三钱，下午开水调服。朝服金水六君子丸四钱，开水送下。［吴小明．王旭高治咳嗽医案探析．中医药学报，2012，40（6）：60-61］

【临证提要】本方用于肺虚久咳，无痰或少痰者。有汗，加小麦三十粒同煎，温服。不宜常服；孕妇禁用；运动员慎用。

～ಲ 卫 生 汤 ಲ～

【来源】《素问病机气宜保命集》妇人胎产论第二十九。

【组成】当归　白芍药 各三两　黄芪 三两　甘草 一两

【用法】上为粗末，每服半两，水二盏，煎至一盏，去滓，温服，空心。

【功效】益气养血。

【主治】妇人、女子虚弱，月事不来。

【方解】本方用治气血亏虚所致闭经。脾胃素虚，或劳倦、思虑伤脾，或饮食不节伤脾，则气血生化无源，致冲任血海空虚而成闭经，临床多见面色无华，神疲气短，舌淡苔白，脉细弱等症。治当气血双补。方中黄芪甘温，为补气要药，补脾益气，俾脾旺则气血生化有源，收补气生血之效，为君药。当归、白芍养血和营，共为臣药。甘草和中益气，调和诸药，为佐使药。

【验案精选】

崩漏　吴某，女，25岁。因阴道出血淋漓不断已2个月余而于1963年7月12日住院。病人于同年5月初，因过劳流产后第五天，阴道即流血，一直未断。经治未效。近感头晕胸闷，右半侧头痛，潮热，多梦，口干喜凉饮，小便短赤，左下腹痛。以往月经不调，1个月来2～3次，量多，色黑有块。脉沉细数略虚，舌苔薄白。化验：红细胞 $3.44×10^{12}$/L，血色素75%。妇科内诊检查：左侧附件稍厚，有压痛，其它无异常。诊断：慢性子宫内膜炎；左侧附件炎。辨证：阴血大亏，阴虚生内热，火热伤肝，肝不藏血，迫血下行。诊断为崩漏。治宜清热凉血以止血，佐以化瘀。用刘寄奴散（刘寄奴、贯众炭、大蓟、小蓟各五钱，杭白芍、续断各四钱，藕节三枚，作汤剂）煎服，5剂后血止，继用卫生汤（黄芪五钱，当归三钱，杭白芍、甘草各四钱）加地骨皮三钱，旋覆花五钱。药后诸症好转，潮热亦减，又加续断四钱，速服6剂，一般情况良好，阴道流血已停止3个星期，治愈出院。［徐玉琳，丘应聪．治疗崩漏症的临床体会．中医杂志，1964，（8）：9］

【临证提要】虚甚者，加补益脾胃之要药人参以增益气健脾之功。

～♥ 双 玉 散 ♥～

【来源】《素问病机气宜保命集》咳嗽论第二十一。

【组成】寒水石　石膏各等份

【用法】上为细末，煎人参汤调下三钱，食后服。

【功效】清肺平喘。

【主治】痰热而喘，痰涌如泉。

【方解】 邪热困肺，灼烁肺津成痰，痰热壅肺，气逆不降故见咳嗽气喘；痰液受热（火）邪煎熬，色黄而质黏稠；舌红、苔黄腻，脉洪大或滑数，为痰热壅盛之征。治当清泻肺热，止咳平喘。石膏辛寒入肺，功善清肺经实热，"降手太阴之痰热"（《本草经疏》），又能生津止渴，为君药。寒水石辛咸寒，清热泻火，助石膏以清肺热，用为臣药。人参养胃和中，藉其甘缓之性，缓石膏、寒水石寒凉质重之性，以防寒凉伤中之弊，且可使君臣清热之力缓留于上，泻肺之力缓行于下，为佐使。三药相合，清泻肺热，俾火热得清，肺气肃降有权，则痰化咳止。

【验案精选】

咳嗽　王某，男，62 岁。2005 年 12 月 27 日就诊。主诉：起始于感冒后，咳嗽、咯痰 1 个月余，痰白质稠，素有便秘，舌红、歪斜、苔灰黄腻，脉弦滑。有脑梗死病史。腑实肺热之咳嗽，治以通腑清肺化痰。滚痰汤合双玉散加减，药用：青礞石 12g，生大黄 10g，黄芩 12g，石膏 12g，寒水石 12g，连翘 12g，栀子 15g，甘草 10g，紫菀 12g。7 剂。2006 年 1 月 10 日二诊：服药后即咳平痰止。［蒋健.中医治疗咳痰喘的案例分析.辽宁中医杂志，2009，36（8）：1277-1278］

【临证提要】 本方清热沉降，清肺化痰。用于急性支气管炎，大叶性肺炎等。以咳而喘，痰多黄稠，脉滑为证治要点。

双 解 散

【来源】《黄帝素问宣明论方》卷六。

【组成】 益元散七两　防风通圣散七两

【用法】 上二药，一处相和，名为双解散。益元散方在痢门，通圣散方在风门，各七两，搅匀，每服三钱，水一盏半、入葱白五寸、盐豉五十粒、生姜三片，煎至一盏，温服。

【功效】 辛凉解表，泻热通便。

【主治】 风寒暑湿，饥饱劳役，内外诸邪所伤，无问自汗、汗后杂病，但觉不快，便可通解得愈。小儿生疮疹，使邪快出，亦能气通宣而愈。

【方解】 本方所治为风热壅盛，表里俱实之证。治当以辛凉解表，泻热通便为要。益元散（滑石、甘草）功在辛凉解表，开发郁结；防风通圣散（防风、川芎、当归、芍药、大黄、薄荷叶、麻黄、连翘、芒硝、石膏、黄芩、桔梗、滑石、甘草、荆芥、白术、栀子）功在疏风解表，泻热通便；煎加葱白、盐豆豉、生姜以解散表邪。防风通圣散中滑石用量已是最大，又与益元散合方使用，其寒凉解散郁热之功尤著。

【验案精选】

1. 头痛 常明仲之子，自四岁得风痰疾，至十五岁转甚，每月发一两次，发必头痛，痛则击数百拳，出黄绿涎一两盏方已。比年发益频，目见黑花，发则昏不知人（厥也），三四日方苏。诸医皆用南星、半夏化痰之药，终无一效。偶遇张于水之南乡，以双解散发汗，次以苦剂吐痰，病去八九。续以分消剂平调，自春至秋，方获痊愈。［清·魏之琇.续名医类案.北京：人民卫生出版社，1957：49］

2. 高热 蔺某，女，47 岁。2002 年 8 月 27 日初诊。病人于 2 个月前因高热、寒战、身痛，巩膜及全身发黄，诊为发热待查，急性黄疸型肝炎。治疗月余未见好转，巩膜、皮肤发黄加深，体温持续在 39℃～41.5℃。刻症：面色苍白，少气懒言，呈贫血貌，体温 39.2℃，巩膜、皮肤黄染，口苦，恶寒，发热，无汗，数天未排大便，脉细无力。中医诊断：黄疸；发热。证属外感热邪，入里久蕴不解，湿热熏蒸肝胆，脾胃运化失司，胆汁外溢而发黄。治宜外解表邪，内清湿热，佐以通腑泻下。方以双解散加减：防风、白芍、白术、栀子、苍术各 12g，荆芥、连翘、黄芩、大黄（后下）各 10g，石膏、滑石（布包）各 25g，茵陈 20g，当归 15g，玄明粉（冲服）8g，薄荷（后下）、麻黄、甘草各 6g，生姜 2 片。3 剂，每天 1 剂，水煎服。服第 1 剂二煎时，病人自觉全身微汗出，随即肠鸣，解大便，体温降至 37.8℃。翌日服第 2 剂去玄明粉，药后体温稳定在 37.5℃左右，续服第 3 剂后体温降至 37℃，病人虽感全身无力，肌肉酸痛，但精神好转，开始索食。守前方去大黄、玄明粉、茵陈，加金银花、桂枝各 12g，大青叶、板蓝根各 20g。2 剂后巩膜、皮肤黄疸明显消退，食欲增加。［史满栋.双解散退高热验案 1 则.新中医，2006，38（2）：74］

【临床应用】

天行赤眼 陈氏等运用中药双解散（由荆芥、防风、薄荷、金银花、连翘、桑叶、菊花、赤芍、牡丹皮、枯黄芩等组成）内服，水煎服，日 1 剂，结合眼药水外滴，治疗天行赤眼 623 例，疗效显著。［陈文祥，林颖，林义

奎．治疗天行赤眼 623 例临床报告．福建中医药，1994，25（6）：9-10]

【临证提要】本方主治表里俱实之证，以憎寒壮热，口苦咽干，二便秘涩，苔黄，脉数为证治要点。现代临床可应用于感冒，肥胖，高血压，习惯性便秘等属表里俱实者。本方汗、下、清、利并用，力量较为峻烈，虚人及孕妇慎用。

～∞ 内托复煎散 ∞～

【来源】《素问病机气宜保命集》疮疡论第二十六。

【组成】地骨皮　黄芪　芍药　黄芩　白术　茯苓　人参　柳桂味淡者　甘草　防己　当归以上各一两　防风二两　苍术一斤

【用法】上咬咀，先煮苍术一斤，用水五升，煎至三升，去术滓，入前药十二味，再煎至三四盏，绞取清汁，作三四服，终日服之；又煎苍术滓为汤，去滓再依前煎服十二味滓，此除湿散郁热，使胃气和平。如或未已，再作半料服之；若大便秘及烦热，少服黄连汤；如微利及烦热已过，却服复煎散半料。如此使荣卫俱行，邪气不能内侵也。

【功效】祛风除湿散热，益气养血温阳。

【主治】肿焮于外，根盘不深，形证在表，其脉多浮，痛在皮肉。

【方解】"人之疮肿，因内热外虚所生也，为风湿所乘，则生疮肿"，其外之内者，表现为脉浮数，红肿焮痛，形证外显。"邪气盛则必侵于内，急须内托，以救其里"。治宜除湿散热，托里健中，以邪正兼顾。方中苍术辛香，开腠理而发汗，祛在表之风寒湿邪，重用为君。防风、防己祛风胜湿，助君以祛在表之邪；黄芪健脾补中、益卫固表，人参益气健脾，二药补中和里，俾正气旺盛则邪不内侵；四药扶正气，散邪气，共为臣药。茯苓、白术益气健脾祛湿；芍药、当归养血和营；桂皮温阳气；黄芩、地骨皮清内热，并防诸辛香温燥之品伤津，共为佐药。甘草调和诸药，为使药。

【验案精选】

1. 痛疡　一男子胸患痛，肿高焮痛，脉浮而紧，以内托复煎散二剂，表证悉减；以托里消毒散，四剂而消。[盛维忠．薛立斋医学全书·外科发挥．北京：中国中医药出版社，1999：85]

2. 发背　举人刘华甫燃肿作痛，脉浮而数，此毒蓄于经络，用内托复煎散二剂，而燃肿作痛，用仙方活命饮四剂而肿痛止，更用托里药而痊。[清·魏之琇. 续名医类案. 北京：人民卫生出版社，1957：825]

【临证提要】本方解表除湿散热，益气养血温阳，寒热并用，邪正兼顾，托消兼施，用于阴疽痈毒、疮疡初起邪气偏表或在经络者尤宜。

【备考】内托复煎汤（《疡科选粹》卷二）、内外复煎散（《洞天奥旨》卷十四）。

内疏黄连汤

【来源】《素问病机气宜保命集》疮疡论第二十六。

【组成】黄连　芍药　当归　槟榔　木香　黄芩　山栀子　薄荷　桔梗　甘草<small>以上各一两</small>　连翘<small>二两</small>　大黄<small>一钱</small>

【用法】上除槟榔、木香二味为细末外，并到，每服一两，水一盏半，煎至一盏，先吃一二服，次每服加大黄一钱，再服加二钱，以利为度。

【功效】清热解毒，泻火通便，消肿散结。

【主治】呕哕心逆，发热而烦，脉沉而实，肿硬木闷而皮肉不变色，根深大。

【方解】本方用治疮疡、痈疽热毒在里者。脉沉实，发热烦躁，然外无燃赤痛，为阳热怫郁于内，"病在内，脏腑秘涩，当急疏利之"。方中黄连清热解毒，直折火势；连翘，乃"疮家圣药"，重用以清热解毒，消肿散结，共为君药。大黄峻下实热，荡涤热邪，导热毒从大便而出；黄芩清热解毒；栀子通泻三焦，引火下行，共为臣药。佐以薄荷轻清疏散，寓"火郁发之"之义；当归、芍药活血和营，消肿止痛；槟榔、木香行气散结，使气血运行通畅而邪无滞留，瘀去肿消痛止；另当归润燥滑肠，槟榔消积导滞、缓泻通便，桔梗宣肺而通二便，三药疏通胃肠，以利泻火通便。甘草调和诸药，为使药。诸药合用，清热泻火通便，消肿散结止痛，疏通其内，以绝其源，用于疮疡之实热阳证。

【验案精选】

1. 小儿反复呼吸道感染　王某某，男，8 岁。因咽痛 2 天于 2003 年 5 月

3 日来院就诊。患儿 2 天前因进食炸鸡和喝冰镇饮料后出现咽喉肿痛，低热，汗出，自服板蓝根颗粒效果不佳。现患儿咽喉肿痛，低热无恶寒，面腮红赤，汗出，口渴喜冷饮，无涕、无咳，腹胀不适，无恶心呕吐，手足心热，纳差，眠不安，大便秘结如羊粪，2～3 日一行，小便调。查体：体温 37.8℃，形体肥胖，咽充血，双侧扁桃体肿大。心肺（-）。腹胀，无压痛、反跳痛。舌质红、苔黄厚腻，脉滑数。家长诉近 1 年来每月感冒 1 次，起病均从咽喉症状开始。辨证为反复呼吸道感染之食火郁积型。给予黄连内疏汤治疗。处方：山楂 15g，莱菔子 15g，熟大黄 6g，枳实 9g，黄连 6g，栀子 6g，薄荷（后入）9g，桔梗 9g，连翘 12g，生甘草 6g。每日 1 剂，水煎服。3 剂。

三天后复诊：患儿咽痛、发热消失，但仍面腮红赤，汗出较多，口渴喜冷饮，手足心热，口臭，大便干结，1～2 日一行，舌质红、苔黄厚。上方加鸡内金 12g，继续服用 1 周，诸症消失，并嘱其清淡饮食，多饮水，少食油炸食品。[周朋. 黄连内疏汤治疗小儿反复呼吸道感染的体会. 湖南中医杂志，2010，26（4）：82]

2. 缠腰火丹 李某，男，43 岁。1993 年 3 月 10 日就诊。素体阳盛火旺，口渴引饮，溲赤便干。5 天前出现右胁肋部皮肤刺痛，并有灼热感，口服止痛片不减，2 天后皮肤出现水疱，初则三五粒绿豆大，后渐增多成簇成片，呈带状分布，大者如黄豆。疱液浑浊，刺痛焮热，头痛，口干渴，便结溲赤，舌红、苔浊黄，脉洪数。诊断为缠腰火丹。治宜清热泻火，通里攻下。内疏黄连汤加减：黄连、黄芩、栀子、大黄各 12g，连翘、赤芍、天花粉、石斛、大青叶各 15g，紫花地丁 30g，薄荷、桔梗、全蝎、生甘草各 6g。每日 1 剂，分2 次服用，共 5 剂。药后日大便 2～3 次，诸症悉减，惟遗留少许水疱，溃疡面轻度疼痛。上方去大黄、石斛，续服 3 剂而愈。[许赞斌，张志忠. 内疏黄连汤在急性皮肤病临床的应用. 福建中医学院学报，1996，6（2）：11-12]

3. 腹痛 一男子腹患痛，肿硬愈闷，烦热便秘，脉数而实。以黄连内疏汤，一剂少愈；以黄连解毒汤，二剂顿退；更以金银花散四剂，出水而消。[盛维忠. 薛立斋医学全书•外科发挥. 北京：中国中医药出版社，1999：85]

4. 痈疡 一男子患痈，肿硬疼痛，发热烦躁，饮冷，脉沉实，大便秘，乃邪在脏也。用内疏黄连汤疏通之，以绝其源。先投一剂，便行一次，势退一二；再进一剂，诸症悉退，乃用黄连解毒散，四剂而消。[盛维忠. 薛立斋医学全书•外科发挥. 北京：中国中医药出版社，1999：85]

【临床应用】

肛窦炎　组成：生大黄（后下）、甘草各5g，黄连、生栀子各10g，桔梗12g，木香79，当归、白芍各25g，槟榔、黄芩、连翘各15g，薄荷（后下）6g。加减法：面色㿠白，语声低钝加黄芪、党参；口渴口臭加生石膏、石斛；大便秘结加重大黄；不思饮食加神曲；舌苔黄腻加生薏苡仁、泽泻。用法：每日1剂，首煎取碗分次内服；二煎取5碗分2次先熏后坐浴，每次20～30分钟。紫金锭喷敷病灶处，每日1次，10天为1个疗程，治疗3个疗程判定疗效。治疗肛窦炎37例，结果治愈32例，显效3例，无效2例。[陈作仕．内疏黄连汤合紫金锭治疗肛窦炎37例．新中医，1995，(4)：21-22]

【临证提要】　凡热毒在脏，痈疽肿硬，大便秘结，苔黄，脉洪而实者，本方均可化裁应用。现代临床用于急性乳腺炎，胃十二指肠溃疡，肛窦炎，睑腺炎肿等。便秘腹胀者，加瓜蒌子、枳实；痈肿触之有波动感，加皂角刺、穿山甲；局部硬肿热痛，加乳香、没药；壮热烦渴，加生石膏、生地黄。年老体弱、孕妇，经期慎用。

【备考】　黄连内疏汤（《外科心法》）。

无忧散 一名万病散

【来源】《黄帝素问宣明论方》卷七。

【组成】　黄芪　木通　桑白皮　陈皮各一两　胡椒　白术　木香各半两　白牵牛四两，炒，别取头末

【用法】　上七味，为细末，每服二钱，牵牛末二钱、生姜二钱切作片子，煎生姜汤一大盏调药，须臾，又用生姜汤或温汤送下，平明可行三五次，快利无妨。如病瘥后，以白粥补之，痊矣。

【功效】　逐水消痰，温补脾胃。

【主治】　风疾，疮肿疥癣，或脏腑积冷壅滞，气结风劳，膀胱宿冷，脏腑虚衰，面色萎黄，内有癥癖气，并常有疳虫、蛔虫攻心腹俱痛；忽中伤寒头痛不忍状，若山岚、时气、瘟疫之疾，并宜急服此药，宜通三五行立瘥。或中风口㖞，语多謇涩，睡后口中涎出。腰膝疼痛，脚气肿满，运动艰难，饮食无味，并小儿疳痢脱肛。

【方解】 本方证是因脾胃虚寒，运化无力，痰湿壅聚所致，证属本虚标实。治宜逐水消痰以治标，温补脾胃以治本。方中重用白牵牛为君，通利二便以泻下逐水，兼能去积杀虫。臣以胡椒辛热，温中散寒，下气消痰；黄芪甘温，补气健脾兼能利水消肿。二药配伍，甘温并用，虚寒兼顾，俾脾健则运化有权，又能利水消痰以助君药祛除水湿之功，共为臣药。佐以木通、桑白皮利水消肿；白术协黄芪以增补气健脾之效，培土制水；陈皮、木香辛散温通，调畅气机，与补气药合用可使其补而不滞，与祛湿药同用体现"气化则湿化"之意。综观全方，标本兼顾，共奏逐水消痰，温补脾胃之功。

【验案精选】

1. 泄泻 一僧病泄泻数年，丁香、豆蔻、干姜、附子、官桂、乌梅等燥药，燔针烧脐炳脘，无有缺者。一日发昏不省，张诊两手脉沉而有力。《脉诀》云：下利微小者生，脉浮大者无瘥。以瓜蒂散涌之，出寒痰数升。又以无忧散泄其虚中之积，及燥粪盈斗。次日，以白术调中汤、五苓散、益元散，调理数日而起。[魏之琇．续名医类案．北京：人民卫生出版社，1957：148]

2. 小儿积滞腹胀 靳某，男，3 岁。1973 年 9 月 13 日就诊。由其母代诉，孩子近来不喜饭食，肚腹胀大，大便秘结，不爱玩耍。服过七珍丹、果导片等，虽腹泻数次，腹胀仍未消除。患儿平素恣食生冷油腻。见患儿面无光泽，表情晦滞，按其腹部胀大灼热，体温 38.6℃（肛温），指纹紫滞，舌苔白厚略黄，脉滑而有力。为伤食积滞腹胀，湿热蕴结胃肠，给予"无忧散"。患儿药后排稀粪脓沫几次，食欲好转，腹部柔软。嘱其注意饮食护理，患儿至今健壮。[蔺振玉．"无忧散"治小儿积滞腹胀．新中医，1977，(3)：50-51]

【临证提要】 孕妇忌用。

【备考】 本方又名万病散（《幼幼新书》）、万病无忧散（《御药院方》）卷四）。

～◈ 文 武 膏 ◈～

【来源】《素问病机气宜保命集》瘰疬论第二十七。

【组成】 文武实_{二斗}，黑熟者

【用法】上以布袋取汁，银石器中熬成薄膏，白汤点一匙，日三服。

【功效】养阴清热。

【主治】瘰疬。

【方解】文武实（即桑椹）甘寒，归肝肾经，《玉楸药解》谓其"治癃淋，瘰疬，秃疮"。本方取汁熬膏，以之补肝益肾，养阴退热，临床用治肝肾阴亏有热之瘰疬。

【临床应用】

神经性耳聋 报道本品治疗神经性耳聋 4 例，听力均有不同程度改善。[李锦开. 现代中成药手册. 北京：中国中医药出版社，2001：318]

【临证提要】本方养阴血，乌须发，润肠。适用于肝肾阴虚所致耳鸣，目暗，须发早白等证；以及老年血虚津亏，大便秘结；血虚生风所致血痹，风痹等。脾胃虚寒致泻者忌用；孕妇慎用。

【备考】桑椹膏（《外科理例》卷三）。

～⌇⌇ 乌鱼骨丸 ⌇⌇～

【来源】《黄帝素问宣明论方》卷一。

【组成】藘茹　乌贼鱼骨各一两

【用法】上为末，雀卵不拘数，和成剂，丸如小豆大，每服五丸至十丸，煎鲍鱼汤下。食后，日三服，食压之妙矣。

【功效】补血，止血。

【主治】血涸，胸胁支满，妨饮食，变则闻腥臊之气，唾血，出清液，前后泄血。

【方解】方中乌贼鱼骨咸涩，功可收敛止血；藘茹辛寒，可排脓恶血（《神农本草经》）；鲍鱼煮汁，可治女子血枯病伤（《本草纲目》）。三药合用，共奏补血止血之功。

【验案精选】

崩漏 某某，女，26 岁。既往月经稀发，本次月经于 6 月 14 日转淋漓数月不净，偶有腰痛，余无不适。脉弦浮，舌旁偏红。证属肝旺瘀阻，冲任气滞。拟疏肝化瘀通滞之法。处方：蒲黄炭 15g，焦楂炭 9g，乌贼骨

15g，茜草根炭 15g，旱莲草 12g，三七粉 3g，仙鹤草 20g，益母草 20g，炮姜炭 5g，花蕊石 12g，大黄炭 5g，薄荷 5g。服药 3 剂后，血即净。［朱南孙应用四乌贼骨一藘茹丸经验介绍．浙江中医药大学学报，2010，34（2）：199］

【临床应用】

药物流产后子宫出血　采用药物流产后加服四乌贼骨一藘茹丸，观察子宫出血时间及出血量，其效果理想。通过与桂枝茯苓丸对比治疗药物流产后子宫出血，表明四乌贼骨一藘茹丸有缩短药物流产后子宫出血时间及减少子宫出血量的作用。方法是孕囊排出后观察 1 小时无异常后，加服四乌贼骨一藘茹丸 5 剂，水煎服，日 1 剂，早、中、晚分服。基本方：茜草 15g，乌贼骨 15g。气虚证型加党参 15g，黄芪 15g，阿胶 15g；血热证型加地榆 15g，侧柏叶 15g，仙鹤草 15g；血瘀证型加炒蒲黄 15g，三七 15g，益母草 15g。［李杏英，谭小燕，胡雪原．四乌贼骨一藘茹丸治疗药物流产后子宫出血 120 例效果观察．中国医药导报，2012，9（6）：94］

【临证提要】　用于妇人气血虚弱，赤白带下，月事衰少，肢体羸瘦者。

【方论选录】

《绛雪园古方选注》：乌鰂骨丸，皆血肉之品。盖血枯气去，苟非有情之物，焉能留恋气血，而使之生长？乌鰂鱼骨咸温下行，性涩去脱，久服令人有子，可知其固气益精之功矣；茹藘咸酸入肝，活血通经，疏气行伤；丸以雀卵，壮阳益血；药后即饭，复饮鲍鱼汁，压其药性下行，利肠续绝。每用五丸者，经言：脱血入房肝伤，由于中气竭，故欲其留顿中宫，仍从脾胃转输于下也。

【备考】乌贼鱼骨丸（《圣济总录》卷一五三）、乌鱼骨丸（《宣明论》卷一）、枯骨丸（《普济方》卷一八九引《指南方》）、乌贼丸（《医学入门》卷八）、乌贼藘茹丸（《杏苑》卷八）、乌鰂骨丸（《古方选注》卷下）、女科乌贼丸［《全国中药成药处方集》（福州方）］、四乌贼一藘茹二妙丸［《全国中药成药处方集》（杭州方）］。

∽ 乌 荆 丸 ∽

【来源】《黄帝素问宣明论方》卷十三。

【组成】 川乌头 二两，炮　荆芥穗 四两

【用法】 上为末，醋面糊为丸，每服二三十丸，如桐子大，温水下，日三服。

【功效】 祛风除湿散寒。

【主治】 肠风痔疾，大肠秘涩。

【方解】 大肠久积风冷所致痔疾、便血、秘结等。治当祛风除湿散寒。荆芥穗辛温，祛风散寒，入血分理血而止血，为君药。臣以川乌祛风除湿散寒，李杲言其"除寒湿，行经，散风邪，破诸积冷毒"。二药合用祛风除湿散寒，俾大肠久积风冷去则便通，血止，痔疾除。

【验案精选】

头颔宽弹不收　有少府郭监丞，少病风挛搐，头颔宽弹不收，手承颔，然后能食，服此（乌荆圆）六七服即瘥，遂长服之，已五十余年。年七十余，强健，须发无白者。［宋·太平惠民和剂局编. 太平惠民和剂局方. 北京：人民卫生出版社，1985：27］

【临证提要】 用治诸风缓疭，手足不随，口眼㖞斜，言语謇涩，眉目瞤动，头晕脑闷，筋脉拘挛，不得屈伸，遍身麻痹，百节疼痛，皮肤瘙痒，搔成疮疡。又治妇人血风，浑身痛痒，头疼眼晕；及肠风脏毒，下血不止。

∽ 车前子散 一名断痢散 ∽

【来源】《黄帝素问宣明论方》卷十。

【组成】 车前子 不以多少，炒香

【用法】 上为末，每服二钱，米饮调下，食前，空心服。

【功效】 渗湿止泻。

【主治】一切痢不止。

【方解】车前子甘淡，《滇南本草》载其能"消上焦火热，止水泻"；《本草纲目》亦云其"导小肠热，止暑湿泻痢"，用其通利水道，分清浊而止泻痢，即利小便以实大便。

【验案精选】

水泻　欧阳文忠公尝得暴下，国医不能愈。夫人云："市人有此药，三文一贴，甚效。"公曰："吾辈脏腑与市人不同，不可服。"夫人便以国医药杂进之，一服而愈。召卖药者，厚遣之。求其方，乃肯传。但用车前子一味为末，米饮下二钱匕。云："此药利水道而不动气，水道利则清浊分，谷脏自止矣。"[张杲．医说．北京：中国中医药出版社，2009：206]

【临床应用】

婴幼儿腹泻　治疗方法：车前子炒香后，用纱布包煎，取汁 300ml 左右，代水饮，不加糖、果汁或其他饮料。用量：12 个月以内或体重 10 千克以下患儿，车前子每日用量 30g；12 个月以上或体重 10 千克以上患儿，车前子每日用量 50g；一般连用 2 天，第三天车前子减半量煎服，以巩固疗效。伴脱水，或呕吐，或腹泻日行 10 次以上，应结合西药输液等治疗。治疗 78 例婴幼儿腹泻，有效率为 100%。[罗安明．大剂量车前子治婴幼儿腹泻．浙江中医杂志，2005，40（3）：119]

【临证提要】车前子利水清湿热，泌清浊，治泄泻，取"利小便以实大便"之义，对湿热泄泻效果良好。现代药理研究认为其有利尿、祛痰、镇咳、平喘、抗炎作用，抗病原微生物作用，对胃肠道功能有调节作用。治疗慢性气管炎，急、慢性细菌性痢疾，小儿单纯性消化不良，高血压病，颞下颌扰乱症，用于转正胎位等均有较好的疗效。

【备考】车前子散、断痢散（《黄帝素问宣明论方》卷十），车前散（《朱氏集验方》卷六）。

⌒⌒ 天 麻 丸 ⌒⌒

【来源】《素问病机气宜保命集》卷中。

【组成】天麻六两，酒浸三日，曝干，秤　牛膝六两，同上浸　杜仲七两，炒，去丝

草薢六两，别碾为细末，秤　　玄参六两　当归十两　生地黄十六两　羌活十两　附子一两

【用法】上为细末，炼蜜为丸，如桐子大，常服五七十丸，病大至百丸。空心，食前，温酒或白汤下，平明服药至日高，饥则止服。

【功效】祛风除湿，养阴疏热，活血止痛。

【主治】风湿痹痛，经脉不利，手足麻木，步履艰难，腰腿酸痛或筋脉抽掣。诸风肢节麻木，手足不遂。肾虚有风，尺脉浮弦细数。

【方解】风寒湿邪，侵袭肌表，闭阻气血，不通则痛。方中天麻、羌活祛风胜湿，通络止痛，为君药。牛膝、草薢、杜仲祛风湿，补肝肾，强筋骨，治筋骨相着，用以为臣。当归、生地黄、玄参滋阴养血，调和荣卫，合"治风先治血，血行风自灭"之意；附子温阳散寒，祛湿止痛，共为佐药。蜂蜜甘缓滋润，用为使药。诸药相合，共奏祛风除湿，养阴疏热，活血止痛之效。

【验案精选】

面肌痉挛　某老年妇女，自1965年起患左侧面肌痉挛，曾口服镇静剂、理疗、针刺、用普鲁卡因局部封闭均无效。且左侧面肌痉挛的范围逐渐扩大，频率逐渐加速，致左眼裂变小，口角歪斜，视物讲话极不方便。延至1986年，病人又出现头晕，双手足麻木。就诊后予天麻丸6粒，每日2次口服。服用5天后左侧面肌痉挛竟有所减轻。连续服用20天，左侧面肌痉挛完全消失。为巩固疗效又服用1周，继后数年未再复发。[高齐建．天麻丸治疗面肌痉挛．中医杂志，1992，(8)：58]

【临床应用】

风湿性关节炎　根据天麻丸方研制的天麻浸膏丸，与市售原天麻丸进行临床同步观察。浸膏丸组163例（其中风湿性关节炎116例，另有类风湿关节炎、退行性骨关节病、坐骨神经痛、痛风等47例），市售丸组47例（其中风湿性关节炎36例），总有效率浸膏丸组为82.8%（其中风湿性关节炎为85.3%），市售丸组为66.0%（风湿性关节炎为70.6%），两组有明显差异（$P<0.05$）。浸膏丸组内，从中医证型分析，寒甚型疗效最高（89.6%），风甚型次之（84.6%），湿甚型更次之（80.4%），热甚型最差（50.0%），前三型与热甚型相比，均有显著差异（$P<0.05$）。浸膏丸对风湿性关节的疼痛及功能障碍的疗效尤为突出，对其他风湿性关节疾病亦有一定的疗效。[陈伯煊，康纪年，马朝俊，等．天麻丸治疗风湿性关节疾病的临床疗效分析．中成药研究，1987，(3)：17-19]

【临证提要】用于风湿瘀阻，肝肾不足所致痹病，见肢体拘挛，手足麻

木，腰腿疼痛。湿热痹病慎用。本品有一定活血作用，有碍胎元，孕妇忌用。

【方论选录】

《成方切用》：此方大意，主治肾热生风。其以天麻入牛膝同制，取其下达；倍用当归、地黄，生其阴血；草薢、玄参，清下焦之湿热；附子补下焦之真阳，盖为肾中阳虚，故风得以久据其地也；用羌活之独本者，即真独活，不必更加也。

～ 水煮金花丸 ～

【来源】《素问病机气宜保命集》咳嗽论第二十一。

【组成】 南星　半夏各二两，生用　天麻五钱　雄黄二钱　白面三两　寒水石一两，烧存性

【用法】 上为细末，滴水为丸，每服五七十丸至百丸。煎浆水沸，下药，煮令沸为度，滤出，淡浆水浸，另用生姜汤下，或通圣加半夏，及《局方》中川芎丸、防风丸，皆可用也。

【功效】 化痰息风，平肝泄火。

【主治】 风痰热咳嗽，其脉弦，面青，四肢满闷，便溺秘涩，心多躁怒。

【方解】 本方用治肝经风痰证。"在肝经者，名曰风痰，脉弦面青，四肢满闷，便溺秘涩，时有躁怒，其痰青而多泡。"（《医宗必读》）治用化痰息风为大法，辅以平肝泄火。"咳嗽者，治痰为先"（《素问病机气宜保命集》），故方用半夏、天南星二药燥湿化痰为君药。寒水石清泻心火以泻肝火，所谓"实则泻其子"；天麻平肝息风，二药平肝泄火，共为臣药。雄黄燥湿祛痰；白面清热益肾，"养肝气"，共为佐药。诸药相合，共奏化痰息风，平肝泄火之功。

【验案精选】

头痛　洁古老人壮岁，时病头痛，每发时两颊青黄，晕眩，目不欲开，懒于言语，身体沉重，兀兀欲吐食，数日方过，乃曰：此太阴、厥阴合而为病，名曰风痰，以水煮金花丸，更灸侠溪二穴各二七壮，不旬日愈。[明·董宿.奇效良方（下）.天津：天津科学技术出版社，2003：466]

【临证提要】 用于风痰眩晕头痛以及痰饮积聚。眩晕甚者，加僵蚕；头痛

甚者，加蒺藜；呕吐甚者，加赭石、旋覆花；痰湿偏盛者，加泽泻、茯苓。气血不足或阴虚阳亢所致眩晕，不宜使用。

～ 牛 膝 丸 ～

【来源】《素问病机气宜保命集》虚损论第二十二。

【组成】牛膝_{酒浸} 萆薢 杜仲_{炒，去丝} 苁蓉_{酒浸} 防风 菟丝子_{酒浸} 白蒺藜_{各等份} 桂枝_{减半}

【用法】上细末，酒煮猪腰子，捣丸桐子大，空心酒下五七十丸。

【功效】滋补肝肾。

【主治】肾肝损，骨痿不能起于床，筋缓不能收持。

【方解】肝主筋，肾主骨，肝肾亏虚，精血不足，筋骨失养则见骨痿不能起于床，筋缓不能收持等。治宜滋补肝肾，益精缓中。方中（怀）牛膝益肝肾，强腰膝，健筋骨，为君药。肉苁蓉、菟丝子、杜仲平补肝肾，强健筋骨，共为臣药。佐以萆薢祛风除湿，通络止痛；桂枝温通经脉，散寒止痛；防风祛风散寒，胜湿止痛；蒺藜轻扬疏散，祛风活血。猪肾为丸，取其血肉甘润之质，滋补精髓；牛膝引药下行以达病所，共为佐使药。诸药合用，滋补肝肾，温养疏通，使肝肾强健，气血流畅，而骨壮筋柔。

【临床应用】

膝骨关节炎 处方：萆薢、牡蛎各30g，肉苁蓉、菟丝子、木瓜、两面针各15g，杜仲20g，牛膝、全蝎、白芷、蒺藜各10g，桂枝5g。寒邪偏重者加制附子5g；热邪偏重者加六一散10g；湿邪偏重加白附子10g，白术20g。水煎服，每天1剂，15天为1个疗程。同时配合中药痹通膏外敷或熏洗。治疗78例（116膝）膝骨关节炎，总有效率为96.55%。[莫卫海，刘志龙，徐宁达，等.中药内外合用治疗膝骨关节炎78例疗效观察.新中医，2007，39（6）：45-46]

【临证提要】本方补肾壮骨，药力平和，用治慢性风湿性关节炎，慢性腰腿痛，坐骨神经痛，骨质增生症等。肢体酸楚困重者，加苍术、细辛；疼痛较剧者，酌加制草乌、白花蛇；腰腿冷痛重着者，可加附子、干姜。

白 术 散

【来源】《黄帝素问宣明论方》卷六。

【组成】白术　茯苓去皮　人参各半两　甘草一两半，炙　木香一分　藿香半两　葛根一两

【用法】上为末，白汤调下二钱。烦渴者，加滑石二两。甚者，加姜汁，续续饮之。

【功效】补气健脾，祛湿和中。

【主治】伤寒杂病，一切吐泻，烦渴霍乱，虚损气弱，保养衰老，及治酒积呕哕。

【方解】本方证是因脾胃气虚，湿阻中焦，升降失常所致。治宜补气健脾，祛湿和中。方中人参、白术、茯苓、炙甘草，取"四君子汤"之意，补气健脾，兼能祛湿；藿香芳香化湿，和胃止呕；葛根升阳止泻，生津止渴；木香行气畅中，既可与补气药配伍，使其补而不滞，又可与祛湿药合用，使气化则湿化。诸药相合，共奏补气健脾，祛湿和中之效。

【验案精选】

1. 呕吐　陈某，男，5岁。1986年6月14日初诊。其父代诉：患儿于3月10日患"病毒性肺炎"，经治已愈，但此后食纳一直不振。近半个月来，患儿体倦神疲，每餐进食甚少（约一两米饭），且食后不久即呕吐，吐出物为所进食物，伴口干不欲饮，便溏。诊见：形体消瘦，舌淡嫩、苔薄黄，脉细滑。因病后体虚，脾气不足，胃纳不振所致。拟七味白术散加味：明党参12g，白术10g，茯苓6g，木香3g，藿香6g，葛根6g，白豆蔻3g，法半夏6g，赭石10g，甘草3g。服3剂，呕吐大减。再服3剂，呕吐停止，精神振奋，食纳转佳，后拟异功散加味数剂善后。［郑爱国．七味白术散治疗小儿病举隅．湖南中医学院学报，1988，8（3）：39］

2. 小儿厌食症　周某，男，5.5岁。1990年7月21日初诊。母代诉：厌食伴不规则低热3个月余。院外诊为小儿厌食症（缺锌）。经补锌等西药治疗无效转中医诊治。近二十多天来，患儿拒吃主食，强食之则呕恶，嗜甜甘冷饮。诊见：面色萎黄，形体瘦小，头发稀疏，顽皮性怪，腹痛喜按，大便溏薄，每日2~3次，兼有不消化残渣，睡卧露睛，多汗。舌质淡红、苔薄白，

脉细弱。是因冷饮伤中，脾失健运，胃不受纳，肝木失达所致。治宜健脾和胃，运化枢机，调达肝木。拟七味白术散加银柴胡、杭白芍各 10g。经服药 1 个疗程后，低热腹痛均已消除，大便成形，知饥能食，且主食量比治疗前明显增加，其余多症亦有所改善。续守前方去柴、芍，加莲子 10g，再服药 1 个疗程，患儿主食已接近正常，面色转红润，出汗等症已瘥。继服原方 1 周，随访病已痊愈。[杨嘉福. 七味白术散加味治疗小儿厌食症 120 例临床观察. 云南中医中药杂志，1998，19（增）：3]

【临床应用】

轮状病毒肠炎　药物组成：党参、茯苓各 9g，白术、木香、藿香、葛根各 6g，甘草 3g。诸药加水浓煎成 100ml 药液，每日 3 次，4～6 个月患儿每次服 20ml，6 个月～2 岁患儿每次服 30ml。连续治疗 3 天。治疗轮状病毒肠炎患儿 65 例，总有效率为 96.92%。[杨冬梅. 七味白术散治疗轮状病毒肠炎的临床观察—附 115 例病例报告. 成都中医药大学学报，2002，25（2）：48-49]

【临证提要】热甚发渴，去木香；渴者，葛根加至一两；烦渴者，加滑石以清热祛湿；甚者，加姜汁以增降逆和胃止呕之功。

【备考】白术散（《小儿药证直诀》卷下）、七味白术散（《校注妇人良方》卷二十一）。

～✧ 白芷汤 ✧～

【来源】《素问病机气宜保命集》卷中。

【组成】白芷一两　知母一两七钱　石膏四两

【用法】上为粗末，每服半两，水一盏半，煎至一盏，温服清，迎发而服之。

【功效】解表清热。

【主治】疟病身热目痛，热多寒少，脉长睡卧不安。先以大柴胡汤下之，微利为度。如下过外微邪未尽者，宜服。

【方解】疟疾有热而无寒，或热多而寒少，疟在阳明，名为热疟。白芷辛温，为足阳明经祛风散湿主药，为君药。臣以石膏辛寒，善清阳明之热。知母苦、寒，善养阳明之阴，为佐药。三药合用，清里热为主，散表邪为辅，共奏解表清里之功。

【临床应用】

头面汗 白芷石膏汤化裁，清热除湿，泻火止汗。用治湿热内蕴，上蒸头面所致头面汗出，见食即汗出，涓涓不止，甚则汗流浃背，伴手足心热，口渴饮冷，便干溲赤，舌红苔腻，脉数有力者。药用：白芷 10g，生石膏 30g（先下），知母 10g，炙甘草 10g，茵陈 15g，苍术 10g，白茅根 30g，黄芩 10g，瓜蒌子 12g，水煎服。[李博鉴．皮科易览．北京：中国医药科技出版社，1989：4]

【临证提要】本方为治阳明经温疟方。若恶寒，加桂枝；无汗，加防风、柴胡；身痛，加羌活、独活。

【方论选录】

《医方考》：此条阳明证也，以其有热而无寒，或热多而寒少，故《机要》名为热疟。白芷所以解阳明之经，石膏所以清阳明之府，知母所以养阳明之阴。虚者宜加人参。质实便燥者，此方不足与也，宜下之，用伤寒门大柴胡汤，后以本方调之。

【备考】白芷石膏三物汤（《丹溪心法》卷二）、白芷石膏汤（《症因脉治》卷四）。

～❧ 生半夏汤 ❧～

【来源】《素问病机气宜保命集》咳嗽论第二十一。

【组成】半夏不以多少，洗七遍，切作片子

【用法】上每服秤三钱，水一盏半、入生姜五大片，同煎至一盏，和滓食后服，一日三二服。服三日毕，再服枳术丸，尽其痰为度。

【功效】燥湿化痰。

【主治】湿痰证。

【方解】半夏，辛苦温，体滑性燥，辛燥祛湿痰，降逆止呕吐，散结消痞满，为"治湿痰治主药"（《本草从新》），为君药。生姜辛温，用为臣佐药，既助半夏降逆化痰止呕，还有制半夏之毒。二药配伍，共奏燥湿化痰之功，用治湿痰证，见咳嗽痰多，色白易咯，胸膈满闷，恶心呕吐，苔白润，脉滑等。

【验案精选】

呕吐　石某某，男，24岁。1985年10月16日初诊。呕吐12年，常于进食后自觉胃脘部有一股气上冲顶随即呕吐。曾经多方医治无效。每进食稍快时则更甚，呕吐不受情志影响，与寒热无关，且无任何其它不适。舌红、苔白，脉左滑右弱。拟用制半夏25g，生姜50g。每日1剂，水煎2次，分3次饭前20～30分钟服，并嘱忌食生冷、油腻，戒酒。5剂尽，症状消失，又以六君子汤加干姜、砂仁温脾益气，祛痰化饮善后。随访半年未见复发。[宋天杰．经方治验3例．山西中医，1999，15（4）：31]

【临床应用】

化疗呕吐　以生半夏汤治疗化疗后呕吐60例，有效率达86.7%。[谭镇岳，刘安，谭增子．生半夏汤治疗化疗呕吐的疗效及安全性研究．山东中医杂志，2004，23（7）：41-42]

【临证提要】生半夏与生姜二药相伍，实寓仲景小半夏汤之意，半夏燥湿化饮，和胃降逆，为治呕吐要药。《药性论》载其"开胃健脾，止呕吐"；煎加生姜既可制约半夏的毒性，又可助其温胃化饮止呕作用，为治呕吐基本方。除用治湿痰咳嗽等，亦用于饮停胃脘，胃失和降之呕吐。

∽ 生地黄散 ∾

【来源】《素问病机气宜保命集》妇人胎产论第二十九。

【组成】生地黄　熟地黄　枸杞子　地骨皮　天门冬　黄芪　芍药　甘草黄芩

【用法】上各等份同锉，每服一两，水一盏半，煎至一盏，去滓温服。

【功效】凉血止血，清热养阴。

【主治】衄血、下血、吐血、溺血，皆属于热者。

【方解】本方用治吐、衄、便、尿诸出血证属阴虚火旺者，多因热病之后或气郁化火，津液耗伤，致阴虚生热，虚火灼伤脉络。热邪灼伤津液，血去津伤，多伴有口干咽燥，舌红，脉细数等症。治疗宜凉血止血，清热养阴。生地黄苦甘寒，清热凉血，养阴生津，俾热去阴滋则其血自宁，为君药。地骨皮甘寒入血分，清退虚热，凉血止血，生津止渴，为臣药。熟地黄、白芍、枸杞子滋阴养血；天冬清热滋阴润燥；黄芩清热泻火以凉血止血，助君臣清热养阴，凉血止血之功；黄芪补气健脾，助气血生化之源，又复其统血摄血之功，共为佐药。甘草调和诸药，为使药。诸药相合，共奏凉血止血，清热养阴之功。

【临床应用】

白血病　以生地黄散为主方加减治疗白血病属气阴两伤而兼有血热者。见神疲乏力，饮食少思，低热盗汗，心烦口渴，衄血瘀斑，下血、吐血日久，反复不愈。出血者，加牡丹皮、赤芍、仙鹤草、紫草；心慌者，加酸枣仁、柏子仁、茯苓；口渴者，加玉竹、石斛、白茅根。[孙世发．老年病方药精华．北京：人民卫生出版社，1999：209]

【临证提要】　脉微身凉恶风，每一两加桂半钱，吐血者多有此证。刘完素以本方甘寒养阴，用治血证属虚热者，在大剂养阴药中加黄芪乃血脱益气之法。如阴损及阳，而见脉微身冷恶寒，则养阴药中加少量肉桂以通阳。《丹溪心法》引本方有柴胡、黄连，治郁热衄血，或咯、吐血。若下血，加地榆。《玉机微义》亦载此方，组成与《丹溪心法》相同，治妇人经漏下血，脉虚洪，经水紫黑。脾胃虚寒，大便溏薄者不宜。

【方论选录】

《证因方论集要》：二地并用，熟以益阴，生以凉血；黄芪、甘草补气，所谓有形之血不能速生，无形之气所当急固也；天冬清上，白芍敛肝，枸杞、地骨退热除蒸；黄芩平诸热，盖血得热则妄行也。

【备考】　生地黄汤、生地黄饮子（《洁古家珍》）。

～ 术 附 汤 ～

【来源】《素问病机气宜保命集》卷中。

【组成】　附子一两,炮,去皮脐,细切　　白术四两　　甘草一两,炙

【用法】　上为粗末，入附子令匀，每服三钱，水一大盏半，入生姜五片，枣一枚，劈破，同煎至一盏，去滓，温服，食前。

【功效】　温经通阳。

【**主治**】寒厥暴痛，脉微气弱。

【**方解**】方中附子回阳救逆，辛散温通，为通行十二经纯阳之要药，外则达皮毛而除表寒，里则达下元而温痼冷，为君药。白术燥湿健脾，张元素："附子以白术为佐，乃除寒湿之圣药"，为臣佐药。

【**验案精选**】

1. 自汗 癸卯秋九月，牒试淮南僧台，同试有建阳彭子静，得疾。身热头痛，呕逆，自汗如洗。已数日矣。召予诊视。谓予曰：去试不数日，而疾势如此，为之奈何。予曰：误服药多矣。此证当先止汗，幸无忧也。予作术附汤与之，三投而汗止。次日微汗，身凉，五日而得愈。［赵兰才．许叔微医案集按．北京：华夏出版社，2012：88］

2. 头重眩苦极 单某，女，61 岁。病人后头枕部沉重涨痛十余年，胃脘部胀满疼痛，周身酸沉，腰痛沉重，活动不利，两腿无力而胀，屈伸不利。舌苔白腻，脉来沉弱。大便 7 日一行，小便清。证属脾肾阳虚，寒湿内停，上泛于头，而又流散于外，加之外感寒湿而成此病。治宜温暖脾肾阳气，化湿去重，散湿止痛。拟术附汤加味：炒白术 10g，炮附子 6g，生姜 5 片，炙甘草 3g，广木香 10g，炒枳实 12g，狗脊 10g，炒莱菔子 15g，桑寄生 10g，川牛膝 12g，藁本 6g，葛根 10g，羌活 10g，独活 10g。

二诊：服上方 7 剂，头痛沉胀大减，腹痛已愈，两腿轻快，仍有周身酸沉，胃脘胀满，脉濡，大便日 1 次。仍予前方加厚朴 10g、茯苓 10g、砂仁 5g（后下），去藁本、葛根。

三诊：服上方 7 剂，头痛、腰痛已愈，周身轻快，胃脘胀满亦消，两腿屈伸自如，又继服上方 7 剂。嘱常服附子理中丸以升阳散寒。［臧本慎．术附汤治疗头重眩苦极案例．北京中医药大学学报，1995，18（5）：16］

【**临床应用**】

乳腺癌骨转移 基本方：炮附子 10g，白术 6g，生姜 4.5g，大枣 6 枚，甘草 3g。加减：胃脘作胀者加厚朴 9g，陈皮 9g，九香虫 9g；夜寐不安者加酸枣仁 12g，磁石 12g，珍珠母 12g；骨痛明显者加延胡索 9g，五灵脂 9g，僵蚕 9g；心烦易怒者加当归 12g，知母 12g，黄柏 12g。方法：32 例乳腺癌骨转移病人，随机分为中药组和对照组，分别给予白术附子汤加味和唑来膦酸干预 4 个疗程，观察给药后两组病人的近期疗效、疼痛评分变化、体力状况 ECOG 评分及不良反应等。结论：白术附子汤加味可用于治疗乳腺癌骨转移，且在减轻疼痛、提高生存质量方面具有一定优势，且不良反应少，安全性高。［程

旭锋，张新峰，刘琦，等．白术附子汤加味治疗乳腺癌骨转移临床研究．中医学报，2012，27（3）：270-272］

【临证提要】此药又治风湿相搏，身重疼烦，不能转侧，不呕不渴，大便坚硬，小便自利，及风虚头目眩重者，不知食味。

【方论选录】

《医门法律》：肾气空虚之人，外风入肾，风挟肾中浊阴之气，厥逆上攻，其头间重眩之苦至极难耐，兼以胃气亦虚，不知食味。故方中全不用风门药，但用附子暖其水脏，白术、甘草暖其土脏，水土一暖，则阴浊之气，尽陷于下，而头苦重眩，及不知食味之证除矣。

【备考】白术附子汤（《鸡峰普济方》卷五）。

～∾ 宁 神 散 ∾～

【来源】《黄帝素问宣明论方》卷九。

【组成】御米囊一斤，生，醋炒　乌梅四两

【用法】上为末，每服二三钱，沸汤点服，食后，日三服。

【功效】敛肺止咳。

【主治】一切痰嗽不已。

【方解】久咳不止，治当敛肺止咳。方中御米囊（罂粟壳）酸收，主入肺经，功善敛肺止咳，重用为君药。臣以乌梅酸涩入肺，敛肺气以治咳嗽。

【验案精选】

细菌性痢疾　韩某，男，28 岁。1974 年 6 月 12 日就诊。病人下乡工作时患细菌性痢疾，屡服诸药效微。就诊时体温 38.5℃，腹痛阵作，里急后重，痢下赤白脓血，大便日十余次，肛门有灼热感，脉滑数，舌苔黄腻。诊为湿热痢，予乌梅罂粟煎：乌梅 15 个，罂粟壳 9g，白糖 15g，红糖 15g，水煎服。日进二刻而愈。［韩彬，孙绍棠．乌梅罂粟煎治细菌性痢疾．天津中医学院学报，1983，（Z1）：46］

【临证提要】本方药简立专，敛肺止咳之功显著，用于久咳不已。外感咳嗽以及痰涎壅盛咳嗽忌用。罂粟壳有毒，不可久服，以免中毒成瘾。

贾同知方　御米壳一两，炒　乌梅肉半两　依前法服之。

∽ 平 胃 丸 ∾

【来源】《素问病机气宜保命集》卷中。

【组成】厚朴一两　白术一两二钱　陈皮八钱, 去白　木香一钱　生半夏汤洗, 二两 槟榔二钱半　枳实半钱　甘草三钱, 炙

【用法】上为细末, 姜汁浸蒸饼为丸, 如桐子大, 每服三五十丸, 生姜汤 或温水送下。

【功效】健脾祛湿, 理气和胃。

【主治】病久虚弱, 厌厌不能食, 而脏腑或秘或溏。

【方解】半夏辛温性燥, 善燥湿和胃降逆, 为君。陈皮理气燥湿醒脾, 使 气化湿化; 白术健脾燥湿, 为臣药。厚朴除湿, 消除胀满; 木香理气健脾消 食; 槟榔、枳实行气消积, 共为佐药。生姜汁为丸, 取其和胃降逆, 并制半 夏之毒; 炙甘草益气和中, 调和诸药, 为佐使药。诸药相合, 健脾祛湿, 理 气和胃, 用治久病脾虚湿停气阻之厌食, 便秘及便溏诸证。

【临床应用】

糖尿病胃轻瘫　处方: 白术9g, 法半夏9g, 厚朴9g, 陈皮9g, 党参12g, 枳实9g, 槟榔9g, 木香9g, 甘草6g。通过临床观察, 判断白术和胃汤对糖尿 病胃轻瘫的疗效。方法: 80例病人, 随机分成治疗组50例, 空白对照组30 例。作治疗前后的症状积分和客观指标对照, 以判断其疗效。结果: 通过临 床观察表明: 接受白术和胃汤治疗的病人在治疗前后其症状积分有显著性差 异 ($P<0.05$)。结论: 白术和胃汤对糖尿病胃轻瘫病人有治疗作用。[孙泽 庭, 吴光炯, 罗绍军, 等. 白术和胃汤治疗糖尿病胃轻瘫的临床观察. 贵阳 中医学院学报, 2004, 26 (2): 21-23]

【临证提要】本方不温不燥, 攻补兼施, 用治胃气虚弱, 痰阻气滞见脘腹 饱闷, 倦怠, 不思饮食, 大便或溏或秘者。腹中寒痛者, 加干姜、高良姜以 温中散寒; 痰多者, 加茯苓。

【备考】白术和胃丸 (《内外伤辨惑论》卷十)、和中丸 (《脾胃论》 卷下)。

立 效 散

【来源】《素问病机气宜保命集》妇人胎产论第二十九。

【组成】川芎 当归各等份

【用法】上为粗末，每服秤三钱，水二盏，煎至一盏，去滓，食前服。

【功效】养血活血。

【主治】产前证，胎不动，如重物所坠，腹冷如冰。

【方解】瘀血内滞小腹或胞脉，新血不生，孕后新血不得下归血海以荣养胎元，损伤胎气，则胎不动，腰酸下坠，腹冷如冰。治疗当养血活血，祛瘀生新。方中当归味甘而重，专能补血，其气轻而辛，又能行血，前人称其"补中有动，行中有补，诚血中之气药，亦血中之圣药"（《景岳全书》），于方中一则补营血之亏虚，使营血充沛，脉道满盈，血流畅利，瘀血疏通；二则活血祛瘀，使瘀血去，新血生，为君药。臣以辛香行散之川芎，为血中之气药，活血行气助当归化瘀，使瘀祛新生。二药配伍，活血养血并举，且润燥相济，当归之润可制川芎之燥；川芎之燥又制当归之腻，使祛瘀不伤血，补血不滞血，达到养血活血，祛瘀生新之功。

【验案精选】

1. 死胎不下 李某某，女，27岁。因第一胎过期妊娠于1977年12月5日入院。主诉：妊娠八个多月时开始产前检查，发现高血压，近2个月来胎动消失，诊断为死胎。入院后，于12月8日用佛手散加味治疗，1日1剂。服2剂后，孕妇有规律性宫缩，于12月10日娩出一死胎，胎儿无畸形，胎盘完整。［刘桂树.佛手散加味治疗死胎不下.赤脚医生杂志，1979，（10）：24］

2. 胎位异常 郑某某，女，27岁，第三胎孕七个月。因前两胎均为臀位，发生难产而来妇科检查。胎检：宫底脐上二指，胎头位于右上方，胎心音强，先露臀，未入盆。诊为七个月臀位。处方：当归12g，川芎9g，升麻5g。3剂，水煎服，每日1剂，3剂服完后胎位已转正。［门成福.佛手散加升麻纠正胎位异常.河南中医，1982，（3）：39-40］

【临床应用】

人流术后阴道出血 佛手散合失笑散加味：当归15g，川芎、炒蒲黄、五灵脂、丹参、益母草、黄柏、白花蛇舌草各 10g。每日 1 剂煎服。治疗人流术后阴道出血 100 例，结果痊愈 94 例，无效 6 例，有效率为 94%。[刘建英．佛手散合失笑散治疗人流术后阴道出血 100 例．四川中医，1994，(7)：44-45]

【临证提要】 本方养血活血，动静结合，广泛用治月经不调，痛经，胎动不安，产后恶露不行等妇人诸疾，以及血虚头痛等证。本方加龟甲、血余炭为加味芎归汤，用于交骨不开，难产；虚烦不眠，加人参、竹叶；产后眩晕，加芍药；产后头痛，加荆芥。

【方论选录】

《医方类聚》引《胎产救急方》：大凡难产，皆因产时未至，浆破血下过多，以致产道干涩。此方将产则先固其血，令儿易转动；临产进此以行血，令儿随血出，决无留难。处方之巧，无以逾此。

【备考】 当归汤（《圣济总录》卷一五九）、立效散（《保命集》卷下）、芎归汤、君臣散（《易简方》）、佛手散（《医方类聚》卷二二九）、芎劳散（《普济方》卷三〇三）、川芎汤（《普济方》卷三四八）。

～ 导 气 汤 ～

【来源】《素问病机气宜保命集》卷中。

【组成】 芍药一两　当归五钱　大黄　黄芩各二钱半　黄连　木香各一钱　槟榔一钱

【用法】 上为末，每服三五钱，水一盏，煎至七分，去滓温服。如未止，再服，不后重则止。

【功效】 清热燥湿，理气和血。

【主治】 下痢脓血，里急后重，日夜无度。

【方解】 本方用治湿热痢疾。治宜清热燥湿，调和气血。重用芍药，养血和营，缓急止痛，"止下痢腹痛后重"，为君药。黄芩、黄连清热燥湿解毒，为臣药。大黄泻热导滞，活血祛瘀，寓"通因通用"之法；当归活血补血，与芍药相合，即"行血则便脓自愈"；木香、槟榔行大肠气滞，乃"调气则后重自除"，共为佐药。诸药合用，气血并治，通因通用。

【验案精选】

痢疾

（1）徐某，男，50岁。常居于潮湿之地，因饮食不节，突患痢疾，日夜泻数十次，腹部胀满，里急后重，红白相间，高热不退，迁延十余天之久，形瘦色晦，四肢疲乏，几不能行走矣。到处求医，皆云暑湿内伏，湿热弥漫，湿为黏腻之邪，非易速瘥。又换一医诊治曰："汝之病痢，除赤白之外，还有青黄之色，实为五色痢，而饮食入口即吐，又属禁口痢之类，脾胃已败，将无能为力矣。"勉处一方，嘱另请高明。徐君为人拘谨，闻此言语，病更加重，呻吟床褥，苦不堪言。经其戚友介绍至祝师处求治。病人呻吟叙述病况。师曰："汝病本不重，因循贻误，致有今日，尚无恐也。"病人闻言，愁容为之略展，师又曰："汝病由于中寒与食滞交阻，郁而成痢，应予温通，中寒得温则化，食滞得通即能下行。"处方：附子12g，熟大黄9g，槟榔9g，广木香9g，肉桂3g，甘草6g，桔梗12g，芍药12g。连服3贴，所下赤白之痢甚多，里急后重大减，精神增加，呕吐亦止，渐能饮食。师对诸生指示曰："导气汤为治痢圣药，再加附子如锦上添花矣，今用之果然。"再为处方，以龙眼肉包7粒鸦胆子吞服。赤白痢不见，大便转为黄色。病人徐君颇为欣喜，赋有谢师五言诗："若非祝师明，安得起沉疴，摆脱危险境，谢君应若何。"［张存悌，聂晨旭，吴红丽. 近代名医医话精华. 沈阳：辽宁科学技术出版社，2013：189］

（2）某某，男，24岁。腹痛伴脓血便2天，先呈水样，旋即兼夹脓血，日行8～9次，伴腹痛里急后重。时下发热，神清，急性病容，左下腹有轻压痛，肠鸣音亢进，大便镜检脓球（+++），红细胞（++）白细胞（0～3）。舌质红、苔黄、脉数。辨证属湿热痢疾，热重于湿。当清热解毒，调气和血。以基本方（当归10g，白芍10g，黄芩10g，川黄连5g，广木香10g，槟榔10g，炒枳壳8g，焦山楂15g，厚朴6g，马齿苋15g）去厚朴；加葛根15g，白头翁20g。3贴，水煎分2次服。

二诊：去白头翁、葛根再4贴。诸症消失，大便镜检无异常发现。［陈会武，程庚银. 加减导气汤治疗急性菌痢47例. 安庆医学，1996，17（2）：30］

【临床应用】

1. 急性实热型细菌性痢疾 导气汤为基础方：当归15g，白芍12g，枳壳10g，木香8g，槟榔10g，黄连6g，黄芩9g，大黄6g。加减：恶寒发热者加葛根10g；腹痛较重者白芍量增至18g，加甘草3g，焦山楂10g；腹胀者加厚朴6g；大便红多白少者加地榆16g，去白芍加赤芍12g。［杜云波. 导气汤加减治

疗急性实热型细菌性痢疾. 中医研究, 1999, 12 (6): 27-28]

2. 急性细菌性痢疾 当归、白芍、枳壳、木香、槟榔、黄芩各三钱, 黄连一钱五分 (原方有大黄, 已减除)。用药加减: 发热恶寒, 加葛根三钱; 腹痛甚者, 白芍改五钱, 加甘草一钱, 山楂三钱; 腹胀, 加厚朴一钱五分; 大便红多白少, 加地榆四钱, 白芍改赤芍三钱; 大便纯红, 加地榆四钱, 槐花三钱, 去槟榔; 大便纯白, 加干姜一钱; 小便涩滞加六一散五钱; 恶心, 加白豆蔻一钱, 藿香三钱; 胃纳不佳, 加生谷芽三钱, 石菖蒲一钱。服法: 每日服 1 剂, 用水煎成 400ml, 分早、晚 2 次服完。直至临床症状消失二三天后停药。[武汉医学院第二附属医院中医科. 导气汤治疗急性菌痢 46 例疗效观察. 中医杂志, 1961, (1): 23-24]

【临证提要】 本方乃芍药汤减甘草、官桂而成, 治同芍药汤。临床用于细菌性痢疾, 阿米巴痢疾以及急性肠炎等属湿热者。腹痛甚者, 白芍倍用, 加甘草; 腹胀者, 加厚朴; 大便赤多白少者, 加地榆、赤芍; 胃纳不佳者加生麦芽。

～ 防 风 汤 ～

【来源】《黄帝素问宣明论方》卷二。

【组成】 防风　甘草　当归　赤茯苓 去皮　杏仁 去皮, 炒熟　桂各一两　黄芩　秦艽　葛根各三钱　麻黄 半两, 去节

【用法】 上为末, 每服五钱, 酒、水合二盏, 枣三枚、姜五片, 煎至一盏, 去滓, 温服。

【功效】 疏散风寒, 祛湿通络。

【主治】 行痹, 行走无定。

【方解】 方中防风祛风散寒, 胜湿止痛, 用为君药。臣以麻黄、肉桂温经散寒; 赤茯苓利湿清热。佐以黄芩、秦艽清热除湿, 通络止痛; 杏仁调肺发表; 葛根轻扬升散, 生津舒筋; 当归养血和血, 使血行风自灭, 阴血不受伤; 姜、枣调和营卫。使以甘草调和诸药。诸药配伍, 祛风通痹, 邪正兼顾。

【验案精选】

行痹 (风湿性关节炎) 毕秀兰, 女, 42 岁, 农民, 已婚。该病人 1 年

前有过关节痛病史，曾以西药治疗后病情缓解。1周前劳动时汗出当风，回家后关节肢体酸痛，关节屈伸不利，疼痛游走不定，有时在上肢，有时在下肢，以下肢疼痛较重，并见恶风发热、苔白、脉浮。中医诊断为痹证。治以祛风通络，散寒除湿。方用防风汤加减，因酸痛以下肢关节较重故原方当去黄芩、杏仁，加独活、牛膝、防己、萆薢健脾利湿，通经活络。6剂后，恶风、关节屈伸不利消失，肢体疼痛明显减轻。又以原方去麻黄，加薏苡仁、海风藤，服药12剂后，肢体关节疼痛消失。[巩如利，李宏伟，韩守杰. 防风汤加减治疗行痹临床分析. 黑龙江医药，2000，13（2）：123]

【临床应用】

类风湿关节炎 防风汤加减治疗类风湿关节炎病人46例，显效31例，好转8例，总有效率为84.8%。认为防风汤加减对于类风湿关节炎病人的治疗均具有非常好的疗效，且无不良反应，可以在临床实行广泛性应用。[王晓红. 防风汤加减治疗类风湿关节炎46临床疗效. 人人健康，2015，（23）：96]

【临证提要】 防风汤祛风通络，兼以散寒除湿，是临证治疗行痹的代表方剂，见肢体、关节、肌肉疼痛，游走不定，或有恶寒发热，舌淡苔白，脉浮缓者。现代临床用治风湿性关节炎，类风湿关节炎，软组织损伤等。若上肢疼痛为主者，可加羌活、威灵仙、川芎；下肢关节疼痛为主者，可加独活、牛膝；腰背疼痛为主者，加杜仲、桑寄生；久病气血亏虚者，加人参、白术。

～∽ 防 风 汤 ∽～

【来源】《素问病机气宜保命集》小儿斑疹论第三十一。

【组成】 防风—两 地骨皮 黄芪 芍药 枳壳 荆芥穗 牛蒡子以上各半两

【用法】 上为细末，温水调下，或为粗末。煎服二三钱，更妙。

【功效】 祛风止痒，清热凉血。

【主治】 斑疹。

【方解】 风热之邪侵袭人体，浸淫血脉，郁于肌肤而发为斑疹。临床多见皮肤疹出色红，瘙痒，脉浮数，苔薄黄等。治宜疏风清热。防风辛温发散，祛风止痒，开发腠理，祛散在表之风邪，为君药。荆芥祛风止痒，宣散疹毒；牛蒡子疏散风热，透泄热毒，二药助防风散风止痒，共为臣药。地骨皮、赤芍清热凉血；枳壳善"治遍身风疹"（《药性论》），与赤芍相伍行气活血；血脉和畅，瘙痒自止，且可助祛风除邪；黄芪益气固表，表固则邪不易入，共为佐药。诸药相合，共成祛风止痒，清热凉血之剂。

【验案精选】

1. 小儿痘疮 一小儿痘疮下血，小便赤色，疮色如赭，发热饮冷，二便不利。先君谓心小肠实热，用八正散。后用解毒防风汤，及饮芹菜汁而痊愈。解毒防风汤：防风、地骨皮、黄芪、荆芥、白芍（炒）、牛蒡子各等份。上，每服四钱，水煎。或为末，白汤调下。[达美君. 常见病证中医文献专辑·失血专辑. 上海：上海科学技术出版社，2003：365]

2. 斑疹 薛立斋治一小儿，患疹作痛，发热烦渴，欲服清凉饮下之。诊其脉不实，举指不数，此邪在经络也，不可下。遂用解毒防风汤，2剂而愈。[马超英. 中医妇儿科医案. 上海：上海中医药大学出版社，2008：220]

【临证提要】 临证需审在表在里及邪微甚而治之，本方适应于外感风热、时邪热毒所致疮疹诸疾。

【备考】 解毒防风汤（《小儿痘疹方论》）。

～ 防 风 汤 ～

【来源】《黄帝素问宣明论方》卷一。

【组成】 黄芩　人参　甘草炙　麦门冬去心，各一两　川芎一两　防风去芦，一两半

【用法】 上为末，每服二钱，沸汤点之，食后服，日三服。

【功效】 祛风清热。

【主治】 鼻渊脑热，渗下浊涕不止，久而不已，必成衄血之疾。

【方解】 此证内因胆经之热，移于脑髓，外因风寒凝郁火邪而成。治宜外祛风寒（湿）邪，内清胆热。本方以防风祛风散寒胜湿，为君药。川芎疏风止痛；黄芩清胆泻火，为臣药。人参、麦冬补气生津，清热滋阴，为佐药。

甘草调和诸药，为使。全方共奏祛风清热之效。

【临床应用】

鼻渊 以本方清热祛风，益气养液，治疗鼻渊中期，鼻渊不愈，鼻流浊涕不止，色黄味臭，鼻中干燥等属风热犯肺，气液两虚者。[李今庸．李今庸临床经验辑要．北京：中国医药科技出版社，1998：455]

【临证提要】《医学六要》有黄连，无黄芩；《嵩厓尊生》有沙参，无人参。

⌒⌒⌒ 防风当归饮子 ⌒⌒⌒

【来源】《黄帝素问宣明论方》卷十二。

【组成】 当归　防风　大黄　柴胡　人参　黄芩　甘草炙　芍药各一两
滑石六两

【用法】 上为末，每服三钱至五钱，水一大盏、生姜三片，同煎至七分，去滓，温服。

【功效】 清热疏风，补气养血。

【主治】 脾肾真阴损虚，肝心风热郁甚，阳胜阴衰，邪气上逆，上实下虚，怯弱不耐。

【方解】 方中滑石清热利尿通淋，使热从小便而解；大黄清热凉血，泻火通便，使热从大便排出，二药导热前后分消，共为君药。臣以当归养血活血；防风发表散风，"治风通用"（《药类法象》）。佐用柴胡解肌清热，《神农本草经》谓其"主心腹，去肠胃中结气，饮食积聚，寒热邪气，推陈致新"；黄芩苦寒泄热，与柴胡配伍，清疏透热；芍药养血益阴，助当归养血和营；人参、甘草、生姜、大枣，补中气，和营卫。甘草调和诸药，兼以为使。本方疏风清热，益气养血，清疏并用，邪正兼顾，使正胜邪却，祛邪不伤正。

【临床应用】

慢性迁延性肝炎 慢性迁延性肝炎由乙肝病毒深伏于肝脏，入于血分则成瘀毒，阻滞肝络，气血同病，致右胁肋隐痛，食欲不振，厌食油腻，恶心呕吐，腹胀，腹泻或便秘，舌淡红或腻，脉弦者。治当化瘀通络，解毒利湿，以防风当归饮子、血府逐瘀汤等加减治疗。[钱超尘，温长路．张子和研究集

成．北京：中医古籍出版社，2006：1058]

【临证提要】 本方清热扶正，临证可用治一切风热壅滞所致头目晕眩，口干鼻塞，耳鸣耳聋，咽喉不利，目赤肿痛，口疮舌痹，上气痰喘，舌红苔黄，脉数等。痰实咳嗽，加半夏。

【方论选录】

《丹溪心法附余》：大黄泻阳明之湿热从大便出，滑石降三焦之妄火从小便出，黄芩以凉膈，柴胡以解肌，防风以清头目，人参、甘草以补气，当归、芍药以补血，无半味辛香燥热之谬药也。

【备考】 防风当归饮（《医学入门》卷七）。方中"防风"原脱，据《袖珍方》补。

〜〜 防风通圣散 〜〜

【来源】 《素问病机气宜保命集》卷中。

【组成】 防风　川芎　当归　芍药　大黄　芒硝　连翘　薄荷　麻黄_{不去}

_{节，各半两}　石膏　桔梗　黄芩_{各一两}　白术　山栀子　荆芥穗_{各二钱半}　滑石_{三两}

甘草_{二两}

【用法】 上为粗末，每服一两，生姜同煎，温服，日再服。

【功效】 疏风解表，泻热通便

【主治】 风热壅盛，表里俱实证。憎寒壮热，头目晕眩，目赤睛痛，口苦而干，咽喉不利，胸膈痞闷，咳呕喘满，涕唾稠黏，大便秘结，小便赤涩，舌苔黄腻，脉数有力。并治疮疡肿毒，肠风痔漏，鼻赤瘾疹等。

【方解】 治当疏散风热以解表邪，泻热攻下以除里实。方中薄荷、防风、荆芥、麻黄疏风散表，使表邪从汗而解；大黄、芒硝泻热通便，荡涤积滞，使实热从下而去。两组药物相配，既可表散外邪，又能泻热除实，解表攻里，表里同治，为方中主要药物。石膏辛甘大寒，为清泄肺胃之要药；连翘、黄芩苦寒，为清热解毒泻火之要药；桔梗苦辛性平，可除肺部风热，清利头目，四药合用，以清解肺胃之热。栀子、滑石清热利湿，与硝、黄相伍，使里热从二便分消；火热之邪，灼血耗气，汗下并用，亦易伤正，故用当归、芍药、川芎养血和血；白术健脾燥湿；甘草和中缓急，又能调和诸药，以上均为辅助药物。煎药时加生姜，意在和胃，与白术、甘草相配，尚有健脾和胃助运之功。通过以上配伍，使汗不伤表，清、下不伤里，达到疏风解表，泻热通便之效。

【验案精选】

1. 脱发 丹溪治一女子，十七八岁，发尽脱，饮食起居如常，脉微弦而涩，轻重皆同。此厚味成热，湿痰在膈间，复因多食酸梅，以致湿热之痰，随上升之气至于头，薰蒸发根之血，渐成枯槁，遂一时脱落。宜补血升散之药，用防风通圣散去硝，惟大黄酒炒三次，兼以四物，合作小剂与之，月余，诊其脉，湿热渐解，乃停药，淡味二年，发长如初。[清·俞震．古今医案按．北京：中国医药科技出版社，2014：174]

2. 咽喉肿痛 萧大明，患咽喉肿痛，作渴引冷，大便秘结，按之六脉俱实，乃与防风通圣散。因自汗，去麻黄、加桂枝；因涎嗽，加姜制半夏；重用硝、黄下之而愈。[清·齐秉慧．齐氏医案．北京：中国中医药出版社，2008：180]

3. 慢性荨麻疹 某某，男，50岁。因公务与朋友聚餐进食辛辣、肥甘之品后，当日即全身起红色风团，剧烈瘙痒，腹痛，便秘。在外院给予治疗，病情逐渐减轻，尔后全身偶起少量风团。近3天来病情加重，全身散发红色风团，剧烈瘙痒，面红目赤，腹痛便秘，口渴舌燥，脉滑数有力。诊断为慢性荨麻疹（胃肠实热型）。处方：防风 10g，荆芥 9g，连翘 12g，麻黄 6g，薄荷 10g，川芎 10g，栀子 12g，酒大黄 15g，芒硝 15g，生石膏 30g，黄芩 10g，牛蒡子 10g，羌活 10g，甘草 6g。服药 7 剂后，症状明显减轻，偶起数个风团，微痒，二便如常。酒大黄改为制大黄 10g，不用芒硝，续服 7 剂治愈，随访 3 个月无复发。[张怀田，徐计玲．防风通圣散加减治疗慢性荨麻疹 58 例．河南中医，2003，23（4）：56]

【临床应用】

1. 习惯性便秘 组成：防风 10g，荆芥 10g，连翘 10g，麻黄 3g，薄荷 6g，川芎 10g，当归 15g，白芍（炒）10g，白术 10g，栀子 6g，大黄（后下）6g，芒硝（后下）3g，石膏 18g，黄芩 10g，桔梗 10g，滑石（布包）6g，甘草 10g。每日 1 剂，内服，15 天为 1 个疗程。根据便秘的不同性质和病情变化阶段加减药物。治疗组病人经过 1 个疗程治疗后，排便顺利，大便不干结。大多数病人大便每日 1 次，偶尔 2 天 1 次，少数病人 1.5 天 1 次，排便每 7 天 4 次以上。疗效持续长，平均 120 天无大便干。[刘保全，刘伟光．防风通圣

散加减治疗习惯性便秘疗效观察．河南中医学院学报，2005，20（1）：54]

2. 脑炎　防风通圣散加减：荆芥10g，防风10g，苍术10g，川芎10g，生石膏30g（先煎），熟大黄6g，枳实10g，胆南星10g，赤芍药15g，桃仁10g，柴胡10g，黄芩10g，龙胆草6g，天麻10g，川牛膝10g，甘草6g。偏表证，加葛根30g，射干10g，去熟大黄；偏里证，加大青叶10g，玄参10g；半表半里证，基本方去生石膏，加钩藤10g（后下）；风痰入络证，加羚羊角粉3g（冲服），石决明30g（先煎）；痰瘀痹阻心窍证，加牛黄1g（冲服），郁金10g。[范晓英，李昆城，赵慧芹．防风通圣散加减治疗散发性脑炎53例．河北中医，1998，20（5）：300]

近年来，国内外学者用本方加减，广泛用于内、外、妇、儿、五官等科疾病的防治，拓新开辟了很多新的用途。如肥胖症、顽喘、风湿热痹、高血压头痛、顽固性头痛、脑膜炎后遗症的前额痛、三叉神经痛、急性菌痢、产后中风、胎动不安、湿热带下、胎毒、风热乳蛾、婴儿湿疹、麻疹合并肺炎、多发性疖肿、肠痈、聚星障、暴风客热、花翳白隔、扁平疣、玫瑰糠疹、带状疱疹等。[杨慧．防风通圣散国内外研究进展．陕西中医学院学报，1998，21（4）：42]另有报道治疗急性肾小球肾炎、病毒性心肌炎、过敏性哮喘、汗出过多症。[杨连柱，王君，赵绍琴．赵绍琴临床运用防风通圣散经验举隅．中国医药学报，2001，16（1）：49]顽固性荨麻疹、脱发、面部黄褐斑、顽固性口腔溃疡。[史俊仙．张克敏运用防风通圣散经验举隅．山西中医，2009，25（4）：4]痤疮、湿疹、扁平疣、毛囊炎、小儿特应性皮炎、月经不调、闭经、不孕、高泌乳素血症、多囊卵巢综合征。[古求知．黄煌运用防风通圣散的经验．江西中医药，2007，38（300）：10]中风、精神分裂症、习惯性便秘、银屑病、小儿口疮、睑膜炎、结膜炎、角膜炎等。[张晓萌，刘寨华．防风通圣散临床新用．中国中医基础医学杂志，2009，15（9）：701]

【临证提要】本方为解表、清热、攻下三法并用之剂，主治外感风邪，内有蕴热，表里皆实之证。雷丰《时病论》谓其"主治甚多，不能尽此，其药味表里气血皆备"，而此方又"汗不伤表，下不伤里，名曰通圣，极言其用之效耳"（王旭高《退思集类方歌括》）。其治则寓防治于一体，有"有病无病，防风通圣"之誉。但要注意本方虽为外有风邪表证，内有热结腑实，且热邪涉及三焦气血，总以里实热为主，故临证有表证可用，无表证亦可用。

曹同知通圣散　本方乃防风通圣散去芒硝、黄芩。

崔宣武通圣散　本方乃防风通圣散去芒硝，加砂仁。

刘庭瑞通圣散 本方乃防风通圣散去芒硝，加砂仁。

【方论选录】

1.《医方集解》：此足太阳、阳明表里血气药也。防风、荆芥、薄荷、麻黄轻浮升散，解表散寒，使风热从汗出而散之于上。大黄、芒硝破结通幽；栀子、滑石降火利水，使风热从便出而泄之于下。风淫于内，肺胃受邪，桔梗、石膏清肺泻胃；风之为患，肝木受之，川芎、归、芍和血补肝；黄芩清中上之火；连翘散气聚血凝；甘草缓峻而和中（重用甘草、滑石，亦犹六一利水泻火之意）；白术健脾而燥湿。上下分消，表里交治，由于散泻之中，犹寓温养之意，所以汗不伤表，下不伤里也。

2.《谦斋医学讲稿》：防风通圣散治疗寒热、目赤、鼻塞、口干、咳嗽、咽喉不利、便秘溲赤等证。用麻、防、荆、薄、桔梗宣肺散风；芩、栀、翘、膏、滑石清里热，硝、黄泻实通便；又因饥饱劳役，气血怫郁，加入归、芍、芎、术、甘草等调肝健脾。此方用药较多，牵涉面较广，总的说来，也是以祛除表里之邪为目的。所以双解不等于和解，和解是双方兼顾，重在邪正，双解则着重在清除表里之邪。虽然防风通圣散亦用调气养血的药，但主力仍在散风、清热、通便。

血 风 汤

【来源】《素问病机气宜保命集》妇人胎产论第二十九。

【组成】 秦艽 羌活 防风 白芷 川芎 芍药 当归 地黄 白术 茯苓各等份

【用法】 上为细末，一半炼蜜丸如桐子大，一半散，温酒调下丸子五七十丸，甚妙。

【功效】 益气养血，祛风胜湿。

【主治】 产后诸风，痿挛无力，筋脉拘挛，关节屈伸不利，舌淡、苔白润，脉细。

【方解】 产后气血不足，筋脉关节失于濡养，又产后营卫失调，腠理疏松，风（寒湿）邪乘虚侵袭，阻遏经脉，可发为筋脉拘挛，关节屈伸不利，甚则肢体痿弱无力等。治宜益气养血，扶正以治本；祛风胜湿，祛邪以治标。

81

方中川芎、芍药、当归、地黄（四物汤）养血活血，养血补营血之亏虚，活血以疏通经脉，取其"治风先治血，血行风自灭"。白术、茯苓补气健脾。两组药物益气养血以扶助正气。秦艽、羌活、防风、白芷祛风散寒，胜湿止痛以散邪气。本方诸药相合，共成邪正兼顾之剂，祛邪不伤正，扶正不碍邪。

【临床应用】

硬皮病 以血风汤加味治疗硬皮病属气血瘀阻型，见皮肤硬化，光滑发亮，不易捏起，日久皮肤变薄，关节僵硬刺痛，或胁肋胀痛，纳呆，舌淡或有瘀斑、苔白腻，脉弦或涩。治宜活血祛瘀，理气通痹。处方：当归20g，川芎10g，白芍15g，熟地黄10g，白术15g，茯苓10g，秦艽15g，丹参20g，羌活10g，白芷10g，防风10g，柴胡10g，甘草6g。纳差，加焦三仙；烦躁易怒，加牡丹皮、栀子。[刘维. 中西医结合风湿免疫病学. 武汉：华中科技大学出版社，2009：250]

【临证提要】 本方为治疗产痉的常用方剂。现代临床用治产后痹证，以手足痿软，屈伸不利，脉细为辨证要点。亦可用于产后癫痫，脑血管意外等。

～ 当归龙胆丸 ～

【来源】《黄帝素问宣明论方》卷四。

【组成】 当归焙　龙胆草　大栀子　黄连　黄柏　黄芩各一两　大黄　芦荟　青黛各半两　木香一分　麝香半钱，另研

【用法】 上为末，炼蜜和丸，如大豆大，小儿如麻子大，生姜汤下，每服二十丸，忌发热诸物。兼服防风通圣散。

【功效】 清泻肝胆实火。

【主治】 肾水阴虚，风热蕴积，时发惊悸，筋惕搐搦，神志不宁，荣卫壅滞，头目晕眩，肌肉瞤瘛，胸膈痞塞，咽嗌不利，肠胃燥涩，小便溺闭，筋脉拘急，瘛急也，重也，肢体痿弱，暗风痫病，小儿急慢惊风。

【方解】 方中龙胆草大苦大寒，专泻肝胆实火，为君药。栀子泻三焦而导热从下而解；黄连、黄柏、黄芩清热泻火解毒，四药相合，助龙胆草泻肝之力，共为臣药。大黄、芦荟通腑泻热，引热从大便而去；青黛清肝泻火；当归养血补肝，以防诸苦寒辛燥之品损伤阴血；少加木香行气散结；麝香开窍

醒神，共为佐药。蜜调和药性，为使药。诸药相合，共清肝胆实火。

【验案精选】

1. 目痛 吴小川，"病目，专科者愈治愈重，其目始红肿，次加太阳痛，继则白星翳叠出……脉洪大鼓指，黑珠有翳膜，隐涩难开，大小便皆不利……于小川用泻，内用泻肝汤，及当归龙荟丸。外用象牙、冰片为末点之，七日痊愈……惟厥阴肝火炽盛，肝尝有余，有余者泻之，正治也。"（《孙文垣医案·卷一》）

2. 耳鸣胁痛 沈晴岳，"五更耳鸣，腹不舒畅，稍劳则烘然然，自汗。脉右关滑大有力，左脉和缓，原为当风睡卧而得，素来上焦有痰火，午后过劳或受饿，大作眩晕，冷汗津津，再不敢动，稍动则呕吐，此皆痰火所致，盖无痰不作眩也。先与藿香正气散一贴，一去表里之邪，继与温胆汤加天麻，服后眩晕呕吐皆止。此日诊之，右关脉仍滑，此中焦食积痰饮胶固已久，卒难动摇。姑以二陈汤加枳实、黄连、滑石、天花粉、天麻、竹茹调理，后以当归龙荟丸加牛胆、南星、青礞石，凡数贴痊愈。"（《孙文垣医案·卷一》）

3. 产后杂病 温异桥二令妇，"产后五十余日，右胁胀痛，手不可近，赤白带下，下如脓，发热，大便燥结。予曰：引恶露未尽，瘀血化未脓，治宜急也。尝见数妇有此病，而不识治，积而成毒，有成肠痈者，有内成肿毒，溃从腰俞出者，皆以不知治法，则瘀血无从出故也。急用泽兰叶、山楂子、五灵脂，消恶露为君，川芎、当归、茯苓、白芷为臣，益母草为佐，香附、青皮为使，外与当归龙荟丸，润大便，使热从大便去。"（《孙文垣医案·卷一》）

4. 咳嗽 汪希明，"年弱冠，性多燥，素有痰火，旧曾吐红，张医用收涩之剂太早，以致痰与瘀血留滞经络，酿成病根，恬不知觉。且为灸肺俞、膏肓，撼动前疾，止涩无功，滋阴作壅，咳不能睡……与当归龙荟丸下之。"（《孙文垣医案·卷三》）

5. 高血压 某某，女，57 岁，高血压病史 28 年。血压 190/105mmHg，血常规（-）；尿常规：白细胞（+），尿蛋白（+）；大便黄软；心电图：窦性心动过速，双眼底动脉硬化。生化检查：肾功能（BUN）21mg/dl，肝功能（GPT）36mg/dl，均高于正常。临床诊断：高血压病Ⅱ期。给当归龙荟丸口服，每次 6g，每日 2 次。药后 2 周，血压稳定在 135/80mmHg，肝功能（GPT）27mg/dl，肾功能（BUN）12mg/dl，均正常。头晕目眩、右胁痛、脘腹胀消失，大便稀软、心烦、耳鸣减轻。不影响工作和生活，用药后无不良

反应。[李心. 当归龙荟丸的临床疗效观察. 首都医药，2002，(8)：68]

【临床应用】

现代运用当归龙荟丸治疗慢性粒细胞白血病，狂症，胆道蛔虫症有一定疗效。[郭忻. 当归龙荟丸的古今应用. 中成药研究，1983，(1)：38] 治疗真性红细胞增多症、原发性血小板增多症、慢性粒细胞白血病伴骨髓纤维化等骨髓增殖疾病，临床上常表现为头晕乏力、面红目赤、大便秘结等实热症状者，效果较好。[应平平. 当归龙荟丸善治骨髓增殖症. 中医杂志，2001，42（9）：528]

【临证提要】

当归龙荟丸，原名当归龙胆丸，首见于《黄帝素问宣明论方·卷四·热门》。《丹溪心法·卷四·胁痛七十一》始名当归龙荟丸，遂成通行方名，其云："龙胆草、当归、大栀子、黄连、黄芩、大黄、芦荟、木香、黄柏、麝香，十味为末面糊丸。一方加柴胡、川芎各半两。又方加青黛半两。蜜丸治胁痛，曲丸降肝火。"被后世称为温补派重要代表的医家孙一奎，扩大了当归龙荟丸的主治范围，强调"医贵审证"，尤其擅长察色按脉，对五色主病、色脉症统一相参，辨证仔细，处方用药灵活有效。如认为目痛"惟厥阴肝火炽盛，肝尝有余，有余者泻之，正治也"，用当归龙荟丸；虽五更耳鸣，颇似虚症，实为上焦痰火所郁，也用当归龙荟丸；产后瘀热互结，不必惧用下法；老痰留于经络，当以当归龙荟丸豁痰开结。

【方论选录】

《医方集解》：此足厥阴、手足少阳药也。肝木为生火之本，肝火盛则诸经之火相因而起，为病不止一端矣。故以龙胆、青黛直入本经而折之；而以大黄、芩、连、栀、柏通平上下三焦之火也。芦荟大苦大寒，气燥入肝，能引诸药同入厥阴，先平其甚者，而诸经之火无不渐平矣。诸药苦寒已甚，当归辛温，能入厥阴，和血而补阴，故以为君。少加木香、麝香者，取其行气通窍也。

【备考】 当归龙荟丸（《丹溪心法》卷四）、龙荟丸（《医方类聚》卷一九七引《新效方》）。

∽◦ 当 归 汤 ◦∽

【来源】《黄帝素问宣明论方》卷二。

【组成】当归　人参　官桂各三钱　干姜炮　白术　白茯苓　甘草　川芎　白芍药各半两　细辛去苗，半两　陈皮一两，去白

【用法】上为末，每服三钱，水一盏半、生姜三片、枣二枚，同煎至八分，去滓，热服，不计时候，并三服。

【功效】益气养血祛风。

【主治】风邪所伤，寒中目，泣自出，肌瘦，泄汗不止。

【方解】本方用治见风冷泪流，乃"水木俱虚，血液不足"（《审视瑶函》）。治宜益气养血祛风。本方以当归、白芍、川芎（四物汤去熟地黄）养血和血以益肝柔肝；以四君子之人参、白术、茯苓、甘草益气健脾，助后天气血生化之源以充养脏腑，两组药物相伍，使气血旺盛。细辛祛风散寒，散风邪于外，以疗泪出；肉桂、干姜温里散寒；陈皮理气和胃，使补而不滞。姜、枣调和脾胃，调和营卫。诸药相合，扶正祛邪并用，共奏益气养血祛风之功，风邪外散，血气充足，收摄津液，则冷泪自止。

【临床应用】

见风流冷泪症　以本方益气养血，散寒祛风，治疗气虚血少，见风流冷泪症。［中国中医研究院广安门医院 . 韦文贵眼科临床经验选 . 北京：人民卫生出版社，1980：207］

【临床提要】河间当归汤由八珍汤加减变化而成，用治里虚外感风（寒）邪所致冷泪，遇寒、迎风则见泪下无时，清稀量多，流时无热感，眼睛不红不痛等。迎风泪多者，加防风、白芷；外寒重，加白芷；肝肾有寒加巴戟天等。

∽◦ 当归承气汤 ◦∽

【来源】《素问病机气宜保命集》卷中。

【组成】 当归　大黄各一两　甘草半两　芒硝九钱

【用法】 上剉，如麻豆大，每服二两，水一大碗、入生姜五片、枣十枚，同煎至半碗，去滓，热服。

【功效】 缓下热结。

【主治】 阳狂奔走，骂詈不避亲疏；燥热里热，火郁为病，或皮肤枯燥，或咽干鼻干，或便溺结闭。

【方解】 阳狂奔走，骂詈不避亲疏，此为阳有余阴不足。治宜缓下热结，兼益阴血。故方中大黄荡涤胃中实热积滞，热清则神明自安，为君药。芒硝助大黄清热泻下，为臣药。当归补血益阴；甘草益气缓中；防泻下伤正。生姜、大枣，调和脾胃，为佐使药。

【验案精选】

跌伤　一男子跌伤，腹痛作渴，食梨子二枚益甚，大便不通，血欲逆上，用当归承气汤加桃仁，瘀血下而瘥，此因元气不足，瘀血得寒而凝聚也。故产妇金疮不宜食此。（《续名医类案》）

【临床应用】

躁狂症　探讨当归承气汤对躁狂症病人生活质量的影响，研究结果显示当归承气汤合并碳酸锂治疗躁狂症可以提高疗效，有效改善躁狂症病人的生活质量，减少不良反应。［龙彬，朱丽萍，吴海苏，等．当归承气汤对躁狂症病人生活质量的影响．辽宁中医杂志，2015，42（2）：239-243］

【临证提要】 本方通腑泻下，泻阳明以祛火热。临证用于精神疾病属肝胃实热型，症见狂躁不眠，登高而歌，弃衣而走，两目红赤，大便干结，小便黄赤，舌苔黄厚粗糙，或起芒刺，脉象洪大长数有力。

～∞ 红 花 散 ∞～

【来源】《素问病机气宜保命集》妇人胎产论第二十九。

【组成】 干荷叶　牡丹皮　当归　红花　蒲黄炒

【用法】 上各等份，为细末，每服半两，酒煎，和滓温服，如衣不下，另末榆白皮，煎汤调半两立效。

【功效】 活血祛瘀。

【主治】妇人产后血晕血崩，月事不调，远年干血气。

【方解】本方所致诸证皆由瘀血内阻胞宫所致。产后体虚，恶露不去，余血浊液当下不下，致瘀血气逆于上发为血晕，见心下急满，气粗喘促，神昏口噤，不省人事，两手握拳，牙关紧闭等。瘀血内停，阻遏经脉，则月经不调，血溢脉外发为血崩，日久结为干血（久瘀）。据《素问·至真要大论》"坚者消之，客者除之"的原则，治宜活血祛瘀。红花活血祛瘀，通调经脉，《开宝本草》云："红花主产后血晕，腹内恶血不尽"，为君药。当归补血活血，调经止痛，为臣。炒蒲黄行瘀止血；干荷叶升阳止血；牡丹皮长于凉血散血，既助红花、当归、蒲黄祛瘀之力，又清血热，合瘀久化热之治，共为佐药。加酒煎药，借其行散之功增强活血之力，为使药。本方活血与止血并用，标本兼顾，但以活血祛瘀治本为主，活血不伤血，止血不留瘀。

【验案精选】

产后血晕　一妇产后，血上冲心，闭闷欲绝，先以干漆烧烟熏鼻，次以卷荷散（卷荷、红花、归身、蒲黄、丹皮，为末盐酒下）散服。服之苏醒，恶露渐下。［明·江瓘．名医类案．北京：中国中医药出版社，1996：241］

【临证提要】本方活中有养，邪正兼顾，用于产后血晕、血崩属瘀血兼热者，见产后头晕目眩，眼前黑花，昏闷欲绝，不省人事，甚至口噤不语，伴面唇红赤，心烦，内热口干，舌黯有瘀点、苔黄，脉数者。临证亦可用治瘀血阻滞之月经不调等。

芍 药 汤

【来源】《素问病机气宜保命集》卷中。

【组成】芍药一两　当归半两　黄连半两　槟榔二钱　木香二钱　甘草二钱，炙　大黄三钱　黄芩半两　官桂一钱半

【用法】上㕮咀，每服半两，水二盏，煎至一盏，食后温清服。

【功效】清热燥湿，调和气血。

【主治】湿热痢疾。

【方解】湿热壅滞肠中，气血不调，传导失常。治宜清热燥湿，调和气血。芍药用量独重，是取其和营调血，《本草纲目》谓其"止痢腹痛后重"，

为君药。黄连、黄芩清热燥湿，厚肠止痢，为臣药。大黄，苦寒泻热，攻积导滞，使邪有出路，所谓"通因通用"；配木香、槟榔行气导滞，是燥湿清热解毒与行气导滞并用，以使"调气则后重自除"；当归调血行血，与大黄、芍药相配，以加强调行血和营之功，使"行血则便脓自愈"；肉桂辛温，佐制芩、连之寒，为"反佐"之用。甘草调和为使药。

【验案精选】

1. 痢疾 崔司空，年逾六旬，患痢赤白，里急后重。此湿热壅滞，用芍药汤内加大黄二钱，一剂减半，又剂痊愈。惟急重未止，此脾气下陷，用补中益气送香连丸而愈。［明·薛己．内科摘要．南京：竞速科学出版社，1985：27］

2. 慢性溃疡性结肠炎 王某，女，28 岁。反复腹痛、腹泻伴脓血便、里急后重 6 年余，尤以进食生冷食物后为甚。曾间断服中西药物治疗但疗效欠佳。症见：脓血便 5～6 次/天，腹痛，里急后重，脘腹胀满不舒，纳差，神倦乏力，面色萎黄，短气懒言，苔黄腻，脉弦数。大便常规检查示：黏液（++），白细胞（++），红血球（++）。西医诊断：慢性溃疡性结肠炎。中医辨证属湿热蕴结。治以清热解毒，调和气血。采用芍药汤合痛泻要方加减治疗。药物组成：炒白术 25g，白芍 25g，陈皮 15g，防风 10g，黄连 6g，木香 20g，黄芩 15g，白头翁 12g，枳壳 15g，炒莱菔子 15g，地榆 10g，柴胡 10g，槐花 10g，甘草 10g。2 天 1 剂，1 天 3 次温服。服药 1 个疗程后，大便 2～3 次/天，脓血、黏液量明显减少。连服 2 个疗程，症状基本消失，随后将上述药物改为散剂间断性服用。1 年后纤维结肠镜复查：肠黏膜病灶恢复正常。现随访 1 年未见复发。［柏跃华．芍药汤合痛泻要方加减治疗慢性溃疡性结肠炎 40 例疗效观察．云南中医中药杂志，2011，32（9）：45-46］

【临床应用】

1. 溃疡性结肠炎 治疗组根据临床病情变化，采用清热解毒，调和气血之法治疗，拟芍药汤加减，清热化湿，疏通气机。药物组成：白芍 20g，当归 15g，黄连 10g，槟榔 15g，木香 10g，炙甘草 10g，大黄 5g，黄芩 15g，肉桂 10g。若服后泻痢不减，此因积滞较重，可加大大黄份量以攻下；便血赤多紫黯者，此为热毒较重，可加黄柏以加强清热、坚阴止痢之力；若苔黄干，热甚伤津者，可去肉桂之温燥；兼有食滞者，可去甘草，加山楂以消食积；腹胀满，泻下赤陈者，当归改用归尾，并加牡丹皮以加强行血之力。早、晚各 100ml 口服。对照组口服柳氮磺胺吡啶片 0.25g，每日 4 次。治疗组，治愈 41 例，好转 15 例，无效 4 例，总有效率为 93.3%；对照组治愈 22 例，好转 17 例，无效 13 例，总有效率为 75%。两组比较差异显著（*P*<0.01）。［曹丹，周建华．芍药汤加减治疗溃疡性结肠炎 60 例．吉林中医药，2005，25（4）：23-24］

2. 急性放射性直肠炎 采用芍药汤加减治疗急性放射性直肠炎 36 例，并与西药保留灌肠 27 例对比。治疗组：中药选用芍药汤加减：白芍 20g，黄连 5g，黄芩、蒲黄炭、大黄、当归、槟榔、地榆 10g，肉桂 2g，木香 6g，败酱草、白花蛇舌草各 30g。出血甚者加血余炭 10g，三七粉 3g；舌红、苔黄腻加金银花 20g，马齿苋 30g；下腹疼痛甚者加郁金 15g，延胡索、红花各 10g。每日 1 剂，头煎内服，分 2 次服，二煎坐浴 15 分钟。1 周为 1 个疗程，连用 2 个疗程统计疗效。结果：中药组 36 例中治愈 8 例，显效 15 例，有效 7 例，无效 6 例；对照组 27 例中，治愈 2 例，显效 6 例，有效 8 例，无效 11 例，两组差别有显著性（*P*<0.05）。［李东芳，陶炼．芍药汤加减治疗急性放射性直肠炎 36 例．四川中医，2002，20（4）：47］

【临证提要】 本方为治湿热痢疾常用方剂，以痢下赤白，腹痛里急，苔腻微黄为证治要点。如血痢则渐加大黄；如汗后脏毒，加黄柏；泻下赤多白少，加牡丹皮、地榆；兼有食滞，加焦山楂。

【方论选录】

1.《医方集解》：此足太阴、手足阳明药也。芍药酸寒，泻肝火，敛阴气，和营卫，故以为君；大黄、归尾破积而行血；木香、槟榔通滞而行气；黄芩、黄连燥湿而清热。盖下痢由湿热郁积于肠胃不得宣通，故大便重急，小便赤涩也。辛以散之，苦以燥之，寒以清之，甘以调之。加肉桂者，假其辛热以为反佐也。

2.《成方便读》：此方用大黄之荡涤邪滞；木香、槟榔之理气；当归、肉桂之行血；病多因湿热而起，故用芩、连之苦寒，以燥湿清热；用芍药、甘草者，缓其急而和脾。

～❁ 地黄当归汤 ❁～

【来源】《素问病机气宜保命集》妇人胎产论第二十九。

【组成】 当归一两 熟地黄二两

【用法】上为粗末，作一服，水三升，煎至升半，去滓，顿服。

【功效】补血安胎。

【主治】有孕胎痛。

【方解】"腹痛，或发或止，名曰胎痛，属血少。"孕妇素体营血不足，妊娠之后，阴血聚下养胎则亏虚益甚，不能荣养胞脉致小腹疼痛，见妊娠后小腹绵绵作痛，面色萎黄，头晕，心悸，舌淡、苔薄白，脉细弱等。治宜补血安胎止痛。方中熟地黄甘温质润而腻，为滋阴补血之要药，《珍珠囊》载其"大补血虚之不足"，故以之为君。当归甘温质润，长于补血，兼能活血，一则助熟地黄补血之力，二则行血，使之补血而不滞血，为臣药。二药配伍，补血行血并用，补而不滞，使阴血充足以濡养胞脉，则腹痛可止。

【临床应用】

异位性皮炎 地黄当归汤治疗异位性皮炎 55 例，总有效率达 74.5%。认为本病多由血虚风燥所致，故以地黄当归汤养血活血，息风止痒，验之临床果有效验。[周祯祥.新编皮肤病验方荟萃.广州：广东世界图书出版公司，2003：259]

【临证提要】本方养血安胎，用治妊娠冲任血虚失养之腹痛、胎动不安。气血不足者，加人参、白术、陈皮，或合四君子汤。另本方养血和血，临证可用于治疗眼科疾病，月经不调，习惯性便秘等属营血亏虚者。

【备考】内补丸（《本事方》卷十）、内补当归丸（《女科百问》）。

～∽ 地黄饮子 ∽～

【来源】《黄帝素问宣明论方》卷二。

【组成】熟干地黄 巴戟去心 山茱萸 石斛 肉苁蓉酒浸，焙 附子炮 五味子 官桂 白茯苓 麦门冬去心 菖蒲 远志去心，等份

【用法】上为末，每服三钱，水一盏半、生姜五片、枣一枚、薄荷五七叶，同煎至八分，不计时候。

【功效】滋肾阴，补肾阳，开窍化痰。

【主治】喑痱，肾虚弱厥逆，语声不出，足软不用。

【方解】本证病机为下元虚衰，阴阳两虚，痰浊上泛，机窍不利。治宜补养下元，兼摄纳浮阳，化痰开窍。方中熟地黄、山茱萸补肾填精，滋补肾阴；肉苁蓉、巴戟天温壮肾阳，四药合用以治下元虚衰之本，阴阳双补，共为君药。附子、肉桂辛热，助阳益火，协肉苁蓉、巴戟天温暖下元，补肾壮阳，肉桂并可摄纳浮阳，引火归原；又用滋阴药石斛、麦冬滋阴益胃，可补后天以充养先天；五味子酸涩收敛，合山茱萸可固肾涩精，合肉桂能摄纳浮阳，纳气归肾，五药合用，助君药滋阴温阳补肾，用为臣药。石菖蒲、远志、茯苓化痰开窍，以治痰浊阻窍之标，且与补肾药相配，又可交通心肾，用为佐药。煎加姜、枣和胃补中，调和药性，用为佐使。综观本方，标本兼顾，上下并治，而以治本、治下为主。诸药合用，使下元得以补养，浮阳得以摄纳，水火既济，痰化窍开，喑痱得愈。

【验案精选】

1. 痱 一妇人忽然不语半年矣，诸药不应，两尺浮数，先用六味丸料加肉桂，数剂稍愈。乃以地黄饮子三十余剂而痊。[明·薛己.中医女科十大名著·校注妇人良方（大字本）.太原：山西科学技术出版社，2012：55]

2. 风痱 新郭沈又高续娶少艾，未免不节，忽患气喘厥逆，语涩神昏，手足不举。医者以中风法治之，病益甚。余诊之曰：此《内经》所谓痱证也。少阴虚而精气不续，与大概偏中风、中风、痰厥、风厥等病绝不相类。刘河间所立地黄饮子，正为此而设，何医者反忌之耶？一剂而喘逆定，神气清，声音出，四肢震动。三剂而病除八九，调以养精益气之品而愈。（《洄溪医案》）[单书健，陈子华.古今名医临证金鉴.北京：中国中医药出版社，2011：68]

3. 中风 蔺某，男，57岁。主诉：昏睡不醒伴右侧肢体瘫痪14天。西医诊断：脑出血；高血压病Ⅲ期。入院诊见：嗜睡不醒，呼叫睁眼，问话不答，舌暗红、苔黄欠润，脉细弦。中医诊断为中风。证因肾水不足，肝阳暴张，阳亢风动，挟痰横窜，蒙蔽清窍，致气血相互逆乱，阴阳不相维系之危急证候。急宜滋水以涵木，清肝以息风，化痰以开窍，导气下行，清热止血。药用地黄饮子基础方加黄连、天竺黄各10g，三七粉（冲）6g，川牛膝15g，羚羊角口服液（兑入）5ml。每天1剂。6剂后，神志清楚，答话切题，但语言謇涩，右侧肢体瘫痪状况同前。继用地黄饮子基础方加天竺黄10g，党参30g，川牛膝、丹参各15g。每天1剂。之后病人病情日见好转，入院第40天，神志清晰，语言流利，右侧上下肢肌力Ⅳ级，肌张力正常，血压维持在150/90mmHg左右，痊愈出院。[张康民，孔玉霞.地黄饮子治疗中风128

例．新中医，2008，40（6）：81]

【临床应用】

脑血管性痴呆 治疗脑血管性痴呆 34 例，临床疗效显著。临床基本控制 3 例，显效 6 例，有效 12 例，无效 13 例，总有效率为 61.76%。基本方由地黄饮子化裁：干地黄 15g，巴戟天 10g，山茱萸 10g，石斛 10g，肉苁蓉 10g，制附子（先下）5g，肉桂（后下）3g，茯苓 10g，石菖蒲 10g，远志 10g。每日 1 剂，1 个月为 1 个疗程，连服 2 个疗程。治疗前 1 周停服其他治疗本病的相关药物。加减法：若见形体肥胖，属形盛气虚，痰湿偏重者，加苍术 10g，法半夏 10g，天麻 10g；若症见舌质有紫气，或舌下青筋显露者，加川芎 20g，丹参 10g，赤芍 10g。［王宗源．地黄饮子化裁治疗脑血管性痴呆 34 例．南京中医药大学学报，1999，15（3）：146]

地黄饮子主要用于治疗内科疾病，但近年来，其临床应用除涉及内科的神经系统（脑卒中、运动神经元病、血管性痴呆、帕金森病、神经免疫性疾病、有机磷农药中毒后迟发性神经病）、内分泌系统（糖尿病胰岛素抵抗、糖尿病周围神经病变、糖尿病慢性肾衰竭）、泌尿系统（尿毒症）的疾病外，已广泛涉及皮肤科（皮肤瘙痒症）、儿科（吐弄舌、地图舌）、男科（阳痿）等。［关慧波，侯舒峰，谢宁．地黄饮子临床研究进展．中医药信息，2008，25（1）：43]

【临证提要】 本方为治肾虚喑痱的主方，以舌喑不语，足废不用为证治要点。用于痱证，可减去石菖蒲、远志；偏于气虚者，适当加黄芪、党参。本方偏于温补，对气火上升，肝阳偏亢之证，不宜应用。

【方论选录】

《成方便读》：以熟地、巴戟、山萸、苁蓉之类，大补肾脏之不足，而以桂、附之辛热，协四味以温养真阳。但真阳下虚，必有浮阳上僭，故以石斛、麦冬清之。火载痰升，故以茯苓渗之。然痰火上浮，必多堵塞窍道，菖蒲、远志能交通上下而宣窍辟邪。五味以收其耗散之气，使正有攸归。薄荷以搜其不尽之邪，使风无留着。用姜、枣者，和其营卫，匡正除邪耳。

∽∾ 诃 子 汤 ∽∾

【来源】《黄帝素问宣明论方》卷二。

【组成】诃子四个，半炮，半生　桔梗一两，半炙，半生　甘草二寸，半炙，半生

【用法】上为细末，每服二钱，用童子小便一盏，同水一盏，煎至六七沸，温服，甚者不过三服即愈。

【功效】利咽开音。

【主治】失音，不能言语。

【方解】本方主治失音，可利咽开音。其中诃子敛肺利咽开音，用为君药。桔梗助君药宣肺利咽，用为臣药。甘草合桔梗止咳利咽，兼清热解毒，又调和诸药，用为佐使。三者合用，可清肺、宣肺、敛肺，利咽开音，治疗因伤风咳嗽或肺热所致失音，伴咽喉疼痛者。

【验案精选】

咽源性咳嗽　徐某，女，56岁。反复咳嗽半年余，近3天又咳嗽，咽痒，咽部异物感，有少量白痰。恶风鼻塞，饮食二便正常。检查咽充血，扁桃体不大，咽后壁淋巴滤泡增生。舌苔薄白，脉弦。病人宿有咽疾，又复外感，肺失宣降，咽痒咳嗽再发；肺主皮毛，鼻为肺之窍，故恶风鼻塞。法当疏散外邪，利咽止咳。方用诃子清咽汤加减：诃子10g，蝉蜕10g，杏仁10g，生甘草10g，紫苏叶10g，金银花10g，连翘10g，桔梗6g，枇杷叶15g，浙贝母10g，黄连6g，半夏6g，陈皮6g。服药6剂，感冒已愈，咽已不痒，偶有咳嗽，舌淡，脉弦。守方去黄连，再进6剂而愈。[齐贺彬，徐慧媛.史济招教授治疗咽源性咳嗽用药经验.中国医刊，2000，35（5）：48-49]

【临床应用】

咽源性咳嗽　史济招教授以诃子汤加蝉蜕、金银花、连翘，宣肺清咽，通胸利膈，治疗咽源性咳嗽。咽痛轻者用金银花、连翘各10g，重者各15g；若因内伤者常反复发作或迁延不愈，用补中益气汤合诃子清咽汤升举脾胃之元气，清降肺胃之阴火；脾肺气虚严重者重用黄芪15～30g，党参15g。[齐贺彬，徐慧媛.史济招教授治疗咽源性咳嗽用药经验.中国医刊，2000，35（5）：48-49]

【临证提要】本方宣肺利咽开音，治疗伤风咳嗽，以及慢性咽炎久咳之失音不能言者。咽干者加金果榄、麦冬；咽痒、鼻塞、流涕者加白芷、辛夷、苍耳子。

【方论选录】

1.《证治准绳·类方》：桔梗通利肺气，诃子泄肺导气，童便降火甚速。

2.《医方集解》：诃子敛肺清痰、散逆破结，桔梗利肺气，甘草和元气，

童便降火润肺。

【备考】诃子甘桔汤（《医统》卷四十六引《医林方》）、诃子清音汤（《古今医鉴》卷二）。

～ 诃 子 散 ～

【来源】《素问病机气宜保命集》卷中。

【组成】诃子一两，半生半熟　木香半两　黄连三钱　甘草三钱

【用法】上为细末，每服二钱，以白术芍药汤调下。如止之不已，宜归而送之也。

【功效】涩肠止泻。

【主治】泻痢腹痛渐已，泻下微少。

【方解】本方用治泻痢日久，正气损伤者。治宜涩肠止泻。诃子苦酸涩，涩肠止泻，为君药。木香行气健脾，为方中臣药。黄连燥湿解毒，祛余邪，为佐药。甘草调和诸药，为使药。以白术芍药汤（白术、芍药、甘草）送服，取其补脾祛湿，辅助正气之效。

【临床应用】

细菌性痢疾　对小儿菌痢因应用抗生素而产生抗药菌株致病程迁延不愈，或药后引起鹅口疮，不得不暂停抗生素的病例，应用河间诃子散加味治疗，效果颇为满意。煨诃子、赤石脂、炒木香、川黄连、杭白芍、野麻草或鸭脚掌为主方。高热烦渴，便下脓血，小便短赤，舌质红，偏热者，少用诃子并加秦皮、葛根、槐花、地榆、芦根、知母、枯黄芩等药；四肢倦怠，口淡拒食，微热或无热，肠鸣亢进，苔白腻，偏湿者，加苍术、川厚朴、薏苡仁、半夏、荷叶、六一散等药；大便稀烂无脓血，小便清长，胃纳不佳，腹胀肠鸣，四肢不温，舌淡，脉沉细，有脾虚现象者，加吴茱萸、砂仁等药；下痢杂有完谷不化，腹胀痞满，食欲不振，舌苔黄腻而厚，挟有积滞者，加鸡内金、神曲、麦谷芽、槟榔等药。[陈祖荫，王泽锥．诃子散对小儿菌痢后期的作用（附十八例疗效报告）．福建中医药，1965，（4）：23-24]

【临证提要】本方涩肠止泻，兼以清热燥湿，邪正兼顾，用于湿热泻痢日久，正气邪羁者。

【方论选录】

《医方集解》：木香、黄连，香连丸也，行气清火，止痢厚肠；甘草、芍药，甘芍汤也，甘缓酸收，和中止痛；加诃子涩以收脱；加白术补以强脾；厚朴除湿散满，平胃调中，故更借以去余邪也。

苍术石膏汤

【来源】《素问病机气宜保命集》卷中。

【组成】苍术半两　石膏三钱　知母一钱半　甘草一钱

【用法】上剉细，同和匀，都作一服，水两盏，煎至一盏，温服清。

【功效】清热祛湿。

【主治】湿温，身多微凉，微微自汗，四肢沉重。

【方解】苍术，其性温散，能燥湿健脾，祛风散寒，为君药。石膏清热泻火，为臣药。佐以知母辛咸降之，助石膏清热生津。甘草调和诸药，为使。

【验案精选】

结节性红斑　加味苍柏石膏汤组成：苍术 10g，黄柏 15g，羌活 12g，独活 7.5g，白术 10g，生地黄 20g，知母 15g，当归 15g，赤芍 20g，牛膝 10g，生甘草 10g，木通 10g，防己 20g，木瓜 10g，槟榔 10g，生石膏 25g。杨某，男，29 岁，患结节性红斑半年，经西药治疗不效，来诊。刻诊：发热，恶心，肌肉酸痛，两膝关节红肿，焮热，疼痛，双下肢胫前散在较多大小不等的红色结节，小如蚕豆，大如杏核，高出皮面，按之痛甚，步履艰难，呈跛行，尿黄且痛，大便略干，舌红苔黄，脉弦数。查：体温 37.5℃，血沉 65mm/h。证属湿热阻滞经络，血行不畅，瘀而发斑。治拟清热祛湿，活血化瘀。予加味苍柏石膏汤原方 4 剂。

再诊：服药后热退汗出，关节肿痛减半，结节大部呈黯红色，且缩小，压痛减轻，继服前药 4 剂。

三诊：红斑结节基本消失，尚余少数黯红色硬结，行走自如，查血沉已恢复正常，再服原方 3 剂，诸症悉除，仅余色素沉着斑。随访 18 个月未见复发。[李春林. 加味苍柏石膏汤治疗结节性红斑. 中医杂志，1984，(11)：14]

【临证提要】本方方义与白虎汤加苍术汤相似，去粳米增苍术用量，其解表祛湿之力更著。

【方论选录】

《绛雪园古方选注》：苍术、石膏刚剂燥之，又得石膏、知母辛咸降之，以甘草佐苍术，知母佐石膏，刚柔相配，不伤脏腑之正气，可谓详审精密矣。虽与白虎汤相似，其义各有微妙。

～〇 苍术防风汤 〇～

【来源】《素问病机气宜保命集》卷中。

【组成】苍术去皮，四两　麻黄去根节，四两　防风去芦头，五钱

【用法】上为粗末，每服一两，生姜七片，水二盏，煎至一盏，去滓温服。

【功效】祛湿止泻。

【主治】飧泄，水谷不化，不饮水，谷完出。

【方解】苍术燥湿健脾止泻，为君。麻黄为肺经专药，"通调水道"，利水消肿，以实大便，为方中臣药。防风祛风胜湿止泻；生姜温中，共用为佐药。

【验案精选】

1. 痹证　张某，女，43岁。患"风湿性关节炎"3年。两膝关节酸胀疼痛，痛甚时难以行走，服镇痛药效果不显，阴雨天加重。腹胀食少，白带多，舌淡、苔白润，脉沉缓。证属风寒湿痹。法宜疏风散寒祛湿。以苍术、防风、威灵仙各15g，麻黄6g，干姜、桂枝各9g，木瓜、独活各12g。5剂，服后关节酸痛减轻而肿、重如前，前方加白术12g，怀牛膝10g，继服12剂痊愈。[尤德明. 苍术防风汤的临床应用. 安徽中医学院学报，1987，6（2）：63]

2. 水肿　刘某，男，5岁。患儿于1周前因"急性扁桃腺炎"发热，热退后，颜面浮肿，两睑更甚，经化验小便有蛋白、管型，伴神疲乏力，饮食不振，舌淡红、苔薄白，脉浮濡。证属风水。治当宣肺利水。麻黄、生姜、连翘、泽泻各3g，苍术、防风、甘草各6g，赤小豆10g。5剂。二诊：肿见消退，原方加山药6g，党参8g，连用5剂病愈。[尤德明. 苍术防风汤的临床应用. 安徽中医学院学报，1987，6（2）：63]

【临证提要】本方祛湿止泻，兼以解表祛风，适宜水泄、飧泄属内伤冷饮，外感寒邪而无汗者。

～苍术防风汤～

【来源】《素问病机气宜保命集》卷中。

【组成】苍术　防风各二两

【用法】上剉，每服一两，水一盏半，煎至一盏，温服。

【功效】祛风燥湿健脾。

【主治】泻痢，脉弦，头微痛。

【方解】苍术祛风散寒，燥湿健脾止泻，为君药。防风祛风解表，气香醒脾和胃，祛湿止泻，为臣药。

【验案精选】

泄泻　某某，男，53岁。慢性肠炎4年余，每食肥腻或受凉即发。现症见：腹泻腹痛，大便稀薄，无脓血，日行4～5次，伴胃脘冷痛，纳呆，舌淡、苔白腻，脉濡缓。证属寒湿滞留，搏结不散。治宜温散寒湿，兼以培土。用苍术18g，防风、白扁豆各15g，炙麻黄、川芎各6g，干姜9g，桔梗、山楂、枳壳各12g。服3剂后，诸症有减，去川芎，再进15剂而愈。［尤德明．苍术防风汤的临床应用．安徽中医学院学报，1987，6（2）：63］

【临证提要】本方解表祛湿，用治表寒里湿之泻痢病证。如心下痞，加枳实一钱；如小便不利，加茯苓二钱。

【方论选录】

《伤寒大白》：风湿疫邪，散表为捷，防风胜湿，苍术燥湿。

【备考】苍防汤（《医学入门》卷七）、苍防二妙汤（《症因脉治》卷三）。

～苍术地榆汤～

【来源】《素问病机气宜保命集》卷中。

【组成】苍术二两　地榆一两

【用法】上剉，每服一两，水一盏半，煎至一盏，温服。

【功效】祛风燥湿，凉血止痢。

【主治】泻痢下血。

【方解】苍术重用祛风燥湿，健脾止泻，《本草求原》载其"止水泻飧泄，伤食暑泻，脾湿下血"，故为君药。地榆凉血解毒，涩肠止痢，为臣药。

【临床应用】

1. 痔疮　采用苍术地榆汤内服与威灵仙煎剂熏洗治疗痔疮 15 例。痔疼痛或内痔脱出肿痛者加麝香 0.1g 冲服；便秘加大黄 10g；出血多者加三七 1g，研面冲服。疗效颇佳。[王福海．中药内服加熏洗治疗痔疮 15 例．中原医刊，1987，(2)：24]

2. 便血　程门雪治疗便血见舌苔腻者，以湿为主，主以苍术地榆汤。热加黄连、槐花；寒合附子理中汤。[陆寿康．程门雪脾胃证治经验偶拾．辽宁中医杂志，1983，(6)：4]

【临证提要】本方加芍药、阿胶、卷柏，名芍药地榆汤，治泻痢脓血，乃至脱肛。

【方论选录】

1.《医林纂要》：苍术燥湿开郁，地榆酸寒色紫，以专去下焦大肠血分之热，泻肝敛气，用其酸以收，以断下也。

2.《医方集解》：此足太阴阳明药也，苍术燥湿强脾，升阳而开郁；地榆清热凉血，酸收能断下，为治血痢肠风之平剂。

～ 羌 活 汤 ～

【来源】《素问病机气宜保命集》卷中。

【组成】羌活二两　防风一两　川芎一两　黄芩一两　细辛二钱半　甘草一两，炒　黑地黄一两，炒　白术二两，如无，用苍术加一两

【用法】上㕮咀，每服五七钱，水二盏，煎至一盏，无时温服清。

【功效】发汗祛湿，兼清里热。

【主治】伤寒。

【方解】 羌活、防风散表寒，祛风湿为君药。川芎活血行气；细辛散寒祛风，增强君药解散表邪之力，为臣药。白术补气健脾，祛邪不伤正；炒黄芩清热燥湿；黑地黄滋阴养血，三药合用补气养血，兼清里热，同时可以制约解表药辛温燥烈之性，为佐药。甘草调和诸药，为使。

【验案精选】

多形红斑 孙某，男，26岁。2009年4月7日初诊。2周前外感风寒后，出现头痛等不适，不久双手背出现红斑，未经治疗，求治于中医。诊见：双手背均散见拇指甲大小、中央颜色发黯的丘疱疹，边缘潮红，形如虹膜状，微痒，遇冷风加重，舌淡红、苔薄白，脉浮缓。西医诊断：多形红斑。中医诊断：猫眼疮。辨证：风寒湿聚，经络阻滞。治法：疏风散寒，祛湿通络。予九味羌活汤加减。处方：羌活10g，防风10g，细辛3g，白芷5g，川芎5g，秦艽10g，鸡血藤15g，伸筋草10g，海风藤10g，生地黄5g，炙甘草5g。7剂，日1剂，水煎取汁200ml，分2次口服，第3遍煎液每日2次外洗。

2009年4月14日二诊：皮疹明显消退，无发热及恶寒，二便通畅。上方去细辛、生地黄，又服5剂愈。[周宝宽，周探．九味羌活汤治疗皮肤病验案．河北中医，2012，34（2）：218-219]

【临床应用】

感冒 药物组成：羌活10g，防风10g，苍术10g，细辛3g，白芷15g，川芎15g，黄芩15g，生地黄15g，甘草5g。风热感冒去苍术、细辛，加金银花、连翘、板蓝根；暑湿感冒去细辛、黄芩、生地黄，加金银花、连翘、藿香、滑石。水煎2次，共取汁600ml，分3次服，每日1剂，疗程3天。[岳超．九味羌活汤治疗感冒60例．实用中医药杂志，2007，23（2）：85]

【临证提要】 本方乃九味羌活汤法，以白术易苍术而成，用治四时感冒风寒湿，兼有里热者。湿邪较甚，肢体酸楚者，改白术为苍术；无口苦口渴者，去黄芩、生地黄。

【方论选录】

1.《医方考》：触冒四时不正之气，而成时气病，憎寒壮热，头疼身痛，口渴，人人相似者，此方主方。羌、防、苍、细、芎、芷皆辛物也，分经而治：邪在太阳者，治以羌活；邪在阳明者，治以白芷；邪在少阳者，治以黄芩；邪在太阴者，治以苍术；邪在少阴者，治以细辛；邪在厥阴者，治以川芎；而防风者，又诸药之卒徒也。用生地所以去血中之热，而甘草者，又所以和诸药而除气中之热也。

2.《退思集类方歌注》：诸药气味辛温，恐其僭亢，故用黄芩苦寒以监制之，甘草以调和之。生地、川芎引诸药入血祛邪，即借以调营。徐灵胎嫌生地寒滞，易以当归。甚是，宜遵之。

～◇ 羌活防风汤 ◇～

【来源】《素问病机气宜保命集》卷中。

【组成】羌活　防风　川芎　藁本　当归　芍药　甘草各一两　地榆　华细辛各二两

【用法】上㕮咀，每服五七钱，水一盏半，同煎至七分，去滓，热服。不拘时候。量紧慢加减用之。

【功效】祛风通络，宣通气血。

【主治】破伤风，邪初传在表。

【方解】破伤风乃因皮肤破损，风毒之邪从破损之处侵入肌腠、筋脉所致。《素问玄机原病式》云："大法破伤风宜以辛热治风之药，开冲结滞，荣卫宣通而愈。"邪初传在表，可以"汗而发之"，方中羌活、防风疏风解表，通络止痉，用为君药。川芎、藁本、细辛活血行气，开郁通滞，共为臣药。当归、芍药养血滋阴；地榆凉血解毒，三药相伍取"治风先治血"之意，用为佐药。甘草调和诸药，用为使药。诸药合用，祛风通络，宣通气血。

【验案精选】

破伤风表证　有一病人，仲夏误伤手，腰背反张，牙关紧急，脉浮而散，此表证也，遂用羌活防风汤一剂即解。此证若在秋冬腠理致密之时，须用麻黄之类以发汗。此乃暴伤，气血不损之治法也。［明·江瓘著；清·魏之琇撰．名医类案正续编．太原：山西科学技术出版社，2013：833］

【临证提要】羌活防风汤祛风定痉，用于治疗破伤风风毒在表者，见轻度吞咽困难或牙关紧闭，周身拘急，抽搐较轻，痉挛期较短者。热则加大黄二两；大便秘则加大黄一两。

～✥ 羌 活 汤 ✥～

【来源】《素问病机气宜保命集》卷中。

【组成】 羌活 菊花 麻黄 川芎 石膏 防风 前胡 黄芩 细辛 甘草 枳壳 白茯苓 蔓荆子各一两 薄荷半两 吴白芷半两

【用法】 上㕮咀，每服五钱，水一盏半，入生姜五片，同煎至一盏，去滓，稍热服，不拘时候，日进二服。

【功效】 祛风止痉，解表清里。

【主治】 破伤风，半在表半在里。

【方解】 风邪入里，在表宜汗，在表里之间宜和解。麻黄、羌活、细辛、防风辛温发散，外解在表之风邪，为君药。石膏、黄芩清泻在内之热邪；蔓荆子、菊花、薄荷疏风清热，上清头目，与君药相配，外解内和，用为臣药。枳壳、茯苓、前胡、白芷行气健脾，利湿祛痰，为佐药。甘草调和诸药，为使药。诸药合用，共奏祛风止痉，解表清里之功。

【验案精选】

风热型混睛障 某某，男，9岁。因刮风后，自觉左眼睛羞涩，流泪，畏光，痒痛，视物不见，视力基本消失。检查患眼：白睛红赤，黑睛浑浊不清，浑浊漫掩整个黑睛，表面粗糙，晦暗无华。舌苔薄，脉浮数。考虑为肝经风热所致。治宜散热祛风。予以羌活汤加减试之。方药：羌活、柴胡各8g，荆芥、防风、白芷各6g，黄芩、菊花各8g，薄荷3g，谷精草10g，青葙子、白芍、夏枯草各8g。服6剂后，患眼视力基本恢复正常，但久视后，易困乏、头晕等。前方去荆芥、青葙子、谷精草；加白术8g，当归、川芎各6g，白芍改赤芍，再进2剂以调理气机，巩固疗效。10日后追询，诸症消失，视物正常。 ［彭致忠．羌活汤加减治疗肝经风热型混睛障．新疆中医药，1987，（4）：54］

【临证提要】 破伤风临证治疗当辨风毒在表、在里及半表半里。据此采用汗法、下法以及和解之法。羌活汤用治破伤风在半表半里，病人无汗者。

阿胶梅连丸

【来源】《黄帝素问宣明论方》卷十。

【组成】金井阿胶净草灰炒透明，白另研，不细者再炒，研细　乌梅肉去核，炒　黄柏剉，炒　黄连　当归焙　赤芍药　干姜炮　赤茯苓各等份

【用法】上为末，入阿胶研匀，水丸，桐子大，温米饮下十丸，食前，兼夜五六服，小儿丸如绿豆，忌油腻脂肥诸物也。

【功效】滋阴养血，涩肠止痢。

【主治】下痢，无问久新，赤白青黑，疼痛诸证。

【方解】阿胶甘温质润，养血滋阴止痢，为君。乌梅味酸，涩肠止痢之效佳，《本草新编》谓："乌梅，止痢断疟，每有速效"；黄连、黄柏苦寒燥湿清热，厚肠止痢，三药共为臣药。佐以当归养血活血；赤芍清热凉血；赤茯苓清热利湿；干姜长于温中散寒，健运脾阳止泻，又能制约连、柏苦寒伤中之弊。全方合用，寒热并治，邪正兼顾，无论新久寒热虚实之下痢均可随证应用。

【验案精选】

小儿久痢　邱某某，男，13个月。1987年9月16日诊。患儿2个月前起腹泻稀水样便，日行5次。未经治疗，后转为下利赤白黏胨，日行十余次，伴发热，口舌生疮。往市人民医院求治。查大便培养：福氏痢疾杆菌生长。诊断为急性细菌性痢疾；上感、霉菌性肠炎待排；营养不良1度。予静脉滴注红霉素、庆大霉素，口服制霉菌素片，治疗十余天口疮愈，发热、下利赤白依然。一医予甘温除热剂，补中益气汤加味。利下转剧，遂来我处诊治。诊见：患儿泻下急迫，稀水夹有赤白黏胨，日行十余次，泻时哭闹不安，头热胫冷，形瘦骨立，皮肤干燥，目眶及前囟凹陷，啼哭无泪，舌质绛红、苔薄黄腻，指纹紫暗、风关以内。查大便常规：霉菌（++），黏液（+），白细胞（++），红细胞（0~2）。证属湿热未楚，气阴耗伤。拟清利扶正。黄连3g，阿胶（烊化）、炒白芍、乌梅、党参、苍术、白术、茯苓、升麻、五味子、诃子各10g，生地榆、芡实各15g。每日1剂，煎服，煎液中冲鸡子黄1枚。日2次。另红参每日5g，分2次煎服。服2剂后，泄止，纳增，惟热未平，前方加葛根20g，1剂热平，后改方调理善后。［李建军.黄连阿胶汤加减治疗小

儿久痢．四川中医，1990，（1）：27]

【临证提要】本方虽寒热并用，邪正兼顾，可用治寒热虚实之痢疾，然重在养阴以清热，故最宜用于阴虚泻痢之证，症见下痢赤白，腹痛，至夜发热等。

【方论选录】

《医略六书》：阴虚热陷，伤脏气而利下五色，至夜蒸热，是阴虚阳扰而热发于外焉。阿胶止阴虚之痢；当归养痢亡之血；连、柏炒黑，寒而且燥，不使阳热内扰，则阴中之湿亦化；苓、芍敛而且渗，能挽阴液偏亡，则尿利，大便亦实；炮姜暖胃守中，乌梅敛肝收液也。丸以苦酒之敛，下以米饮之和，使阳热顿化则真阴复完，而无液有归，下痢蒸热并瘳矣。此养阴化热之剂，为五色痢夜热之专方。

【备考】阿胶黄连丸（《医略六书》卷二十五）。

～✧ 利 膈 丸 ✧～

【来源】《素问病机气宜保命集》咳嗽论第二十一。

【组成】木香－钱半　槟榔－钱半　人参三钱　当归二钱　藿香－钱半　大黄酒浸，焙，一两　厚朴姜制，三两　枳实一两，炒　甘草五钱，炙

【用法】上为细末，滴水和丸，如桐子大，每服三五十丸，食后，诸饮皆下。

【功效】利脾胃壅滞，调秘泻脏，推陈致新，消进饮食。

【主治】胸中不利，痰嗽喘促，脾胃壅滞；肠胃壅滞，噎膈不通，大便燥结。

【方解】本方证乃胃肠有形之热积内停所致。有形热积滞内停，腑气不通，大便燥结；下既不通，必返上行，燥热上攻，炼液成痰，肺失宣降则痰嗽气喘；胃气上逆则饮食难入，发为呕逆噎膈等。治当通腑下气，推陈致新。方用苦寒之大黄，清热泻火通便，除里热积滞，为君药。臣以厚朴、枳实行气散结，消痞除满，除胃肠之壅滞，助大黄攻逐积热，通降腑气以推陈致新。木香行气调中导滞；槟榔"宣利五脏六腑壅滞，破坚满气"（《药性论》）；当归养血润肠，助君臣药行气导滞通腑；藿香醒脾开胃止呕；人参和胃调中，

扶助胃气，防诸攻下导滞之品伤及胃气，共为佐药。甘草益胃和中，调和诸药，为佐使药。诸药合而成方，共成通腑下气，邪正兼顾之剂，使腑气通利，肺胃气降，咳喘呕逆自止。

【验案精选】

呕吐　董某，男，30岁，社员。病史：呕吐2年余，时轻时重，屡经治疗，效果均不满意，后来我院医治。病人形体消瘦，面色晦暗，自觉胸中烦躁，胸闷不舒，脘腹胀满，食后即嗳气吞酸，随即呕吐，吐尽所进之食，方觉舒畅，大便干燥，睡眠不食。舌红苔燥，脉沉弦而数。人参利膈丸每次1丸，1日3次。四天后，呕吐日渐减轻，大便通畅，便下数块硬粪，诸症递减，又继服30丸而愈。随访半年，未复发。[吴焕革．人参利膈丸治愈气郁久吐三例．辽宁中医，1979，（5）：38]

【临证提要】本方系由小承气汤（大黄、厚朴、枳实）加味而成，共奏通腑下气，行气开郁之功，常用治肠胃壅滞所致之呕逆。方中止呕药物虽藿香一味，但其方止呕效佳，是因其通降腑气以达降逆止呕之效，实为釜底抽薪之法。

【方论选录】

《医略六书》：方中大黄荡涤热壅之结，枳实消化痞满之气，厚朴散满宽中，槟榔破滞攻实，藿香开胃气，木香调中气，人参扶元鼓胃气，当归养血荣胃口，甘草缓中和诸药也。水、酒为丸，米饮送下，使脾胃输化有权，则热实壅结自开而津气四迄，大便无不通，膈塞无不痊矣。此推荡之剂，为热实壅膈之专方。

～◇∽ 建中加减汤 ∽◇～

【来源】《黄帝素问宣明论方》卷一。

【组成】人参　甘草炙　官桂　白茯苓去皮　当归　附子炮　厚朴生姜制，各一两　龙骨　黄芪剉　麦门冬　白芍药　生地黄各四两

【用法】上为末，每服三钱，水一盏半，生姜五片，枣一枚，饧少许，煎至一盏，温服，去滓。

【功效】补气养血，温阳滋阴。

【主治】瘛，筋病相引而急，及五劳七伤，小便数，腹痛难立。

【方解】本方以黄芪、人参、茯苓补气健脾；附子、肉桂温阳补火；生地黄、麦冬滋阴生津；当归、白芍养血和营；龙骨收敛固涩；厚朴行气，使补涩不碍邪；甘草、姜、枣、饧益气和中。如此则阴阳气血并补，且补而不滞，滋而不腻，温而不燥，使脾肾得补，筋脉得润，拘急疼痛得止，五劳七伤得治。

【验案精选】

老年小腿及手足抽筋　某某，女，62岁，家务。2010年11月20日初诊。小腿及手足抽筋1年，加重2个月。1年前无明显诱因出现小腿及手足抽筋，初起未予重视，症状逐渐加重。多方诊治无效，遂来诊。刻诊：神疲倦怠，腰膝酸软，尿频，怕冷，手足凉，遇寒则甚，舌淡暗、苔白，脉沉细。乃阳气亏虚，筋脉失于温养所致。治宜温阳通脉，养血柔筋。处方：炙附子（先煎）、黄芪、木瓜、熟地黄、桂枝、白芍各30g，炙甘草、葛根、鸡血藤、巴戟天各15g，杜仲、当归各20g。5剂，水煎服，1剂/天。

二诊：抽筋有所缓解，手足稍温，尿频好转。原方继服1个月。

三诊：临床症状消失。停汤剂，服金匮肾气丸1个月，巩固疗效。随访半年，病未复发，身体较前强壮。[刘建军，孙向党．经方同病异治肌肉痉挛三则．实用中医内科杂志，2013，27（9）：77-78]

【临证提要】阳气虚少，阴血不足，筋脉失养而为瘛疭。治宜气血阴阳并补为要。本方是由黄芪桂枝五物汤合芍药甘草汤而成，既可补气温阳，又能益阴养血，尤宜于瘛疭属气血阴阳俱虚者。

～✲ 肾气丸 ✲～

【来源】《素问病机气宜保命集》虚损论第二十二。

【组成】苍术一斤，米泔浸　熟地黄一斤　川姜冬一两，夏五钱，春七钱　五味子半斤

【用法】上为细末，枣肉为丸，如梧子大，每服一百丸至二百丸，食前米饮下或酒。治血虚久痔甚效。

【功效】健脾补肾。

【主治】阳盛阴虚，脾肾不足，房室虚损，形瘦无力，面多青黄而无常色。

【方解】方中熟地黄甘温质润，善补肾阴，养血填精益髓；苍术辛香燥湿健脾，内和脾胃，二药补脾益肾，共为君药。五味子酸敛，滋补肾阴，收敛固涩，助熟地黄补肾之功，为臣药。佐以川姜（干姜）温中散寒，健运脾胃，助苍术健脾祛湿。大枣补中益气，扶脾益胃，调和诸药，为佐使。方中熟地黄、大枣得苍术、干姜滋阴养血不碍湿，苍术、干姜得熟地黄、大枣温运而不助热。诸药合用，滋而不腻，温而不燥，共奏补脾益肾之功。临证用治阳盛阴虚，脾湿肾燥诸证。

【验案精选】

1. 隐匿型肾炎 王某，女，33岁。2006年5月25日初诊。发现蛋白尿1周，尿蛋白（++），24小时蛋白定量1.2g，补体C3下降，其他检查无明显异常，诊断为隐匿型肾炎。曾服潘生丁、PSS（藻酸双酯钠）等药，效果不显，求治中医。诊见：形体稍胖，面色萎黄，腰膝酸软，舌质暗、舌体偏大、边有齿痕、苔薄白，脉沉细而数。证属脾虚湿盛，肾精亏虚。治宜健脾滋肾，化气利湿。处方：熟地黄30g，苍术20g，五味子10g，炮姜6g，黄芪15g，芡实30g，薏苡仁30g。1个月后查24小时蛋白定量为0.5g，其后予肾炎舒片维持至今，病情稳定。[王小沛.黑地黄丸临床运用举隅.河南中医，2008，28（3）：63-64]

2. 遗精 樊某，男，23岁。2006年11月15日初诊。反复遗精3年，遗精频作，渐至滑泄，疲劳后辄发，精神萎靡，伴有腰膝酸软，口干失眠，舌质淡红、舌边有齿印，脉细。曾予补肾止遗之剂未效。综合脉症，辨为脾虚生湿，肾亏失固。处方：熟地黄30g，苍术20g，五味子10g，炮姜6g，酸枣仁15g，鸡内金15g，乌贼骨15g，炙刺猬皮15g。服药1周后遗滑1个月未作。随访1年，未见复发。[王小沛.黑地黄丸临床运用举隅.河南中医，2008，28（3）：63-64]

【临证提要】本方是由《素问病机气宜保命集》卷下之黑地黄丸（苍术，熟地黄，干姜）加五味子而成，具有健脾补肾，补脾和胃，化湿降浊之效。现代临床常用治慢性肾衰竭，其功效显著，药少力专，体现"简、便、廉、效"的特色。

【方论选录】

《医门法律》：此方以苍术为君，地黄为臣，五味为佐，干姜为使。治脾肾两脏之虚，而祛脾湿，除肾燥，两擅其功，超超元箸。视后人之脾肾双补，药味庞杂者，相去不远耶？

～✥ 金 丝 膏 ✥～

【来源】《素问病机气宜保命集》眼目论第二十五。

【组成】生姜四两，取汁　白沙蜜一斤，炼，去滓　㺍猪胆汁三钱　黄连四两，槌，用水一斗浸，煎取五升

【用法】上先煎黄连水，后入姜汁，次入蜜，同煎去沫净，次入下项药末。脑子四钱　麝香三钱　硇砂四钱　硼砂三钱　轻粉五钱　熊胆四钱　青盐三钱上极细搅匀，熬令稀膏，点用。

【功效】清热明目。

【主治】眼目病。

【方解】本方用治眼赤肿痛及一切翳障属心肝壅热，热邪上炎于目者。治疗当清热明目。黄连，苦寒清心火，泻肝火；脑子（冰片）清热泻火，消肿止痛，"明目，去目赤肤翳"（《唐本草》），共为君药。臣以猪胆汁"治目赤、目翳，明目，清心脏，凉肝脾"（《本草纲目》）；熊胆"清心，平肝，明目退翳"（《本草纲目》）。君臣相伍，具有较好的清热明目之力。麝香活血散结，消肿止痛；硇砂散瘀消肿，除翳生肌；硼砂清热解毒，消肿防腐，"消障翳"（《本草纲目》）；轻粉攻毒止痒，生肌敛疮；青盐清热凉血明目，共为佐药。生姜解诸药之毒；蜂蜜解毒止痛，"明耳目"（《名医别录》），调和药性，为佐使药。诸药相合，具有较好的清热明目之功。局部点药，利于药效发挥。

【验案精选】

红眼病　张某，男，36 岁，干部。因出差受传染而致病，经用内服方（龙胆草 10g，生地黄 10g，菊花 15g，防风 10g，赤芍 10g，滑石 30g，甘草 6g。以沸开水 300ml 冲饮，具有清热解毒之效）3 剂，外贴药（冰片 0.1g，黄连 0.1g。共为细末，置 3cm×3cm 之麝香膏中间，贴两侧眼大眦外侧太阳穴，有透穴通窍之功）4 次而愈。[戴幹臣，阮丽青，戴思全 . 红眼病验方 . 云南中医杂志，1989，（3）：49]

【临证提要】本方主治心肝壅热，上炎于目之眼疾。临证以目赤肿痛，视

物昏花，烦躁易怒，头痛面赤，舌红苔黄，脉弦数为辨证要点。

～ 金 刚 丸 ～

【来源】《素问病机气宜保命集》虚损论第二十二。

【组成】萆薢　杜仲_{炒，去丝}　苁蓉_{酒浸}　菟丝子_{酒浸，各等份}

【用法】上为细末，酒煮猪腰子为丸，每服五七十丸，空心酒下。

【功效】补肾生精。

【主治】肾损，骨痿不能起于床。

【方解】本方用治肾虚精亏之骨痿，不能起动者。肾藏精，主骨生髓，禀赋不足，房劳过度，年高体衰，或久病失养等致肾精不足，精血不能荣养筋骨经脉，则发为本证。治宜补肾生精。方中杜仲甘温补肝肾，强腰膝，为君药。肉苁蓉，甘咸温，补肾阳，益精血，助君补肾填精，为臣药。菟丝子平补肾之阴阳，固肾涩精；萆薢祛风湿，"主腰背痛，强骨节"（《本经》），共为佐药。以猪肾为丸，取其血肉甘润之质，滋补精髓，为佐使药。诸药合用，补肾生精，诚为治疗肾虚精亏，筋骨痿弱，腰膝酸软之良方。

【验案精选】

痿躄　徐某某，男，45岁，干部。1955年9月13日初诊。病人面色无华，脸如满月，形体消瘦，四肢瘫痪，肌肉萎缩，皮肤自觉有蚁行感，腰膝酸冷，耳鸣纳呆，脉细弱无力，舌质淡、苔薄白而腻。查体：四肢肌力消失，肌张力减低，腱反射消失，腹壁反射消失，四肢皮肤痛觉正常，克氏征与布氏征阴性。中医辨证系肝肾亏损，中运不健，湿邪内蕴。方用金刚丸加减：川萆薢、杜仲、肉苁蓉、怀牛膝、当归、木瓜、茯苓、陈皮各13g，菟丝子25g，狗骨30g，鸡血藤20g。5剂。

二诊：左上肢可轻微抬举，手足有麻木感，原方加桂枝10g，薏苡仁20g，续10剂。

三诊：面色转佳，四肢肌肉稍饱满，并可轻微屈伸，腰膝疼痛，饮食渐增，脉细，舌质淡、苔薄白。原方加川续断18g，桑寄生20g，15剂。

四诊：上肢活动自如，在别人搀扶下可以行走，仍感腰痛。原方去鸡血藤，加枸杞子13g。10剂。1986年4月随访病人，告知服药70余剂，病已获

愈。[刘守华．金刚丸治愈痿躄一例．江苏中医，1989，（10）：9]

【临床应用】

腰椎间盘突出症 麻辛附子汤合金刚丸加味治疗腰椎间盘突出症 68 例。基本方：麻黄 40g，附子 60g，细辛 30g，熟地黄 100g，牛膝 15g，杜仲 15g，萆薢 15g，菟丝子 15g，肉苁蓉 15g，威灵仙 20g。腰疼明显者加狗脊、续断；热甚者反佐黄柏、黄连；乏力者加黄芪。每 2 日 1 剂，10 天为 1 个疗程。总有效率为 97%。[张清．麻辛附子汤合金刚丸加味治疗腰椎间盘突出症 68 例疗效观察．云南中医中药杂志，2011，32（11）：52-53]

【临证提要】 补肾金刚丸组成：川萆薢 8 两，杜仲（盐水炒）8 两，肉苁蓉 8 两，菟丝子（酒蒸）8 两，猪腰子 3 只。出处：《全国中药成药处方集》（杭州方）。制备方法：上为细末，酒煮猪腰子，打烂和糊为丸。主治：肾虚精耗，筋骨痿弱，腰膝沉重，痛不可忍，四肢无力，步履艰难。服用剂量：每服 4 钱，温酒或淡盐汤送下。

～❀ 金 花 丸 ❀～

【来源】《素问病机气宜保命集》卷中。

【组成】 黄连　黄柏　黄芩　山栀子各一两

【用法】 上为细末，滴水为丸，如小豆大，每服一百丸，温水下，日二三服。

【功效】 泻火解毒。

【主治】 三焦火毒炽盛。

【方解】 方中以大苦大寒之黄连清泻心火，兼泻中焦之火，为君药。黄芩苦寒清肺热，泻上焦之火，为臣药。黄柏苦寒泻下焦之火，为佐药。栀子苦寒，通泻三焦之火，导火热下行，使之从下而去，为佐使药。四药合用，苦寒直折，使火邪去而热毒清，诸症可除。

【验案精选】

1. 酒渣鼻 一人酒渣鼻红赤，用金花丸晚服（芩、连、栀、柏、大黄、桔梗、白葛粉，井水为丸）。用六味地黄丸全料加当归二两，苦参四两，空心服，不两月而愈。[明·江瓘著；清·魏之琇撰．名医类案正续编．太原：山

西科学技术出版社，2013：522]

2. 蛛网膜下腔出血　某某，女，38 岁，因头痛、呕吐入院。入院前一天，自觉头痛，以前额部为甚，后呈持续性钝痛，尚能耐受，恶心、非喷射性呕吐数次，为胃内容物，不发热，无鼻塞，大小便正常，无肢瘫。入院第三天，头痛加剧，呕吐频繁，精神萎靡，神昏不语，小便困难。体温 36.8℃，血压 130/90mmHg，颈有抵抗，左下肢活动受限，心肺无异常。腰穿为血性脑脊液。诊断为蛛网膜下腔出血。诊见：皮肤潮红，有密集突出风疹，压之褪色，唇、口及舌表腐剥，舌绛尖红、苔黄白腻，脉长有力。观河间治内火遭风，皆予苦降咸寒，佐以凉泄，以折其上腾之火势，乃予栀子金花汤加味治之。处方：黄连 3g，黄芩 12g，大黄 1.5g，焦栀子 12g，牡丹皮 15g，龙胆草 1.5g，生石决明（先煎）60g，生牡蛎（先煎）30g，蚕沙 24g，竹茹 12g，生地黄炭 60g，金银花炭 60g。服药 10 剂后，神志渐清，火炽毒盛之证大减，舌质由绛转红、稍被黄苔，脉数无力，宗上方增减。共服药 27 剂，症状消失痊愈出院。［刘沛然．栀子金花汤治疗蛛网膜下腔出血的体会．中医杂志，1985，（8）：45-46]

【临床应用】

1. 肛窦炎　栀子金花汤保留灌肠，药选栀子 20g，黄连 20g，黄柏 15g，黄芩 15g，大黄 10g。浓煎取汁 50ml 保留灌肠，1 次/天，疗程为 1 周。对照组采用甲硝唑注射液保留灌肠。两组干预措施对于肛窦炎均有一定疗效。治疗组控显病例 26 例，控显率为 87%；对照组控显病例 19 例，控显率为 63%。结果表明治疗组明显优于对照组。[冯子轩，孙玉财．栀子金花汤保留灌肠治疗肛窦炎 30 例．中国中西医结合外科杂志．2013，19（3）：330-331]

2. 急性脑出血　对照组：予脱水、降压、预防并发症及对症治疗等西医常规处理。治疗组：在完全遵循上述治疗方案的同时加用栀子金花汤：栀子 15g，黄连 10g，黄芩 10g，黄柏 10g，大黄 6g。每日水煎 1 剂，每次 150ml 鼻饲，每日 2 次。两组均 1 个疗程（7 天）做疗效统计分析。治疗组 60 例，显效 39 例，有效 11 例，无效 10 例，总有效率为 83.33%。对照组 60 例，显效 26 例，有效 10 例，无效 24 例，总有效率为 60%。两组疗效差异有显著性（$P<0.05$），治疗组明显优于对照组。［荣晓琦，张保伟．栀子金花汤治疗脑出血急性期 60 例疗效观察．中国中医急症，2002，11（5）：341]

【临证提要】或大便实，加大黄；自利，不用大黄；如中外有热者，此药作散剉服，名解毒汤；或腹满呕吐，欲作利者，每服半两，解毒汤中加半夏、茯苓、厚朴各三钱，生姜三片；如白脓下痢后重者，加大黄三钱。

【备考】既济解毒丸（《素问病机气宜保命集》卷中）、金花丸（《活法机要》），小金花丸（《保命歌括》卷十）、三黄金花丸（《医方集解》）。

∽ 苦 杖 散 ∾

【来源】《素问病机气宜保命集》疮疡论第二十六。

【组成】苦杖_{不以多少}

【用法】上细末，热酒调下。

【功效】活血散瘀止痛。

【主治】从高处坠下，涎潮昏冒；产后瘀血不散，或聚血。

【方解】苦杖（虎杖）《日华子本草》载其"治产后恶血不下，心腹胀满……扑损瘀血"，本品有较好活血散瘀止痛作用，用治跌打损伤，以及妇人瘀血内停所致恶露不下、经闭、痛经等证。热酒调下，借其行散之功增强活血通络之力。

【验案精选】

急性腰扭伤 陈某某，女，32 岁。扭伤腰部，剧痛难忍。就诊时检查其第 4 腰椎左侧压痛明显，稍动则呼痛。诊为急性腰扭伤。治宜通经活络，祛瘀止痛。方用：虎杖 30g，七叶莲 20g。水煎服 3 剂，霍然而愈。[戴义龙，关荣华. 虎杖治外伤经验举隅. 中国民族医药杂志，1996，（2）：59]

【临证提要】虎杖功善清热祛湿，活血通络，消肿止痛，故对瘀血内停之跌打损伤或女性之经闭、痛经等确有疗效。

∽ 郁 金 散 ∾

【来源】《保童秘要》惊痫。

【组成】郁金_{一两，浆水一升，煮水尽为度} 甘草_{猪胆涂，炙} 马牙硝 天竺黄_{各半}_两 朱砂_{一分}

【用法】上为末，薄荷汤调下半钱。

【功效】清心凉肝，化痰定惊。

【主治】急惊风。

【方解】"小儿急惊者，本因热生于心……小儿热痰客于心胃，因闻声非常，则动而惊搐矣。若热极，虽不因闻声及惊，亦自发搐。"治当去积热以止搐。郁金苦寒，清心凉肝，解郁开窍，为君。天竺黄甘寒，清热豁痰，凉心定惊，为臣。马牙硝清火泄热，软坚通便，使热从下而解；朱砂清热，镇惊安神；炙甘草益气和中；以猪胆涂之，以之苦凉，加强清热之效，共为佐药。薄荷疏风散热，《本草衍义》谓："小儿惊风，壮热，须此引药"，为佐使之助。诸药合用，共奏清心凉肝，化痰定惊之效。

【验案精选】

中风失语 丁某，男，54 岁。因高血压中风，症见：昏迷不知，两手握固，喉间痰鸣，面赤气粗，大便数日未解，舌苔厚腻黄，脉滑数。体温 39.7℃，血压 210/130mmHg。此乃肝阳暴张，阳亢风动，气血上逆，痰火壅盛，清窍闭塞。亟予平肝息风，涤痰开窍。药用：羚羊角 2g，石决明、郁金、玄明粉各 15g，石菖蒲、竹沥、半夏、钩藤、橘红、天竺黄、川贝母、大黄各 10g。水煎鼻饲，日服 4 次，服后腑通热退，神志清醒，血压降至正常。后遗半身不遂。[谢兆丰，谢建华. 郁金治昏迷等急症. 中医杂志，2009，50 (5)：442]

【临证提要】清代夏禹铸在《幼科铁镜》中提出"疗惊必先豁痰，豁痰必先驱风，驱风必先解热，解热必先祛邪"的论点，而本方清心凉肝，化痰定惊，又兼具疏风清热之效，针对病机中痰、热、惊、风而设，为治急惊风常用之方。

～❀ 枣变百祥丸 ❀～

【来源】《素问病机气宜保命集》小儿斑疹论第三十一。

【组成】大戟去骨，一两 枣三个，去核

【用法】上二味，用水一碗，煎至水尽为度，去大戟不用，将枣焙干，可和剂旋丸，从少至多，以利为度。

【功效】泄浊解毒。

【主治】斑疹，大便秘结。

【方解】大戟，苦寒有毒，有消肿散结，泄毒化浊，通利二便之功，《本草图经》载其"治隐疹风及风毒脚肿"，本方用其解毒散结，导热毒从二便而出，用治斑疹、痘疮等属热毒内蕴者。大枣甘缓，顾护脾胃，缓大戟峻烈有毒之性，减少药后反应，使邪去不伤正。本方在钱乙百祥丸基础上，配伍大枣，寓意深刻，体现了"攻邪勿忘扶正"的组方特点。

【验案精选】

斑疹　睦宅一大王，病疮疹，在他医诊治不效的情况下，请钱氏，钱诊后认为：其疹稠密，若非转下，则为逆病，遂用百祥丸治之。（《小儿药证直诀》）

【临证提要】钱乙百祥丸仅用大戟一味，用治热毒所致痘疮初发，寒颤噤牙，身黄紫肿，大便秘结。然大戟苦寒有毒，恐损患儿，因此河间又伍以甘温益脾之大枣，以制其寒性，缓其毒性，顾护脾胃，使邪去而正不伤。

【方论选录】

《东医宝鉴·杂病篇》：大戟性峻，以枣变者，缓其性也。

【备考】百祥丸（《张氏医通》卷十五）、金枣仙方（《串雅外编》卷三）。

～◈～ 治痰千缗汤 ～◈～

【来源】《素问病机气宜保命集》咳嗽论第二十一。

【组成】半夏生末，一两　大皂角去皮子，半两，剉

【用法】上同于绢袋中盛之，用水三升，生姜六七片，同煎至一半，以手操洗之，取清汁，分作三服，食后并服，二服效。

【功效】宣壅导滞，利窍祛痰。

【主治】肺嗽痰唾。

【方解】皂角（荚）味辛咸性温，有小毒，味辛能通利气道，开壅塞之肺气，咸以软化胶结之顽痰，于方中宣壅利窍祛痰，为君药。半夏，治痰之圣药，取其辛温而燥之性，燥湿化痰，散结消痞，助皂角化痰之功，为臣药。用法中加生姜，一则解半夏之毒，二则助君臣药化痰止咳逆，为佐药。诸药

相合，共奏宣壅导滞，利窍祛痰之功。

【验案精选】

慢性阻塞性肺疾病 某某，男，58 岁。2001 年 2 月 28 日就诊。病人反复咳嗽咯痰 16 年，动则气喘 5 年。每年冬季因病情较重常需入院接受治疗。由于反复发作病情逐渐加重。近又犯病多天，西药治疗效果不显，遂要求中医药治疗。症见：咳嗽频作，咯痰不畅，痰黏稠如胶，胸部憋闷，喉间吼鸣，倚息不能平卧，动则气喘加重，痰出后咳嗽及喘憋均减轻，大便不畅，口干口黏，脘腹饱胀，汗出烦热，口唇暗紫，舌质红暗、舌苔白黄厚腻，脉弦滑近数、重按无力、右关弦滑特甚。证属痰浊壅肺，气壅血瘀，郁久化热，肃降失常。治拟涤痰除壅，利气平喘。方以皂荚丸、蠲哮汤（经验方）、千缗汤加减：小牙皂 6g，法半夏 10g，生姜 10g，葶苈子 30g，牡荆子 15g，海浮石 20g，小青皮 15g，广陈皮 15g，生大黄 10g，黄芩 10g，桃仁 10g，青礞石 20g。7 剂，每日 1 剂，水煎服。

二诊：服药后咳出大量浊痰，大便通畅，咳喘憋闷显著改善，烦热汗出已除，能平卧入睡。原方再加桔梗 30g 以加大排痰力度。7 剂，水煎服。

三诊：病人痰浊壅肺证候已趋缓解，惟动则气喘仍见明显，略有咳嗽咯痰，体倦乏力，气短难续，脘腹饱胀，胃纳差，怯寒肢冷，面色无华，唇暗舌暗，苔微腻，脉虚弦滑、右关弦滑明显、右寸细滑。此乃气阳亏虚，痰瘀伏肺，脾虚失运。方用补元汤（经验方）合苓桂术甘汤、香砂六君子汤调理：生黄芪 30g，西党参 30g，白术 15g，炙甘草 10g，全当归 10g，广陈皮 15g，升麻 10g，胡芦巴 10g，补骨脂 15g，桂枝 10g，茯苓 30g，广木香 10g，西砂仁 6g，法半夏 10g，川芎 10g。7 剂，每日 1 剂，水煎服。

四诊：服药后阳虚气弱证候改善，脾虚失运之证显著减轻，继续进原方加减调理，以稳定病情，阻断发展。[洪广祥. 慢性阻塞性肺疾病的辨证施治. 中华中医药杂志，2007，22（7）：454-459]

【临床应用】

慢性阻塞性肺疾病 慢性阻塞性肺疾病中医辨证为痰瘀伏肺型，以千缗汤、苓桂术甘汤、桂枝茯苓丸加减治疗，处方：小牙皂 6g，法半夏 10g，生姜 10g，茯苓 30g，桂枝 10g，炒白术 109，炙甘草 10g，桃仁 10g，牡丹皮 10g，赤芍 20g，青皮 15g，陈皮 10g，葶苈子 15～30g。[洪广祥. 慢性阻塞性肺疾病的辨证施治. 中华中医药杂志，2007，22（7）：454-459]

【临证提要】 本方能宣壅导滞，利窍祛痰，故用治痰涎壅盛之证，尤其顽痰阻肺之咳喘痰多、胸闷气急、难以平卧等证用之，其效更佳。

【备考】本方为《圣济总录》卷六十五"玉液散"之异名。

～∽ 顺 气 散 ∽～

【来源】《素问病机气宜保命集》消渴论第二十三。

【组成】厚朴_{姜制，一两} 大黄_{四两} 枳实_{二钱，炒}

【用法】上剉，每服五钱，水煎食远服。

【功效】通腑泻热。

【主治】消中，热在胃而能食，小便赤黄。

【方解】本方用治胃火炽盛之中消证，多由饮食不节，胃中积热，消谷耗液所致。症见：多食易饥，形体消瘦，大便干结，小便短赤，舌苔黄干，脉滑数等。治宜"微利之为效"。方中大黄苦寒，泻热通便，荡涤胃肠积热，为君药。臣以厚朴，佐用枳实，二药相须为用，行气散结，气机通畅以助大黄泻热通便之力。三药合用，共奏通腑泻热之效。

【验案精选】

唇风 江某，女，10 岁。1994 年 10 月 4 日入我院中医科住院治疗。入院症见：病人上下口唇红肿疼痛，痛如火灼 3 天，局部糜烂，发痒，有黄色液体渗出，结黄色痂壳，并伴有口腔舌溃疡，口开合不利，进食则痛，甚不能进食，面色发红，口干多饮，纳差，倦怠乏力，夜不能寐，大便结，小便黄赤。舌质红、舌边尖可见数个溃疡、舌苔黄腻，脉弦数。曾口服 B 族维生素及静脉滴注青霉素治疗，效不佳。入院拟方：藿香 10g，佩兰 10g，木香 10g，厚朴 15g，枳实 15g，生大黄 20g，桃仁 15g，火麻仁 10g，生甘草 5g。1 剂煎服，疼痛大减，下燥屎数枚，守方 3 剂，4 日治愈出院。[王拥军. 小承气汤临床举隅. 实用中医内科杂志，1996，10（3）：37]

【临证提要】小儿易虚易实，难当猛剂。此方实为仲景之小承气汤，虑其功效较为峻猛，改为散剂，每服五钱，用量较小，以减其猛烈之性。

～ 神 白 散 ～

【来源】《三消论》。

【组成】桂府滑石六两　甘草一两，生用

【用法】上为细末，每服三钱，温水调下。或大渴欲饮冷者，新汲水尤妙。

【功效】清热渗湿。

【主治】真阴素被损虚，多服金石等药，或嗜炙煿咸物，遂成消渴。

【方解】神白散即《黄帝素问宣明论方》卷十之益元散，又名六一散、太白散。用治消渴由"久嗜咸物，恣食炙煿，饮酒过度，亦有年少服金石丸散，积久石热结于胸中，下焦虚热，血气不能制实热，燥甚于胃，故渴而引饮"。其病机关键为三焦肠胃燥热怫郁，气液不能宣行。"淡能渗泄利窍，夫燥能急结，而淡能缓之，淡为刚土，极能润燥，缓其急结，令气通行，而至津液渗泄也。故消渴之人，其药与食，皆宜淡剂。"（《三消论》）选药宜用甘淡之品以清热渗湿。本方重用滑石甘淡寒之品，《本草纲目》指出滑石"甘淡之味，先入于胃，渗走经络，游溢精气，上疏于肺，下通膀胱。肺主皮毛，为水之上源。膀胱司津液，气化则能出也"，于本方清热渗湿利窍，清燥热，宣通气液，故为君药。生甘草清热以助滑石内清燥热，又缓滑石之寒滑重坠太过，为佐使药。二药配伍，内清燥热，宣通气液，共奏清热渗湿之功。

【验案精选】

复发性尿路结石　邹某，男，32岁。1984年8月22日诊。病人于8年前开始间歇性尿痛尿血，诊断为肾结石，服药后分别于1980年、1982年各排出数枚黄豆大结石。近年来前症复发，腹部拍片报告：在输尿管上段阴影约0.8cm×1cm。处方：滑石40g，甘草、琥珀各6g，金钱草60g，冬葵子、车前子各15g。服3剂后，腰腹大痛，突然下移至阴茎，排除一枚0.7cm×0.8cm灰白色结石。嘱以六一散间断冲服，以防复发。[杨家茂．六一散临床应用举隅．四川中医，1991，（12）：12]

【临床应用】

夏季皮炎　处方：六一散18g，黄柏、苍术、陈皮各10g，地肤子15g，苦参10g，白鲜皮15g。辨证加减：伴见身热汗出、心烦口渴、小便短赤、舌红苔黄腻、脉滑数者，加牡丹皮、地榆、马齿苋；若兼见胸闷脘胀、溲赤便溏、舌淡苔白或白腻、脉濡数者，加藿香、佩兰、半夏、茯苓。每日1剂，水煎至300ml，早、晚分2次冲服六一散。外涂以炉甘石洗剂，每日3～6次。治疗夏季皮炎72例，结果治愈61例，有效11例，总有效率为100%。［王微，张磊，秦维娜．加味六一散治疗夏季皮炎临床观察．辽宁中医杂志，2005，32（11）：1159］

【临证提要】 本方药少力薄，单独使用，当以轻证为宜，重证者可加倍服用。阴津亏少，内无湿热，或小便清长者忌用。孕妇忌服。

【方论选录】

《本草纲目》：滑石利窍，不独小便也。上能利毛腠之窍，下能利精溺之窍。盖甘淡之味，先入于胃，渗走经络，游溢精气，上输于肺，下通膀胱。肺主皮毛，为水之上源。膀胱司津液，气化则能出。故滑石上能发表，下利水道，为荡热燥湿之剂。发表是荡上中之热，利水道是荡中下之热；发表是燥上中之湿，利水道是燥中下之湿。热散则三焦宁而表里和，湿去则阑门通而阴阳利。刘河间之用益元散，通治表里上下诸病，盖是此意，但未发出尔。

神芎丸

【来源】 《黄帝素问宣明论方》卷四。

【组成】 大黄 黄芩各二两 牵牛 滑石各四两

【用法】 上为细末，滴水为丸，如小豆大，温水下十丸至十五丸，每服加十丸，日三服，冷水下亦得。或炼蜜丸愈佳；或久病热郁，无问瘦悴老弱，并一切证可下者，始自十丸，每服加十丸，以利为度。如常服此药，但除肠垢积滞，不伤和气，推陈致新，得利便快，并无药燥骚扰，亦不困倦虚损，颇遂病人心意。或热甚必须急下者，便服四五十丸。未利再服，以意消息。三五岁孩儿，丸如麻子大。

【功效】 除痰饮，消酒食，清头目，利咽膈，能令遍身结滞宣通，气利而愈，神强体健，耐伤省病，常服保养。

【主治】 一切热证；并妇人经病，及产后血滞，腰脚重痛，小儿积热，惊风抽搐。

【方解】本方清热除湿，解毒消痰，泻下导滞，可治一切热证。方中大黄泻热通便，釜底抽薪；黄芩清热燥湿，泻火解毒；牵牛子泻下攻积，消痰涤饮；滑石清热祛湿，利尿通淋。故本方可清热除湿，通畅二便，清利三焦，宣通郁结，达推陈致新之效。

【临床应用】

2 型糖尿病 神芎丸加味治疗 2 型糖尿病 76 例，疗效满意。基本方：大黄 3g，黄芩 30g，滑石 6g，牵牛子 3g，黄连 12g，川芎 9g，薄荷 12g。肺胃热盛型加石膏 15～30g，知母 9～12g，生地黄 30g；气阴两虚型加黄芪 30g，山药 30g，黄精 12g，白术 10g；阴阳两虚型加附子 9g，肉桂 3g，黄芪 30g，党参 30g，菟丝子 12g，枸杞子 12g，泽泻 10g，茯苓 15g；挟瘀者加三七粉（冲）3g，水蛭粉（冲）1g，红花 10g，鸡血藤 12g，桃仁 10g。每日 1 剂，水煎服。4 周为 1 个疗程，可连用 2～3 个疗程。治疗期间，将病人原服用的西药降糖药逐步减量。治疗结果为临床治愈 10 例，好转 54 例，未愈 12 例，总有效率为 84.2%。[安玲，张忠民，李真. 神芎丸加味治疗 2 型糖尿病 76 例. 中国民间疗法，2001，9（9）：31]

【临证提要】凡此一法，此药至善，常服二三十丸，以利脏腑，但有益无损。或妇人血下恶物，加桂枝半两。病微者常服，病重者亦取利，因而结滞开通，恶物自下也。此方除脏腑滑泄者，或中寒脉迟者，或妇人经病、产后，血下不止者，及孕妇等，则不宜服。除此以外，一切风热杂病，闷壅塞，神气不和，或平人保养，常服自显其功。若以效验，观其药味，则非明本草造化之理者，不可得而知其然也。或以一法，加黄连、川芎、薄荷等各半两，治一切头目晕眩者愈佳。

【备考】加减三黄丸（《绀珠集》卷下）、神芎导水丸（《医学纲目》卷四）、导水丸（《保命歌括》卷四）。

～∽ 神 芎 散 ∽～

【来源】《黄帝素问宣明论方》卷三。

【组成】川芎　郁金各二钱　荆芥穗　薄荷叶　红豆各一分

【用法】上为末，入盆硝二钱，研匀，鼻内嗑二三剜耳许，力慢加药。病甚兼夜嗑。

【功效】疏风止痛，清热解毒。

【主治】风热上攻，头目眩痛，上壅鼻塞眼昏，并牙齿闷痛。

【方解】方中川芎上行头目，祛风止痛，为君药。郁金清心凉血，活血止痛；荆芥穗、薄荷疏风散邪，清利头目，用为臣药。红豆清热解毒；芒硝清热泻下，用为佐药。诸药相合，共奏疏风止痛，清热解毒之效，用治风热上攻之头面诸疾。

【验案精选】

痛疽　邱汝诚面生疽，即买药铺四所合神芎散丸予之，曰：以此疗之。其人怒，不肯服，归而告人。人曰：未必非良法也，服之即瘥。盖其人嗜酒，此丸实去酒病云。[明·江瓘著；清·魏之琇撰. 名医类案正续编. 太原：山西科学技术出版社，2013：747]

【临证提要】本方用治风热上攻所致之头痛。若前额痛甚，可酌加葛根；枕部痛甚，可加藁本；而头两侧或巅顶痛甚，当加重川芎之用量。

～❀ 厚 朴 丸 ❀～

【来源】《素问病机气宜保命集》卷中。

【组成】厚朴二两半　黄连二两半　紫菀去苗土　吴茱萸汤洗七次　菖蒲　柴胡去苗　桔梗　皂角去皮弦子，炙　茯苓去皮　官桂刮　干姜炮，各二两　人参二两　蜀椒二两，去目闭口者，微炒出汗　川乌头炮裂，去皮脐，二两半

【用法】上为细末，入巴豆霜一两和匀，炼蜜和为丸如剂。旋丸桐子大，每服三丸，渐次加至以利为度，生姜汤下，食后临卧服。

【功效】温中祛痰，降逆止呕。

【主治】反胃吐逆，饮食噎塞，气上冲心，腹中诸疾。

【方解】胃气虚寒，胃失和降，而致反胃吐逆，饮食噎塞等证。方中厚朴辛温，理气化湿，消胀除满；黄连苦寒，清热燥湿。吴茱萸、肉桂、干姜、花椒、川乌温中散寒，行气止痛。紫菀、石菖蒲、柴胡、桔梗、皂角、人参、茯苓、巴豆霜，健脾利湿，行气祛痰，为佐药。

【验案精选】

顽固呕吐泄泻 徐某某，男，46 岁。主诉 4 个月来，经常恶心、呕吐，严重时不能进食，呕吐清水，卧床不起，伴胸腹隐痛，手足不温，全身畏寒，甚至热天亦如此。大便日 2～3 次，较稀，时带黄白黏液。舌苔白，脉弦。辨证：脾胃虚寒，升降失职。治法：温中散寒，健脾和胃。处方：党参、茯苓、陈皮、生姜各 12g，吴茱萸、大枣、桂枝、厚朴、桔梗、甘草各 9g。服用 2 剂后，呕吐次数减少，胸腹隐痛明显减轻。[王池卿．顽固呕吐泄泻治验一例．武汉医学院学报，1978，（2）：76]

【临证提要】 方中温热之品居多，故反胃吐逆属热者不宜使用。

【备考】 温白丸（《外台秘要》卷十二引《崔氏方》）。

～◦ 独 圣 散 ◦～

【来源】《素问病机气宜保命集》卷中。

【组成】 瓜蒂一两

【用法】 上剉如麻豆大。炒令黄色，为细末，每服量虚实久新，或三钱药末。茶一钱，酸齑汁一盏调下。

【功效】 涌吐痰涎。

【主治】 诸风膈实，诸痫痰涎，津液涌溢。杂病亦然。

【方解】 诸风膈实，诸痫痰涎，遵《素问·至真要大论》"其高者，引而越之"之理，采用涌吐痰涎之法。方中瓜蒂苦，寒，有毒，善于涌吐痰涎宿食，为君药。臣以酸苦之酸齑汁，增强涌吐痰涎之力。

【验案精选】

1. 劳嗽 刘氏男子，年二十余，病劳嗽咯血，吐唾黏臭不可闻，秋冬少缓，春夏则甚，寒热往来，日晡发作，状如痎疟，寝汗如水。累服麻黄根、败蒲扇止汗，汗自若也。又服宁神散、宁肺散止嗽，嗽自若也。戴人先以独圣散涌其痰。痰如鸡黄，汗随涌出，昏愦三日不醒，时时饮以凉水，精神稍开，饮食加进。乃与桂苓甘露饮、人参半夏丸，服之不辍，数日乃愈。（《古今医案按》）

2. 哮喘 某某，男，3 岁。咳嗽气喘 2 天，声如电锯，伴发热流涕，纳差腹胀，嗳腐吞酸，舌苔厚腻微黄，脉滑数。证属食滞生痰，复感风寒，肺失宣降。用独圣散6g，沸水60ml调澄，待温，取清汁灌服约20ml，即吐，吐出宿食及较多痰涎如胶黏状，少顷，遍身汗出，渐热退脉静，咳止喘平。[瞿桂凤.独圣散临床应用举隅.四川中医，1998，16（4）：56]

【临床应用】

糖尿病 取瓜蒂0.3～0.9g，加水400ml左右煎2次，把两次煎液混加在一起，取液500～600ml分3～4次口服，早晨服150～200ml，中午服80～150ml，晚上口服80～100ml，睡前服80～100ml，如果病人无呕吐可增加口服剂量，如病人有呕吐可减少口服量，不吐为适。瓜蒂液治疗糖尿病25例，显效23例（92%），无效2例（8%）。[刘铜山.瓜蒂液治疗糖尿病25例.临床荟萃，1992，7（4）：183-184]

【临证提要】 如吐风痫病者，加全蝎半钱，微炒；如有虫者，加狗油五七点，雄黄末一钱，甚者加芫花末半钱，立吐其虫；如湿肿满者，加赤小豆末一钱。故此不可常用。大要辨其虚实。实则瓜蒂散，虚则栀子豉汤，满加厚朴，不可一概用之。吐罢可用降火、利气、安神、定志之剂。治风痫病不能愈者，从厚朴丸。宜春秋加添外，又于每一料中加人参、石菖蒲、茯神去木，各一两半。上根据厚朴丸春秋加添法，和剂服饵。

养血当归地黄散

【来源】《素问病机气宜保命集》卷中。

【组成】 当归　地黄　芍药　川芎　藁本　防风　白芷各一两　细辛五钱

【用法】 上㕮咀，依前煎服。

【功效】 祛风，止痉，养血。

【主治】 破伤风兼血虚。

【方解】 风毒盛而鼓风入血，风入而更耗其血，治疗宜祛风养血为度。方中当归、地黄滋阴养血，血足风自息，为君药。藁本、防风、白芷祛风解表，为臣药。芍药养血柔肝；川芎活血行气；细辛祛风散寒，温通气血，共为佐药。诸药相合，共成祛风养血之剂。

【验案精选】

破伤风 某某，女，28 岁，农民。在家分娩（老法接生）1 周后，出现牙关紧闭，阵发性抽搐。诊见：病人神志欠清，体温 38.2℃，苦笑面容，颈项强直，稍遇刺激则发生抽搐，出现角弓反张现象，舌红绛、无苔，脉弦紧。诊断：产后破伤风。证属气血两虚，风毒壅经，营卫不宣，筋脉拘急。治以补血清热，解痉祛风。方用当归地黄汤合五虎追风散加减：当归 12g，生地黄 15g，白芍 15g，川芎 8g，白芷 12g，防风 10g，胆南星 8g，天麻 10g，黄连 5g，黄芩 10g，赤芍 10g，全蝎 4g，僵蚕 10g，蝉蜕 12g，钩藤 12g。服 2 剂抽搐停止，项背强直缓解，口能张开，并进少量流汁。原方再服 2 剂，病情稳定，未见抽搐现象，唯头项及全身关节肌肉酸痛，舌红，脉细弱。此邪气已去，正气未复，血不养经。以当归地黄汤加味治之：当归 10g，地黄 15g，白芍 12g，人参 8g，川芎 8g，防风 10g，白芷 12g，秦艽 12g，威灵仙 10g。服 4 剂而愈。［叶兆金 . 当归地黄汤合五虎追风散治愈破伤风 1 例 . 江西中医药，1999，30（5）：60］

【临床应用】

偏头痛 组方：当归 15g，熟地黄 12g，川芎 9g，白芍 9g，防风 9g，白芷 9g，藁本 6g，细辛 3g。加减：发作期肝阳偏亢者加天麻、僵蚕各 9g，石决明 30g；肝火郁盛者加柴胡、黄芩各 9g；挟痰浊呕者加法半夏、生姜各 9g；兼风寒者加羌活、荆芥各 9g；兼风热者加菊花 9g，生石膏 30g；发作痛甚者加全蝎 3g，蜈蚣 3 条，共为末冲兑，另用生川乌为末，醋调外涂痛处；发作终止或间歇期但进原方。水煎，每日 1 剂，分温再服，连服 2 周。［张梅友 . 当归地黄汤治疗偏头痛 39 例 . 湖南中医杂志，2004，20（6）：34］

【临证提要】 破伤风乃外风入侵，筋脉痉挛之证，当以祛风止痉为要。然风邪易伤阴血，故本方在大队风药基础上，加当归、地黄、芍药以益阴养血。

～∽ 枳 壳 汤 ∽～

【来源】《素问病机气宜保命集》咳嗽论第二十一。

【组成】 枳壳 桔梗 各三两 黄芩 一两半

【用法】上同剉麸炒，去穣，三两，每日早，用二两半，水三盏，煎至二盏，匀作三服，午时一服，申时一服，临卧时一服，三日七两半药尽，服生半夏汤。

【功效】理气清肺化痰。

【主治】久痰胸膈不利，多上焦发热。

【方解】上焦（肺）有热，热灼肺津，又肺失宣肃，津液不布，痰热内生。痰热内蕴，阻滞气机，故胸膈不利。治宜理气清肺化痰。枳壳行气消痰，宽胸散结，"气下则痰喘止，气行则痰满消，气通则痛刺止"，为君药。臣以桔梗开宣肺气，祛痰利气。君臣相伍，升降气机，通肺利膈下气。黄芩清泻肺热，为佐药。三药相合，共奏理气清肺化痰之效。

【验案精选】

喘证危候　白某，男，59 岁。素有宿痰，咳嗽胸闷气喘，寒热似疟，结合胸透及化验检查诊为肺炎。用解表化痰药不济，病情有进无退。仰卧，痰稠黏如胶，3 日饮食不进，口干欲饮；7 日后呼吸急促，水入呛咳不已，精神萎靡，病至垂危。此属痰热壅肺。以清热化痰，润燥生津法。方用：竹沥 100ml，鱼腥草 30g，黄芩 10g，当归 15g，炒杏仁 12g，桔梗 12g，枳壳 15g，茯苓 15g，北沙参 15g，石斛 12g，桑白皮 15g，甘草 3g，水煎服。连进 2 剂，病无进退。再煎 1 剂，药汁与竹沥各半兑服。下午 2 时服头煎，6 时服二煎，至夜半顿觉黏痰大减，气喘胸闷亦缓，欲翻身坐起；继服三煎，次晨知饥索食。守方再进 1 剂，可扶床行走，4 日后即可出门，改用补气滋阴法善其后。
［苗学勤 . 喘证危候治案 . 吉林中医药，1993，(4)：14］

【临证提要】方中枳壳行中有降，桔梗开宣肺气，二药一升一降，宣降肺气，是理肺的常用组合。

～∽ 枳 壳 汤 ∽～

【来源】《素问病机气宜保命集》妇人胎产论第二十九。

【组成】枳壳三两，炒　黄芩一两

【用法】上为粗末，每服半两，水一盏半，煎一盏，去滓温服，治产前胀满，身体沉重，枳壳汤中加白术一两。

【功效】清热顺气安胎。

【主治】妇人怀胎腹胀。

【方解】本方用治妊娠心腹胀满属气滞兼火者。治当顺气清热安胎。故方用作用缓和之枳壳行气开胸，宽中除胀，为君药。臣以黄芩清热安胎。二药共奏清热顺气安胎之效。

【验案精选】

胎动不安 王某，女，26岁。妊娠近4个月，腰酸痛半个月，因劳累后阴道流血，量中等、色红，腰酸腹坠。病人形体消瘦，口干不欲饮，气短乏力，二便正常，舌红苔薄，脉滑细。中医诊为胎动不安。证属肾虚气伤，系胞无力所致。治宜补肾益气，止血安胎。药用：菟丝子、桑寄生、仙鹤草各20g，黄芪、川续断、党参、阿胶、茜草炭各15g，黄芩、枳壳各10g，甘草7.5g，水煎服。服用3剂后，阴道流血已止，腰酸腹坠已减轻，食少纳呆，时有恶心，继以滋补肝肾，健脾和胃之方药。药进1周，诸症皆除，病告痊愈。[张雅丽，李凤男，孙桂明. 妇科验案二则. 陕西中医，1998，19（12）：558]

【临证提要】黄芩苦寒伤胃，故脾胃虚弱者当慎用，或酌加白术以补气健脾。

∽ 枳 壳 汤 ∾

【来源】《素问病机气宜保命集》妇人胎产论第二十九。

【组成】枳壳半两　黄芩半两　白术一两

【用法】上为粗末，每服五七钱，水一盏，煎至七分，食前，空心服。

【功效】补气清热安胎。

【主治】妇人胎漏，及因事下血。

【方解】脾主运化，为气血生化之源，脾虚则气血生化不足，固摄无权，胎失所养，易发生胎漏下血、胎动不安等。故方中重用白术以补气健脾，脾健则固摄有权，气血生化有源，如《本草正义》云："妊娠养胎，依赖脾土，术能健脾，故主安胎"，为君药。枳壳"健脾开胃，调五脏"（《日华子本草》），助白术健运脾胃，且顺气宽中，使补而不滞，为臣药。佐以苦寒之黄芩清热安胎，并制白术温燥之性，防其温燥太过而耗血动血。三药相合，补气、顺气、清热并用，补而不滞，温而不燥，尤宜于气虚有热之妊娠胎漏及因事下血者。

【验案精选】

妊娠便秘 周某，女，28 岁，教师。1989 年 10 月 21 日初诊。病人怀孕 6 个月，近 1 个月来大便秘结，3～4 日一行，干结难解。每因大便秘结而心烦不安，伴有口干欲饮，时有腹胀。因恐服泻下通便药而堕胎，故未治疗。诊脉细滑，舌质偏红、苔薄。证属妊娠阴血不足，肠道传化失司。法拟宣通肺气，养阴润燥。药用：杏仁、生紫菀、白术、石斛各 10g，桔梗、炒黄芩各 8g，陈皮、枳壳各 4g，甘草 6g。5 剂。

二诊：病人服药后大便易行，每日 1 次，口干渐解。但停药数日后，又见大便难解，腰部微酸，舌质偏红、苔薄，脉象细滑。治宗原法佐以补肾安胎。原方去陈皮，加枸杞子、续断各 10g，继予 5 剂。[汤昆华. 妊娠兼症案. 江苏中医，1992，(5)：17]

【临证提要】 枳壳理气宽中，行滞消胀，其性味、归经与枳实相同，但作用较为缓和，故孕妇可适当用之。

【备考】 枳芩散（《郑氏家传女科万金方》卷三）。

～ 桔 梗 散 ～

【来源】《素问病机气宜保命集》卷中。

【组成】 薄荷一钱　黄芩一钱　甘草一钱　桔梗半两　连翘二钱　山栀子一钱

【用法】 上剉，每服五钱，秤半两，水煎，加竹叶。

【功效】 疏风清热，解毒利咽。

【主治】 热在上焦，积于胸中，身热脉洪，无汗多渴；热肿喉痹。

【方解】 热在上焦，郁于咽喉，故用桔梗解毒利咽，为君药。连翘、栀子、薄荷宣散上焦风热，解毒利咽喉，为臣药。黄芩清热泻火，为佐药。甘草与桔梗相伍能解毒利咽，调和诸药，为佐使。诸药相合，共奏疏风清热，解毒利咽之功。

【验案精选】

1. 灼口综合征 某某，女，47 岁。舌尖灼热，伴口干、口苦近 2 年。稍进辛辣食物则症状加重，舌尖起裂口，外院诊断为"灼口综合征"。现心下痞满，大便干燥，2~3日一行，心烦易怒，少寐疲乏。舌尖红、苔白厚，脉细缓。证属素体阴虚，兼见痰热扰心。先拟清心涤痰。处方：刘氏桔梗散合黄连温胆汤加减。组方：薄荷（后下）、黄连、炒栀子、槟榔、芦荟、炙远志、砂仁（后下）各10g，桔梗、黄芩、连翘、竹茹、法半夏、茯苓各15g，竹叶、枳实、郁李仁、柏子仁各20g，酸枣仁30g，甘草3g。

二诊：上方服7剂，诸症有好转，白厚苔渐褪，大便稍通畅，原方减芦荟、远志；加麦冬、薏苡仁各15g。

三诊：上方服7剂，症状明显缓解。四、五诊先后减去薄荷、栀子、竹叶、竹茹、槟榔；加生地黄10g，白芍15g，玄参、明沙参各20g。再服10剂而愈。[黄伟旋，房明东，张之文．张之文教授运用刘氏桔梗散治疗上焦热证经验．四川中医，2011，29（2）：6-8]

2. 风热咳嗽　某某，男，69岁。咳嗽2周，咳少量黄痰，咳痰不利，伴咽喉痒痛，流黄浊涕。颜面潮红，时潮热，舌红、苔黄偏厚，左脉中取较弦。病人体胖，呈痰湿体质，素有高血压病史。诊断：风热挟同肝热，犯肺而咳。处方：刘氏桔梗散、泻白散、小陷胸汤合方加味。药用：薄荷（后下）、炒栀子各10g，荆芥、竹叶、黄芩、法半夏、全瓜蒌、杏仁各15g，辛夷、桔梗、枳壳、连翘、桑白皮、地骨皮、前胡各20g，甘草3g。

二诊：上方服3剂后，咳嗽缓解，咳痰较容易。原方减辛夷；加麦冬15g。

三诊：原方再服3剂，诸症基本缓解，脉象依然弦劲。原方减荆芥、竹叶、前胡、连翘；加益母草、车前草、钩藤（后下）各20g，牡蛎（另包）30g，麦冬15g。[黄伟旋，房明东，张之文．张之文教授运用刘氏桔梗散治疗上焦热证经验．四川中医，2011，29（2）：6-8]

【临证提要】　如大便秘结加大黄半钱。

【备考】　桔梗汤（《此事难知》）、甘桔汤（《医统》卷六十五引《拔粹》）、甘草汤（《医钞类编》卷十二）。

∽ 枳实丸 ∽

【来源】　《素问病机气宜保命集》卷中。

【组成】　枳实五钱，麸炒　白术一两

【用法】上为细末，烧饼为丸，如桐子大，每服五十丸，米饮下。

【功效】行气，健脾，消食。

【主治】气不下降，食难消化。

【方解】脾气虚弱则运化无力，致食积内停，阻滞气机，气不下降，食难消化。方中白术苦、甘、温，能补气健脾，补脾胃之元气，为君药。臣以苦寒枳实，泄心下痞闷。烧饭和药，与白术协力，滋养谷气为佐药。诸药共奏行气健脾消食之功。

【验案精选】

1. 臌胀　一人年三十余，酒色不谨，腹胀如鼓，医用平胃散，莪术溃坚汤，罔效。汪诊脉皆浮濡近快，曰：此湿热甚也。痛远酒色，庶或可生。渠谓甚畏煎药。汪曰：丸药亦可，遂以枳术丸加厚朴、黄连、当归、人参、荷叶，烧饭丸服，一月果安。越三月余，不谨，复诊之，曰：无能为矣。脐突长二尺余，逾月而卒。夫脐突寸余者有矣，长余二尺者，亦事之异，故志之。（《名医类案》）

2. 糖尿病胃轻瘫　某某，男，46 岁。因糖尿病 12 年，腹胀、恶心 4 个月，呕吐、腹泻 1 周入院。入院后综合症状、体征及实验室检查，诊断为：糖尿病胃轻瘫，糖尿病肠病，2 型糖尿病。针对胃轻瘫症状给予莫沙比利 10mg，3 次/天，口服。服药 3 天，呕吐症状好转，腹泻症状加重，并伴有大便失禁，给予止泻剂，但呕吐症状又加重。换用中药汤剂口服，病人表现为食入即吐，形瘦乏力，肢冷便溏，舌淡，脉沉细。予以理气降逆，健脾温胃之剂：白术 15g，枳实 30g，陈皮 20g，竹茹 10g，生姜 10g，党参 15g，旋覆花 10g，赭石 30g，薏苡仁 10g，白扁豆 10g，厚朴 10g，半夏 10g，甘草 6g。水煎 200ml，频服。用药 3 剂，病人呕吐症状好转，腹泻减轻。继用本方 6 剂，呕吐症状消失，病人乏力症状亦好转，进食较前明显增加，于是调整胰岛素用量，维持血糖稳定。上方去竹茹、旋覆花、赭石；加茯苓 15g，白芍 10g，肉桂 6g。用药 12 剂，呕吐、腹泻均止，精神状态与体质明显恢复出院。[魏玉玲，李豫川．枳术丸治疗糖尿病胃轻瘫．中国实用神经疾病杂志，2009，12（17）：92-93]

【临床应用】

1. 胃食管反流病　治疗组以枳术丸加减方：枳壳 30g，白术 15g，吴茱萸 2g，黄连 5g，半夏 10g，白芍 10g，浙贝母 10g，煅瓦楞子 15g。水煎服，每日 1 剂，分 2 次服，每次 100ml，餐前半小时服。伴食管炎者，药液浓缩为

50ml，加入白及粉 10g、蜂蜜 10g，服后平卧 10～15 分钟。对照组以雷尼替丁片 0.15g，每天 2 次；西沙比利片 10mg，每天 3 次，均餐前服。两组均以 8 周为 1 个疗程，治疗 1 个疗程评定疗效。分别检测和记录两组治疗前后症状评分、内镜检查、食管压力测定、24 小时 pH 监测和胃动素，观察上述指标治疗前后两组间变化情况。结果：两组治疗后其症状积分、食管压力测定、24 小时 pH 监测和血胃动素水平均较治疗前有改善（$P<0.05$），且治疗组较对照组改善更为明显（$P<0.05$）。结论：枳术丸加减方具有较好的治疗 GERD（胃食管反流病）效果。[陈建永，邱建荣，潘锋，等. 枳术丸加减治疗胃食管反流病的临床观察. 中国中西医结合杂志，2004，24（1）：25-27]

2. 胃下垂 枳术丸合补中益气汤组成为基本方：黄芪 15g，党参 15g，炙甘草 15g，当归 10g，陈皮 6g，升麻 12g，柴胡 12g，生姜 9 片，大枣 6 枚，生白术 30g，炒枳实 30g。临证加减：反酸、胃脘烧灼，加黄连、吴茱萸；胃脘疼痛明显，加金铃子、延胡索；呕吐，加旋覆花、赭石；脾气虚弱，痰浊中阻，加茯苓、清半夏；胃脘嘈杂，加沙参、麦冬、玉竹；上腹胀满明显，加木香、厚朴；女子闭经，加紫河车、枸杞子。选择胃下垂病人 58 例，随机分为治疗组 31 例，对照组 27 例。治疗组用枳术丸合补中益气汤联合伊托必利片，对照组单用伊托必利片口服。两组均 4 周为 1 个疗程，连续治疗 3 个疗程后判定疗效，治疗结束后再随访 4 周，共观察 16 周。结果：治疗组显效率 51.61%、有效率 83.87%，对照组显效率 29.63%、有效率 59.26%，两组疗效比较，治疗组显效率、有效率明显高于对照组（$P<0.05$）。结论：采用枳术丸合补中益气汤平衡升降法，是治疗胃下垂有效的方法。[吴东昆，郭娟. 枳术丸合补中益气汤平衡升降治疗胃下垂 31 例. 中医药临床杂志，2012，24（7）：641-642]

【临证提要】 本方为治脾虚气滞食积证之常用方。临证以食少脘痞，舌淡苔白，脉弱为辨证要点。

【方论选录】

1.《删补名医方论》：李杲曰：白术苦甘温，其苦味除胃中之湿热，其甘温补脾家之元气，多于枳实一倍，枳实味苦温，泄心下痞闷，消胃中所伤，此药下胃所伤不能即去，须一二时许，每乃消化，先补虚而后化所伤，则不峻厉矣，荷叶状如仰盂，于卦为震，正少阳甲胆之气，饮食入胃，荣气上行，即此气也，取之以生胃气，更以煨饭和药，与术协力滋养谷气而补脾胃，其利大矣，若用峻厉之药下之，传变诸证，不可胜数。

2.《景岳全书》：洁古枳术丸，以白术为君，脾得其燥，所以能健，然佐以枳实，其味苦峻，有推墙倒壁之功，此实寓攻于守之剂，惟脾气不清而滞胜者，正当用之，若脾气已虚，非所宜也，今人不察，相传为补脾之药，而朝吞暮饵，或以小儿瘦弱而制令常服，则适足以伤其气助其瘦耳，用宜酌也。

~∾ **茯 苓 汤** ∾~

【来源】《素问病机气宜保命集》卷中。

【组成】白术一两　茯苓去皮，七钱半

【用法】上咬咀，水煎一两，食前服。

【功效】健脾燥湿。

【主治】湿泻。

【方解】白术苦甘温，健脾燥湿止泻，为君。茯苓渗湿健脾止泻，为"除湿之圣药也"（《用药心法》），为臣药。二药相合健脾祛湿而止泻。

【验案精选】

小儿泄泻　樊某，男，8个月。1987年12月4日初诊。其父代诉患儿十多天前开始腹泻，泻下之物如蛋花，日泻7～8次，不思饮食。曾用婴儿素、乳酶生等治疗，效果欠佳，延余诊治。诊见：形体消瘦，面色萎黄，精神萎靡不振，腹胀，舌淡、苔厚腻，指纹沉滞。此乃脾胃虚弱，湿阻中焦，运化无权。治宜健脾益胃，除湿止泻。拟方：党参10g，山楂、神曲各6g，猪苓、茯苓各5g，白术、谷芽、车前子各3g，陈皮、厚朴各2g。每日1剂。连服2剂，恙除病愈。随访1年未见复发。［杨从军. 参术二苓汤治疗小儿泄泻46例. 陕西中医，1990，11（5）：225］

【临证提要】食入而泻，谓胃中有宿谷也，当加枳实五钱。酒入而泻，湿热泻也，加黄芩五钱。

～ 桂枝羌活汤 ～

【来源】《素问病机气宜保命集》卷中。

【组成】桂枝　羌活　防风　甘草炙，各半两

【用法】上为粗末，每服半两，水一盏半，煎至一盏，温服清，迎发而服之。

【功效】解肌发表。

【主治】疟病，处暑前，头痛项强，脉浮，恶风有汗。

【方解】《黄帝内经》曰："五脏皆有疟，其治各别。"疟分六经，故仿仲景伤寒例，君以桂枝、羌活解肌发表，以散太阳之邪。防风祛风散邪，助君药解散在表之风邪，为臣药。炙甘草益气和中，调和诸药，用为使药。

【验案精选】

风寒头痛　某某，男，65岁。后头痛已久，由感寒引起，近来夜寝殊倦，舌溃带蓝，脉沉弦。制川乌6g，当归9g，桂枝9g，防风9g，羌活9g，大枣3枚。3剂。药后头痛大减，续方3剂而愈。[戴克敏.姜春华教授治疗头痛医案.天津中医，1987，(1)：5]

【临证提要】如吐者，加半夏曲等份。

【方论选录】

《医方集解》：此足太阳药也。疟分六经，故仿仲景伤寒例，以防风、羌活散太阳之邪，而以桂枝主有汗也。

～ 桂苓甘露散 ～

【来源】《黄帝素问宣明论方》卷六。

【组成】茯苓一两，去皮　甘草二两，炙　白术半两　泽泻一两　桂半两，去皮　石膏二两　寒水石二两　滑石四两　猪苓半两

【用法】上为末，每服三钱，温汤调下，新水亦得，生姜汤尤良。小儿每服一钱，同上法。此药下神金丸，止泻痢无不验也，并解内外诸邪所伤湿热。

又一方，却不用猪苓，或日三服，不计时候。

【功效】清解暑热，化气利湿。

【主治】伤寒中暑，冒风饮食，中外一切所伤，传受湿热内甚，头痛口干，吐泻烦渴，不利间小便赤涩，大便急痛，湿热霍乱吐下，腹满痛闷，及小儿吐泻惊风。

【方解】本方证之病机既有暑热所伤，又有水湿内停。治当清解暑热，化气利湿。方中滑石甘寒滑利，功善清解暑热，利水渗湿，切中病机，重用为君。寒水石、石膏皆性寒之品，协助滑石清热解暑，共为臣药。白术甘苦而温，健脾燥湿；桂枝温阳化气以行水；并可制约君、臣药之寒凉重坠，使寒而不遏；水湿内停，故用泽泻、茯苓、猪苓利水渗湿，使邪从小便而出，上五味均为佐药。甘草益气和中，协助白术、茯苓以健脾，使清利而不伤正，兼调和药性，为佐使药。诸药相合，共成清解暑热，化气利湿之方。

【验案精选】

1. 霍乱 江应宿治一妇人，六月中旬病霍乱，吐泻转筋。一医投藿香正气散，加烦躁面赤，揭衣卧地。予诊视：脉虚无力，身热引饮。此得之伤暑，宜辛甘大寒之剂，泻其火热。以五苓散加滑石、石膏，吐泻定，再予桂苓甘露饮而愈。［明·江瓘.名医类案.北京：人民卫生出版社，1957：109］

2. 久痢 某，当年久痢，用三神丸得效，是脾肾两因，兼理气分之滞，体质阳虚，遇冷病加。今病起长夏，小水不通，必系夏热阻其宣化，久则气血凝着而为肠红。先与桂苓甘露饮，分消其湿。白术、茯苓、猪苓、泽泻、滑石、桂心。［清·叶天士.临证指南医案.上海：上海科学技术出版社，1959：498-499］

【临证提要】方中药物多寒凉、渗利之品，故脾气虚弱，肾气不足者，当慎用。

【方论选录】

《医方考》卷一：夏月引饮过多，小便不利，湿热为病人，此方主之。三石所以清六府之热，五苓所以利三焦之湿。河间此方，诚治湿热之简捷者。

～◎ 桂枝葛根汤 ◎～

【来源】《伤寒标本心法类萃》卷下。

【组成】桂枝 芍药 甘草各二钱半 生姜四钱 大枣二枚 葛根五钱二分

【用法】上作二服，水煎，取微汗。

【功效】解肌发表，生津舒筋。

【主治】风邪客于太阳经输，营卫不和之恶风，汗出，项背强几几。

【方解】本方是由桂枝汤加葛根而成，其主治证是因风邪客于经脉，经气不畅，气血不利所致。治宜解肌祛风，生津舒筋。方用桂枝汤（桂枝、芍药、生姜、大枣、甘草）解肌发表，调和营卫；葛根既助桂枝汤解肌祛风，又可生津舒筋。

【验案精选】

1. 颈椎病 张某某，女，39岁。3年前开始出现颈项强痛不适，伴轻微头晕及后枕部酸胀痛，每因久坐伏案劳累或受凉后症状加重，近半年症状反复发作，并伴有双肩胛部酸胀痛及头晕、头痛症状。3天前病人因受凉而致颈强痛及头晕、头痛症状加重，出汗、恶风、行走发飘感，舌淡红、苔薄白，脉浮缓。颈椎CT检查示：颈3～4、颈4～5椎间盘突出，颈椎退行性变。中医诊断：项痹（寒客筋脉，脑海失养）；西医诊断：颈椎病（混合型）。予以桂枝加葛根汤加减治疗。处方：葛根20g，桂枝10g，白芍15g，甘草10g，生姜10g，大枣10枚，羌活12g，当归15g，川芎10g。3剂，水煎取汁分3次服，每日1剂。

服3剂后病人复诊，颈项强痛，头痛，汗出，恶风等症状消失，仍感轻微头晕，余未诉不适，查舌淡红、苔薄白，脉细涩。郭剑华在上方的基础上去生姜、大枣，加狗脊12g，茯苓12g，党参15g，白术15g。5剂，每日1剂以善后。［刘渝松．桂枝加葛根汤治疗颈椎病．中国中医药报，2010-6-28，（4）］

2. 痉证 徐某某，男，31岁。1986年12月15日诊。发热恶寒，四肢抽搐，两目上视，角弓反张，头痛，呕吐，面白形弱，神志模糊，额头汗出，言语不清，伴呻吟。舌质淡、苔薄白，脉细弱。诊断：痉证（气血亏虚，邪壅经络）。急投桂枝葛根汤原方：桂枝10g，白芍15g，炙甘草5g，干姜4g，

大枣4枚，葛根10g。1剂上症悉除。[李艳君. 审证用药中肯綮. 陕西中医函授，1988，（6）：53]

【临床应用】

颈椎病　方药组成：桂枝12g，赤芍15g，甘草10g，生姜10g，大枣15g，葛根20g。神经根型加威灵仙12g，姜黄15g，当归15g，防己12g，木瓜12g；交感型加浮小麦30g，生黄芪6g，麻黄根12g；椎动脉型加半夏6g，陈皮6g，天麻12g，全蝎10g，钩藤10g，川芎15g，柴胡12g；脊髓型加黄芪15g，党参12g，川芎12g，当归12g，地龙15g。每日1剂，水煎，温服。取微发汗，避风寒，休息，并配合颌枕带颈椎牵引每日1次。治疗颈椎病126例，临床疗效优58例，良46例，可20例，差2例。一般治疗3天有明显疗效，疗程最短者2周，最长者6周。[侯庆忠. 桂枝葛根汤加减治疗颈椎病126例. 中国骨伤，1996，9（4）：46]

【临证提要】本方经适当化裁后可用于治疗颈椎病，落枕，颈肩肌肉紧张综合征，病毒性项肌痉挛等证属风邪在经，经气不利者。

～⌒ 益 元 散 ⌒～

【来源】《黄帝素问宣明论方》卷十。

【组成】桂府腻白滑石六两　甘草一两

【用法】上为末，每服三钱，蜜少许，温水调下，无蜜亦得。日三服。欲冷饮者，新汲水调下；解利伤寒发热，煎葱白、豆豉汤调下四钱。每服水一盏，葱白五寸、豆豉五十粒，煮取汁一盏调下，并三服，效为度。

【功效】清热利湿。

【主治】身热吐痢，泄泻肠澼，下痢赤白，癃闭淋痛。

【方解】本方为暑热挟湿及湿热之证而设。治以清热利湿。方中滑石甘淡性寒，清三焦，解暑热，渗湿邪，利小便，为君药。甘草清热泻火和中，又可缓滑石之寒滑重坠太多，为佐使药。二药配伍，清热利湿，使暑湿、湿热之邪从下而泄，则热可解，淋可通，泄可止。

【验案精选】

1. 膀胱炎　林某某，男，69岁。1963年5月21日就诊。主诉：5月20

日傍晚，突感尿意急迫，排尿频繁，量少，滴沥难下，小腹部有灼痛样阵痛，即到某医院急诊，经诊断为急性膀胱炎。服药打针后未见瘥减，晚间转剧，排尿20余次，口渴甚，溺终带些血液样尿液，灼痛涩困非常，今晨到我院门诊治疗。体温38.8℃，唇口红甚，舌苔黄浊，脉数有力。诊断为膀胱积热，蕴结成淋。给六一散2两，冲开水600ml，澄清，分3次服，每日1剂，连服4天痊愈。［杨春.六一散治疗膀胱炎和膀胱结石.福建中医药，1965，(6)：20]

2. 破伤中毒昏厥 张某某，男，48岁，厨师。1977年5月14日初诊。病人述，1年前在一次加工生鱼时，被鳍刺刺伤右手食指，当时出血少量，未曾介意。翌日伤处突起白疱，全身不适，低热，右肢剧痛，纳呆，恶心，继而昏厥仆地，经抢救（强心、输液）复苏。兹后遂成缠顽之无规律发作性昏厥。一年内竟发作昏倒7次，经多方治疗无效，病情日趋加重。右半身常疼痛难忍，致失去工作能力，卧病休养。诊见：病人面容憔悴，神情恐慌，右臂及右腿外侧均见大小不等之绀斑十余块，大者如掌，小者似卵，质硬，压痛甚剧，脉弦，舌红、舌侧见瘀斑数点。遂诊为破伤中毒，毒瘀血分。遂予六一散200g，每次用绿豆水冲服10g，1日2次，10日后诸症缓解，又10日诸症痊愈。［张永华.六一散临床新用.山西中医，1987，(2)：29-30]

3. 小儿疱疹 雷某，女，8个月。诊于1980年7月6日。病儿先患腹泻，经服用西药泻止。随即全身泛发疱疹，水痘样，疹周红润，伴咳嗽，低热。患儿哭闹不安，舌质红，指纹淡红浮现，小便淋沥不畅。证似湿邪不得透达疏泄。遂予六一散30g，冲调徐徐凉饮，晚7时许服药，当夜畅尿数次，翌晨疱疹全消，一切恢复正常。［张永华.六一散临床新用.山西中医，1987，(2)：29-30]

【临证提要】 本方清热利尿通淋之效佳。主治感受暑湿，身热烦渴，小便不利，或呕吐泄泻，或下痢赤白，亦可用于膀胱湿热所致的癃闭淋痛，砂淋，石淋等均可使用。

【方论选录】

《成方切用》：滑石重能清降，寒能泄热，滑能通窍，淡能行水，使肺气降而下通膀胱，故能祛暑住泻，止烦渴而利小便也。加甘草者，和其中气，又以缓滑石之滑降也，其数六一者，取天一生水，地六成之之义也。

柴胡四物汤

【来源】《素问病机气宜保命集》妇人胎产论第二十九。

【组成】川芎 熟地黄 当归 芍药各一两半 柴胡八钱 人参 黄芩 甘草 半夏曲以上各三钱

【用法】上为粗末，同四物煎服。

【功效】养血和血，和解少阳。

【主治】日久虚劳，微有寒热，脉沉而浮。

【方解】四物汤（川芎、熟地黄、当归、芍药）养血和血，俾血气旺盛，即可祛邪外出，又防邪入里。柴胡、黄芩、半夏、人参、甘草（小柴胡汤去生姜、大枣）用以和解少阳，以祛外邪。诸药合用，共奏养血和血，和解少阳之功。

【验案精选】

1. 产后发热 陈某某，女，33 岁，服务员。1979 年 11 月 3 日就诊。产后第二天，感受风寒，头痛，体温 40.5℃，白细胞总数 12.9×10⁹/L，中性粒细胞 0.84，淋巴细胞 0.13，口苦咽干，胸闷欲呕，不思饮食，恶露未尽，舌苔薄黄，脉弦数。治拟和解少阳，凉血祛瘀。予柴胡四物汤加减：柴胡 18g，黄芩、生地黄各 15g，半夏、太子参、牡丹皮各 9g，甘草 3g，当归尾 6g，青蒿 10g，赤芍 12g。2 剂乃愈。［曾长文．柴胡四物汤治疗产后发热 153 例．新中医，1991，（8）：28-29］

2. 黄褐斑 李某，女，35 岁。2008 年 9 月 23 日初诊。主诉：面部黄褐斑 3 年。病人妊娠后面部色斑逐渐产生并加重，以面颊为甚，月经量少、色红、夹小血块，伴乳房胀痛，情绪易波动。舌红、苔薄白，脉弦细。辨证为肝郁血虚，气血瘀滞。治以疏肝养血，活血散瘀。处方：柴胡 10g，黄芩 10g，法半夏 10g，生地黄 10g，当归 10g，川芎 10g，赤芍 10g，丹参 30g，绿萼梅 10g，月季花 10g，玫瑰花 10g，橘核 10g，荔枝核 10g，夏枯草 15g。14 剂后，经前乳房胀痛明显减轻，面部色斑渐淡。守方调治近 2 个月，色斑渐淡。［张智华．柴胡四物汤临床应用举隅．湖北中医杂志，2010，32（1）：64］

【临床应用】

产后发热 基本方：柴胡 15～24g，太子参 7～12g，甘草 3～6g，半夏

6～10g，生地黄 15～30g，当归、川芎各 6～12g，黄芩、白芍各 9～15g，生姜 2～4 片，大枣 3～5 枚。若实热去当归、川芎、白芍，加金银花、连翘、蒲公英、黄柏、赤芍；湿热去当归、川芎、白芍，加龙胆草、蛇舌草、滑石、薏苡仁、赤芍；瘀热去白芍，加赤芍、丹参、桃仁、红花、牛膝；虚热加青蒿、地骨皮、鳖甲、秦艽；食滞加神曲、山楂、莱菔子；高热烦渴加石膏、知母；乳汁不通、乳房肿胀焮红加金银花、蒲公英、牛蒡子、全瓜蒌、皂角刺、王不留行、路路通、漏芦。治疗产后发热 153 例，结果痊愈 107 例，有效 41 例，无效 5 例，总有效率为 96.73%。[曾长文.柴胡四物汤治疗产后发热 153 例.新中医，1991，（8）：28-29]

【临证提要】 本方实为四物汤与小柴胡汤相合而成。用治病久营血亏虚而又感受外邪之证。临证以发热恶寒，脉沉而浮等为辨证要点。

～ 柴胡地骨皮汤 ～

【来源】 《黄帝素问宣明论方》卷一。

【组成】 柴胡去苗　地骨皮各等份

【用法】 上为末，每服三钱，水一大盏，煎至八分，去滓，食后。

【功效】 清热降火。

【主治】 口糜，生疮损烂，小肠有热，胀满不便。

【方解】 本证乃小肠之火上移于心，郁蒸口唇。治当清热降火。柴胡辛而微寒，退热解郁；地骨皮甘寒，凉血降火，可退热除蒸。二者合用，可除热而透邪解郁，使郁火得清。

【临床应用】

复发性口腔溃疡 观察柴胡地骨皮汤联合复方氯己定含漱液治疗复发性口腔溃疡 49 例的疗效，近期有效率达 87.8%。[燕晓东，席军.柴胡地骨皮汤联合复方氯己定含漱液治疗复发性口腔溃疡的临床观察.现代中药研究与实践，2015，29（2）：85-86]

【临证提要】 如有大便实者，加大黄、朴硝，可泻热甚。

【方论选录】

《绛雪园古方选注》：以柴胡内开腑间结气，外通开阖之机，佐以地骨皮之甘寒，专泻下焦热淫，仍赖柴胡引领清气上升而行阳道，则热解糜平。

【备考】柴胡地骨皮汤（《宣明论》卷一）、柴胡地骨散（《赤水玄珠》卷三）、柴皮汤（《杏苑》卷六）、柴胡地骨皮散（《外科集腋》卷三）。

柴胡饮子

【来源】《黄帝素问宣明论方》卷四。

【组成】柴胡　人参　黄芩　甘草　大黄　当归　芍药各半两

【用法】上为末，每服抄三钱，水一盏、生姜三片，煎至七分，温服，日三服。病热甚者加减之。

【功效】解肌退热，益气养血。

【主治】一切肌热骨蒸，积热作发，寒热往来，蓄热寒战，及伤寒发汗不解，或中外诸邪热，口干烦渴，或下后热未愈，汗后劳复，或骨蒸肺痿喘嗽，妇人余疾，产后经病。

【方解】本方乃小柴胡汤去半夏，加大黄、当归、芍药而成，又名人参柴胡饮子。其清热祛邪、补益扶正之功均有增强，且又加入血分药，故可气血并调，邪正兼顾。

【验案精选】

二阳病　张子和治常仲明病寒热往来，时咳1～2声，面黄无力，懒思饮食，夜寝多汗，日渐瘦削。诸医作虚损治之，用24味烧肝散、鹿茸、牛膝，补养2年，口中痰出，下部转虚，戴人断之曰，上实也，先以涌剂吐痰2～3升，次以柴胡饮子降火益水，1个月余复旧，此二阳病也。［明·江瓘.名医类案.上海：上海浦江教育出版社，2013：147］

【临证提要】

崔宣武柴胡饮子　加半夏　五味子　桔梗各三钱

刘庭瑞柴胡饮子　与前分两不同，故以录之。柴胡　甘草各二两　黄芩　当归　芍药　大黄各一两　人参　半夏各五钱

上为大劳热病，五七钱，以利为度。未利更加，使病不再发也。

【方论选录】

《杏苑生春》：用人参、当归、芍药益阴血以胜阳热，黄芩解肌热，柴胡

退蒸热，大黄下积热，生甘草泻火兼和药。

【备考】柴胡饮（《校注妇人良方》卷五）、人参柴胡饮子（《证治准绳·类方》卷一）。

倒 换 散

【来源】《黄帝素问宣明论方》卷十五。

【组成】大黄 小便不通减半　　荆芥穗 大便不通减半，各等份

【用法】上件药味，各别为末，每服一二钱，温水调下，临时加减服。

【功效】宣肺利气，泻下攻积。

【主治】无问久新癃闭不通，少腹急痛，肛门肿痛。

【方解】《素问·宣明五气篇》谓："膀胱不利为癃，不约为遗溺"，肾与膀胱气化不利，则发为癃闭。荆芥质轻上浮，功可宣提肺气，肺气开宣，以通调水道，开上通下，寓"提壶揭盖"之意；大黄苦寒，攻积导滞，通利两便，如《药性论》载其"利水肿……利大小肠"，《日华子本草》谓其"利大小便"。二药相合，一升一降，宣上导下，上能宣提肺气，下可通利三焦，气化得行，则二便自通。大便不通，大黄倍于荆芥，重在泻下通便；小便不通，荆芥倍于大黄，重在宣肺利水。二药颠倒而用，故名倒换。

【验案精选】

癃闭　黄某，女，45 岁。因高处跌落致脊髓损伤，腰以下截瘫并发尿潴留，留置尿管持续导尿。2 周后拔除尿管，病人有尿意但不能自行排尿，予以间歇导尿，经几次导尿后出现血尿，病人及家属紧张不安。内科会诊亦无良法，即请中医会诊。予以倒换散：荆芥 12g，大黄 6g（2∶1）。每于膀胱充盈有尿意而不能尿出时，泡水 10 分钟后服，15～30 分钟后均能自行尿出，1 周后病人逐渐能自行排尿。[温敏勇.倒换散治癃闭临证应用例举.江西中医药，2006，37（284）：52]

【临床应用】

急性尿潴留　处方：荆芥 20g，大黄 15g，瞿麦、石韦、冬葵子、茯苓各12g，青皮、陈皮各 6g，泽泻、丹参、车前子各 15g。加减：气虚者加生黄芪30g，党参 18g，升麻 6g；合并膀胱湿热者加黄柏 12g，龙胆草 6g；血瘀甚者

加桃仁 10g，牛膝 20g。每日 1 剂，水煎 2 次分服。治疗前列腺增生所致急性尿潴留 78 例，结果痊愈。［陈忠伟．倒换散加味治疗前列腺增生致急性尿潴留 78 例．河北中医，2007，29（5）：443］

【临证提要】本方虽仅为荆芥、大黄二味药组成，但作用精妙，为临床所常用，以治产后或（和）术后尿潴留，慢性肾功能不全，前列腺增生肥大，脑脊髓病变等病。

【方论选录】

《医方考》：用荆芥之轻清者，以升其阳；用大黄之重浊者，以除其阴；清阳既出上窍，则浊阴自归下窍，而小便随泄矣。方名倒换者，小便不通，倍用荆芥；大便不通，倍用大黄，颠倒而用，故曰倒换。

【备考】荆黄汤（《增补内经拾遗方论》卷二）。

铁 脚 丸

【来源】《黄帝素问宣明论方》卷十五。

【组成】皂角 炙，不以多少，去皮子

【用法】上为末，酒面糊为丸，如桐子大，每服三十丸，酒服。

【功效】润燥通便，祛风散热。

【主治】大小便不通。

【方解】皂角子，入肺与大肠经，有润燥通便，祛风散热之效。《证治要诀·大便秘》："风秘之病，由风搏肺脏，传于大肠，故传化难；或其人素有风病者，亦多有秘。"风搏肺脏，传于大肠，津液干燥所致便秘，皂角子祛风润燥以通便，如《本经逢原》谓："皂荚子烧灰存性，能治大肠风秘燥结，祛风逐秽之性可知"；肺主行水，通调水道，外邪袭肺，肺失宣发，可致小便不利，皂角子入肺祛风散热，宣肺以利水，即"开上源以利下流"，故能治二便不通。

【验案精选】

糖尿病并顽固性大便秘结　田某，男，68 岁，干部。1993 年 9 月 14 日诊。腹胀难耐，大便 6～7 日未行，伴呕恶不能食，体倦乏力，烦躁不安。病人有糖尿病史 20 余年。近 4～5 年来，时常大便不通，服用各类导泻、通便药物，仅获一时之效。久之，则承气类方亦收效甚微。诊见：腹胀急，舌苔厚腻，脉虚弦。辨证为痰阻气机。给生皂角粉3g许，黄酒调糊填脐，外敷麝香虎骨膏。约1时许，即频转矢气，可闻及肠鸣，腹胀应时而减。4小时后大便排出。此后，病人坚持敷药3个月余，大便规律，2日一行。曾自行停药后，又偶有腹胀不适，随以间断敷药证解。随访1年多，全身状况明显好转。

［樊来应．皂角外用治心悸、大便秘结．中医杂志，1995，（7）：418］

【临证提要】 皂荚有小毒，故用量宜轻，多入丸散用。用治大便秘结，可单用，也可加蜂蜜调匀，制成栓剂，塞入肛门。

【方论选录】

《医方考》：皂角之气，能通关开窍，皂角之味，能去垢涤污。

凉膈散——一名连翘饮子,亦有加减法

【来源】 《黄帝素问宣明论方》卷六。

【组成】 连翘一两　山栀子半两　大黄半两　薄荷叶半两　黄芩半两　甘草一两半　朴硝一分

【用法】 上为末，每服二钱，水二盏、蜜少许，同煎至七分，去滓，温服。

【功效】 泻火通便，清上泄下。

【主治】 伤寒表不解，半入于里，下证未全，下后燥热怫结于内，烦心，懊恼不得眠，脏腑积热，烦渴头晕，唇焦咽燥，喉闭目赤，烦渴，口舌生疮，咳唾稠黏，谵语狂妄，肠胃燥涩，便溺闭结，风热壅滞，疮癣发斑，惊风热极，黑陷将死。

【方解】 本方治证为脏腑积热，聚于胸膈，以上、中二焦见证为主。上有无形热邪，非清不去；中有有形积滞，非下不除，故唯有清热泻火通便，清上泻下并行。方用连翘，清热解毒，透散上焦之热，以清除上、中二焦火热为主，且用量独重，故药力最强为君。黄芩善清胸膈郁热；栀子通泻三焦，引火下行；大黄、芒硝泻火通便，以荡涤中焦燥热内结，共为臣药。薄荷轻清疏散，以解热于上，兼有"火郁发之"之意，为佐药。甘草、蜂蜜既缓和大黄、芒硝峻泻之力，又能生津润燥，调和诸药，为使药。全方配伍，共奏

泻火通便，清上泄下之功。

【验案精选】

1. 伤食发热 石顽治幼科汪五符，夏月伤食，呕吐发热颅胀，自利黄水，遍体肌肉扪之如刺。六脉模糊，指下寻之似有如无，足胫不温，自认阴寒而服五积散。一服其热愈炽，昏卧不省。第三日自利不止，而时常谵语，至夜尤甚。乃舅叶阳生以为伤暑，而与香薷饮，遂头面汗出如蒸，喘促不宁，足冷下逆。歙医程郊倩以其证大热而脉息模糊，按之殊不可得，以为阳欲脱亡之候，欲猛进人参、附子。云间沈明生以为阴证断无汗出如蒸之理，脉虽虚而证大热，当用人参白虎。争持未决，取证于石顽。诊其六脉虽皆涩弱模糊，而心下按之大痛，舌上灰刺如芒，乃食填中宫，不能鼓运其脉，往往多此，当与凉膈散下之。诸医正欲藉此脱手，听余用药。一下而神思大清，脉息顿起。当知伤食之脉，虽当气口滑盛，若屡伤不已，每致涩数模糊，乃脾不消运之兆也。此证设非下夺而与参、附助其壮热，顷刻立毙。可不详慎，而妄为施治乎！〔张璐．张氏医通．北京：中国中医药出版社，1995：27〕

2. 口臭 某某，女，35岁。2009年10月12日初诊。2个月来自觉口臭，食煎炸、辛辣之品后明显，心情不佳时也突出，口干口苦，时有咽痛，烦躁易怒，睡眠欠佳，大便偏干结，小便黄，舌质红暗、苔白黄厚腻，脉弦滑偏数，尤以左关、右关为明显。诊为口臭（痰热内蕴证）。治宜清宣透热，化痰祛瘀。方用凉膈散合小陷胸汤加减：连翘15g，生大黄（后下）10g，黄芩10g，生栀子10g，薄荷6g，生甘草6g，法半夏10g，川黄连6g，全瓜蒌20g，北柴胡10g，川楝子10g，牡丹皮10g，赤芍10g。7剂，水煎服。服后大小便通畅，诸症好转。上方稍事增减，继服6剂而愈。〔张元兵．洪广祥教授运用凉膈散临证验案举隅．中华中医药杂志，2011，26（3）：508-509〕

【临床应用】

风火头痛 药物组成：连翘10g，黄芩10g，栀子10g，大黄10g（后下），朴硝5g（冲服），薄荷6g，竹叶10g，蜈蚣3条（研末冲服），郁金10g，钩藤15g，甘草6g。每日1剂，水煎2次分服。7天为1个疗程，最多5个疗程。治疗风火头痛148例，总有效率为96.6%。〔闫惠民．凉膈散治疗风火头痛148例临床观察．第二届全国基层中医药临床应用研究学术交流会，1997〕

【临证提要】虚实加减，咽喉痛，涎嗽，加桔梗一两，荆芥穗半两；嗽而呕者，加半夏半两，每服生姜三片同煎；衄血呕血，加当归半两，芍药半两，生地黄一两；淋者，加滑石四两，茯苓一两、去皮；风眩，加芎半两，石膏三两，防风半两；酒毒，加葛根一两，荆芥穗半两，赤芍半两，川芎半两，防风半两，桔梗半两三岁小儿可服七八钱，或气热甚黑陷，腹满喘急，小便赤涩，而将死者，此一服更加大承气汤，约以下之，立效。凡言加者，皆自本方加也，以意加减。退表热，加益元散，效速。

【方论选录】

《成方便读》卷三：以大黄、芒硝之荡涤下行者，去其结而逐其热；然恐结邪虽去，尚有浮游之火散漫上中，故以黄芩、薄荷、竹叶清彻上、中之火；连翘解散经络中之余火；栀子自上而下，引火邪屈曲下行，如是则有形无形上下表里诸邪悉从解散；用甘草、生蜜者，病在膈，甘以缓之也。

黄连香薷饮

【来源】《伤寒标本心法类萃》卷下。

【组成】香薷一两　厚朴半两　白扁豆二钱半　黄连三钱

【用法】上剉，五钱，入酒少许，水煎，冷服。

【功效】清解暑热，化湿和中。

【主治】外感暑热，皮肤蒸热，头重而痛，自汗出，肢体倦怠，或烦躁口渴，或呕吐泄泻。

【方解】本方主治外感暑热，内伤湿滞之证。治宜清热解暑，化湿和中。方中香薷其意有三：一善祛暑邪；二其性辛散，可发越阳气以散皮肤之热；三其味芳香，能化湿和中，切中病机，重用为君药。厚朴行气化湿除满，助香薷化湿和中而平呕止泻；黄连苦寒，功善清热燥湿除烦，共为臣药。白扁豆甘平，健脾和中，渗湿消暑，为佐药。入酒少许同煎，温散以助药力，为使药。四药相伍，共奏清热解暑，化湿和中之功。

【验案精选】

1. 泄泻　易思兰治石城王福谦之妃，癸酉年六月受孕，偶患泄泻。医用淡渗之药止之，自后每月泻三五日。有作脾泻者，用参苓白术散之类，二三服亦止，然每月必泻五七次。至次年三月生产后，连泻半月，日夜八九次，诸药不效。惊惶无措，召易诊之，两寸尺俱平和，惟两关洪大有力。曰：此暑病也。以黄连香薷饮治之，一剂减半，再剂痊愈。惟肝脉未退，又用通元二八丹调理，半月后平复。［清·魏之琇．续名医类案．北京：人民卫生出版社，1957：611］

2. 小儿夏季热　李某，男，1.5岁。2000年8月29日诊。1个月来发热、咳嗽气促，曾在当地医院诊为支气管肺炎，经中、西医治疗，咳嗽气促逐渐好转，但发热持续不退。后又用青霉素、菌必治、护彤口服液等治疗，热稍退旋即复发，体温在37.5℃～39.5℃。诊见：患儿消瘦，目大无神，唇焦色黑，体温39℃，手足心热，脘腹痞硬，口干时欲饮水，不欲纳食，舌红、苔白中黄，脉象浮弦滑数。诊断为小儿夏季热。治以消解暑邪，消磨积滞。方用黄连香薷饮加味：香薷、淡豆豉、紫苏叶、建曲、枳壳、谷芽、麦芽、青蒿、连翘、橘皮各10g，厚朴、胡黄连各6g，焦山楂15g。加水500ml，浸泡30分钟，煎取200ml，去渣。2日1剂。服2剂后体温降至37.6℃，仍见口渴，但饮水量明显减少，精神稍好转，纳食稍增。续服3剂后热退神安，后嘱增强体质，加强营养。［魏敏．黄连香薷饮加味治疗小儿夏季热15例．实用中医药杂志，2005，21（10）：602］

【临床应用】

暑泻　药物组成：黄连5g，香薷10g，秦皮10g，白扁豆10g，六一散10g（布包），厚朴10g，藿香100g，炒白术10g，茯苓15g，法半夏10g，木香10g。有食积者，加炒山楂、神曲、麦芽各10g。用冷水适量，连煎3遍，分早、中、晚3次服，每日1剂。治疗暑泻90例，痊愈89例，无效1例。［龚景好．加味黄连香薷饮治疗暑泻90例小结．河北中医，1991，13（1）：5］

【临证提要】　本方寒热并用，兼可除烦，《医方考》谓之"暑热吐利、烦心者，此方冷服"，更为适宜。

黄芩芍药汤

【来源】　《素问病机气宜保命集》卷中。

【组成】　黄芩　芍药各一两　甘草五钱

【用法】上为粗末，每服半两，水一盏半，煎至一盏，滤清温服，无时。

【功效】清热燥湿，和营缓急。

【主治】泄痢腹痛，或后重身热，久而不愈，脉洪疾者，及下痢脓血稠黏。

【方解】湿热蕴结于肠道，气血失和，故泄痢腹痛，里急后重。治宜清热燥湿，和营缓急。方中黄芩清热燥湿，为君药。芍药养血和营，缓急止腹痛，为臣药。甘草调和诸药，为使药。

【验案精选】

1. 产后痢 一妇产后痢，未至月满，因食冷物及酒，冷热与血攻击，滞下纯血，缠坠急痛，其脉大无力，口干。遂用黄芩芍药汤，三服而安。［明·江瓘著；清·魏之琇撰．名医类案正续编．太原：山西科学技术出版社，2013：244］

2. 胃气不和 王某某，男，28岁。初夏迎风取爽，而头痛身热，医用发汗解表药，热退身凉，头痛不发，以为病已愈。又三日，口中甚苦，且有呕意，而大便下利黏秽，日四五次，腹中作痛，且有下坠感。切其脉弦数而滑，舌苔黄白相杂。辨为少阳胆热下注于肠而胃气不和之证。黄芩10g，白芍10g，半夏10g，生姜10g，大枣7枚，甘草6g。服3剂而病痊愈。［刘渡舟．新编伤寒论类方．太原：山西人民出版社，1985：123］

【临证提要】如痛则加桂少许。

【备考】黄芩汤（《医方类聚》卷五十三引《神巧万全方》）、黄芩芍药汤（《伤寒总病论》卷三）、芍药黄芩汤（《证治准绳·类方》卷六引东垣方）、黄芩甘草汤（《世医得效方》卷十一）。

黄 芩 汤

【来源】《黄帝素问宣明论方》卷十一。

【组成】白术　黄芩各等份

【用法】上为末，每服三钱，水二盏，入当归一根，同煎至一盏，稍温服。

【功效】清热祛湿安胎。

【主治】妇人孕胎不安。

【方解】妇人有孕则碍脾，运化失职则生湿，湿聚化热，以致胎动不安。治以清热祛湿安胎。黄芩善清热燥湿，为君药。白术健脾益气，脾气健运，水湿得以运化，助黄芩祛湿之功，且脾健气血生化有源可养胎元，为臣药。二药相合，清热祛湿安胎，适用于产前湿热胎动不安证。

【验案精选】

妊娠恶阻　李某，女，27岁。2004年10月18日初诊。病人诉妊娠2个月余，现觉恶心、呕吐，不欲饮食，舌淡红、苔厚腻，脉滑。予以黄芩白术汤（黄芩、白术各15g，紫苏梗、陈皮各10g，藿香、砂仁各6g）3剂而愈，随访2个月未见异常。[贾长文．黄芩白术汤治疗妊娠恶阻．新中医，2005，37（6）：14]

【临证提要】　方中黄芩、白术清热健脾祛湿，乃安胎圣药，对胎动不安证属湿热者尤为适宜。

～ 救 苦 丸 ～

【来源】《素问病机气宜保命集》眼目论第二十五。

【组成】黄连一两　当归二钱　甘草一钱

【用法】上同剉细，新水半碗，浸一宿，以慢火熬，约至一半，以绵滤去滓，以净为妙。用火再熬，作稠膏子为度，摊在碗上，倒合，以物盖之，用熟艾一大弹子许，底下燃之，用艾熏膏子，艾尽为度，再入下项药。朱砂一钱，飞　脑子半钱　乳香　没药等份　上同研极细，入黄连膏内，搜和，丸如米大，每用二丸，点眼大角内，仰面卧，药化则起。

【功效】清热泻火，活血消肿。

【主治】眼暴赤发，嗔痛不可忍。

【方解】本方证是因心肝积热，上攻眼目而致眼病暴发。治宜清热泻火，活血消肿。方中重用苦寒之黄连，清心火，泻肝火，为君药。朱砂清心热以泻肝火，所谓"实则泻其子"；脑子（冰片）清热泻火，消肿止痛，明目退翳，共为臣药。君臣相配，清泻心肝之火以治病本，消肿止痛明目而治病标。当归、乳香、没药活血散瘀，消肿止痛，共为佐药。甘草生用，清热解毒，调和药性，为佐使药。诸药相合，共奏清热泻火，活血消肿止痛之功。本方局部点眼，吸收起效较快，以增强疗效。

【验案精选】

深层病毒性角膜炎伴感染　王某某，女，21 岁。1983 年 5 月 5 日初诊。右眼患病毒性角膜炎迄今已百日，局部使用病毒灵、疱疹净、磺胺等眼药水，并注射干扰素等鲜效。左眼视力 1 尺指数。白睛浑赤，角膜大片浸润，下方深层为一脓肿，舌质紫、苔白薄，脉细。初拟东垣升阳益胃汤方试投。4 天后，角膜脓肿反趋扩大，自觉口干，舌红脉数，窃思角膜浸润凹陷久不愈合，虽属气虚之象，但口干、脉数、角膜脓肿出现，又属肝胆内热之象。前所投升阳益胃汤，虽为扶正祛邪之剂，但补气有余而泻热不足，且立足于脾胃，故难获效。遂改为泻阴火丸加减，药用：羌活 6g，防风 6g，石决明、决明子各 15g，炒黄芩 10g，炒川黄连 6g，知母 10g，生黄芪 10g，当归 10g，五味子 8g，生甘草 4g。服本方 5 剂后症状减，10 剂后左眼充血基本消失，角膜脓肿吸收，再进原方 5 剂后，角膜溃疡愈合，但因遗留大面积瘢痕，视力恢复终不理想。[赵经梅. 泻阴火丸在眼科临床的运用. 江西中医药，1986，（1）：39]

【临证提要】本方为治心肝积热上攻所致眼疾的常用方。临证以眼胞睑红肿，白睛红赤，赤痛不可忍为辨证要点。

～ 崔宣武人参石膏汤 ～

【来源】《伤寒标本心法类萃》卷下。

【组成】人参二钱　石膏一两　川芎二两　黄芩二钱　茯苓　防风各三钱　甘草五钱

【用法】上五钱，水煎。

【功效】清泻里热，益气生津。

【主治】伤寒咳嗽不已，心烦；及风热头痛，精神不利，昏愦。

【方解】本方所治是因里热炽盛，耗气伤津所致。治宜清泻里热，益气生津。方中石膏辛甘大寒，善清里热，甘寒生津，止渴除烦，为君药。黄芩性寒协石膏以增清里热之效；人参重在益气，兼能生津止渴，共为臣药。茯苓、甘草助人参补气健脾，防石膏、黄芩寒凉伤胃；川芎、防风辛散达表以解热，以上四药皆为佐药。甘草兼能调和药性，亦为使药。七药同煎，以成清泻里热，益气生津之方。

【验案精选】

高热 张某某，女，27 岁。1977 年 7 月 10 日因高热住院，诊断为类风湿。住院后半个月高热不退，体温 39℃左右，伴有周身关节疼痛，舌红苔黄，脉弦数。投以石膏 90g，人参 6g。煎汤频服，第二天体温降至 37℃，继服 3 剂体温保持 36.7℃，住院 40 天一直未再发热。[王茂. 人参石膏汤治疗高热二例. 内蒙古中医药，1986，（1）：20]

【临证提要】 本方针对里热炽盛之证，选用石膏、黄芩寒凉以清热，又伍以川芎、防风辛散以解热，使内蕴之热邪内清外透。

〜 麻黄羌活汤 〜

【来源】《素问病机气宜保命集》卷中。

【组成】 麻黄去节　羌活　防风　甘草炙，各半两

【用法】 上为粗末，每服半两，水一盏半，煎至一盏，温服清，迎发而服之。

【功效】 发汗解表。

【主治】 疟病头痛项强，脉浮，恶风无汗。

【方解】 疟病头痛项强，脉浮，无汗，依据外感风寒表实证治法。麻黄、羌活发汗解表，为君。臣以防风祛风散寒。炙甘草益气和中，调和诸药，用为使药。

【验案精选】

阳虚外感 李某某，男，78 岁。发热 1 天，身热面赤，烦躁不安，口渴不喜饮，即来我院就诊。病人年高，体质素弱，昨天突感头身疼痛，恶寒高热，喜盖衣被，无汗肢冷，面色苍白，语声低微，倦怠嗜卧，舌淡、苔白滑，脉浮大无力。辨为气阳两虚，感受寒邪。立法益气助阳，辛温发散。药用：生黄芪 25g，人参 6g（先煎），桂枝 10g，白芍 10g，炙甘草 10g，炮附子 10g，麻黄 10g，细辛 5g，羌活 9g，防风 9g，生姜 3 片，红枣 5 枚。2 剂病痊愈。

［李文芳. 王为兰老中医医案拾贝. 北京中医杂志，1993，（2）：4］

【临证提要】 如吐者，加半夏曲等份。

【方论选录】

《杏苑生春》：经云：风寒外袭，治以辛温，汗之则愈。故用麻黄辛温发表，羌活、防风等散风，佐以甘草缓中和药。

～ 清 镇 丸 ～

【来源】 《素问病机气宜保命集》咳嗽论第二十一。

【组成】 小柴胡汤_{内加人参一倍} 青黛_{半两}

【用法】 上为细末，面糊丸，如桐子大。每服五十丸，生姜汤下。

【功效】 清肝宁肺，止嗽消痰。

【主治】 热嗽。

【方解】 本方以小柴胡汤（柴胡、人参、黄芩、半夏、甘草、生姜、大枣）倍人参加青黛而成。用治肝胆气机郁遏，郁火内蕴，逆乘于肺，肺失清肃而气逆咳喘不已。本方病位（标）在肺，然病本在肝，故治宜清疏肝胆。方中柴胡疏泄肝胆；黄芩清少阳之郁热；半夏、生姜和胃降逆，消痰蠲饮；甘草、大枣、倍加人参用其益气和中，培土生金；青黛"大泻肝经实火及散肝经火郁"（《本草求真》），与柴胡、黄芩同用，清疏肝胆郁火，以澄本清源。诸药相合，清肝宁肺，止嗽消痰，使肝气疏，肝火清，则肺金安宁。

【验案精选】

三叉神经痛 张某，男，45 岁。1997 年 11 月 11 日初诊。病人 7 年前不明原因出现左侧面部灼痛，连及齿龈，片刻即消。后发作日甚，每天发作数次，发则持续约 1 分钟。当地医院神经科诊为三叉神经痛，予服卡马西平初有效，后效微。行针灸、理疗、局封均无济于事。改服散偏汤、牵正散仍不效。诊见：病人左侧面部灼痛阵作，连及齿龈，痛如刀割，每因洗脸、刷牙，甚至扭头而诱发，痛苦不堪，舌暗红、苔薄微腻，脉沉弦。证属肝经郁火，挟风裹痰，结于少阳及阳明。治以清肝泻火除痰，通络祛风止痛。遂予青黛羌活二辛煎合小柴胡汤加减。处方：青黛（布包）15g，羌活、柴胡、黄芩、半夏、制僵蚕各 10g，生石膏 30g，细辛 3g，全蝎、甘草各 6g。水煎服，每天 1 剂。服药 5 剂，疼痛大减。继服 5 剂，疼痛消失。嘱常服龙胆泻肝丸合逍遥散，以资巩固。随访 1 年，未见复发。[朱树宽，刘学福. 青黛与羌活配伍应用举隅. 新中医，2000，32（9）：49]

【临证提要】本方所治为邪犯少阳，气机郁遏，郁而化火，上逆犯肺，肺失宣降而作咳嗽。故在小柴胡汤和解少阳基础上，酌加清泻肝火之青黛组方而成，以奏清肝宁肺，祛痰止咳之效。

葵 子 散

【来源】《黄帝素问宣明论方》卷十五。

【组成】葵子　茯苓去黑皮，各等份

【用法】上为末，每服四钱，水一盏，煎至三沸，食前。

【功效】清热通窍利水。

【主治】小便不通。

【方解】《诸病源候论·便病诸候》提出："小便不通，由膀胱与肾俱有热故也。"治宜清热通窍利水。冬葵子，甘寒滑利，利水通淋，《神农本草经》载其"主五脏六腑寒热羸瘦，五癃，利小便"，为君药。滑利之药，久服有脾虚肠滑之弊，茯苓健脾利水渗湿，《神农本草经》载其"利小便"，既能助冬葵子利水，又可健脾，使祛邪而不伤正，为臣药。二药合用，清热健脾，利湿通小便。

【验案精选】

缺乳　尹某某，女，25 岁。1996 年 6 月 8 日诊。分娩 1 周以后，乳汁仍浓稠涩少，乳房胀硬，乳头痛，胸胁胃脘胀闷不舒，情志抑郁，食欲不振。舌质稍红、苔薄黄，脉弦数。处方：炒冬葵子（杵碎）、茯苓、王不留行、白芍各 30g，醋炒柴胡、炮山甲各 10g，当归 20g，青皮、陈皮各 6g。药服 3 剂，乳下渐多，余症均减。又接服 3 剂，乳下如涌泉，神爽纳增。[周德清，王乃汉. 葵子茯苓散在产后病中的活用实例. 浙江中医杂志，1997，（7）：309]

【临床应用】

急性肾炎 基本方：冬葵子 15g，茯苓 12g，川贝母 9g，苦参 15g。随证加减：外受风热型加麻黄 6g，连翘 10g，石膏 15g；疮毒浸淫型加竹叶 10g，金银花 10g，连翘 10g，蒲公英 15g；湿热内蕴型加萆薢 10g，薏苡仁 15g，白术 10g；正气虚弱型加条参 10g，白术 10g，黄芪 10g。治疗急性肾炎 38 例，结果均治愈。［王水才．葵子茯苓散合当归贝母苦参丸加减治疗急性肾炎 38 例．湖北中医杂志，1986，（6）：25］

【临证提要】 本方实为《金匮要略》卷下之葵子茯苓散，仲景用以治疗妊娠水气证，即后世所谓妊娠后期，阴盛阳气不化，小便不利而成的"子肿"证。因此，现代临床除常用治泌尿系统结石，急慢性肾炎等疾病外，还用以治疗产后诸疾，如胞衣不下，腹痛，小便不通，大便难，恶露不下，缺乳，乳痈等病证。

【方论选录】

《金匮要略心典》：葵子、茯苓滑窍行水，水气既行，不淫肌肤，身体不重矣，侵卫阳，不恶寒矣；不犯清道，不头眩矣。

【备考】 葵子茯苓散（《金匮要略》卷下）、茯苓散（《圣济总录》卷一五七）、茯苓汤（《鸡峰》卷十六）、葵苓散（《女科指掌》卷三）、葵茯汤（《产科心法》上集）。

～⁀ 款 气 丸 ⁀～

【来源】《素问病机气宜保命集》咳嗽论第二十一。

【组成】 青皮_{去白} 陈皮_{去白} 槟榔 木香 杏仁_{去皮尖} 郁李仁_{去皮} 茯苓 泽泻 当归 莪术_炮 马兜铃 苦葶苈_{以上各三两} 人参 防己_{各五钱} 牵牛_{取头末，一两}

【用法】 上为细末，生姜汁面糊为丸，如梧子大，每服一二十丸。加至五七十丸，生姜汤下，食后服。

【功效】 泻肺平喘，利水消肿。

【主治】 久嗽痰喘，肺气浮肿。

【方解】 本方用治肺气壅滞，痰饮咳喘，面目浮肿。治宜泻肺平喘，利水消肿。葶苈子泻肺平喘，利水消肿，为君药。马兜铃清肺降气，化痰平喘；杏仁宣利肺气，止咳平喘；牵牛子泻肺气，逐痰饮；郁李仁、防己利水消肿，五药相合，泻肺气，祛痰饮，消水肿，止咳喘，共为臣药。青皮、槟榔、木香、陈皮理气，气顺痰消，气行水行；莪术行气活血；人参、茯苓、泽泻健脾渗湿，培土生金，杜生痰之源；当归主"咳逆上气"（《本经》），又养血补虚，与人参、茯苓相伍气血双补，辅助正气，使泻肺祛痰利水而不伤正，以上共为佐药。生姜汁开痰下气，为佐使药。诸药相合，共奏泻肺平喘，利水消肿之功。

【验案精选】

咳喘　李某，男，3 岁。1985 年 1 月 21 日诊。反复咳喘半年多，1984 年 12 月 10 日摄胸片诊断：支气管炎伴肺门感染。经中西医治疗无明显好转。现症：咳嗽气喘，夜间尤剧，食欲不振，面黄肌瘦，舌质淡红、苔薄白，脉沉细乏力。拟方：麻黄绒 5g，杏仁、葶苈子、泽泻各 10g，百部、山楂各 20g，陈皮、大枣各 10g。进 2 剂，咳喘明显好转，食欲增进；再进 3 剂，咳喘消除，食欲正常。嘱其饮食调理，1 个月后痊愈。[杨文君 . 麻杏葶泽汤加味治疗咳喘 . 四川中医，1986，（7）：35]

【临证提要】 方中马兜铃含马兜铃酸，若过量久服，可引起肾脏损害等不良反应；老年人及儿童慎用；孕妇及肾功能不全者禁用。

【备考】 咳气丸（《赤水玄珠》卷七）。

～◈ 琥 珀 散 ◈～

【来源】《黄帝素问宣明论方》卷十五。

【组成】 滑石二两　木通　当归　木香　郁金　扁竹各一两　琥珀二两

【用法】 上为末，每服三五钱，用芦苇叶同煎，食后，日三服。

【功效】 清热利湿，活血止痛。

【主治】 五淋。

【方解】 五淋指气淋、砂淋、血淋、膏淋、劳淋。多由过量饮酒，多食肥鲜之味或劳心太过、房事无节等导致心肾不交，水火不相制约，致膀胱有热，水道不通而成，小便淋沥不尽，甚或带血，脐腹急痛，发作有时。治清热祛湿，活血止痛。琥珀利尿通淋，活血止血，又能镇惊安神，《本经逢原》谓："琥珀，消磨渗利之性，非血结膀胱者不可误投"；滑石清热利尿通淋，二药清热利尿通淋，活血止痛，共为君药。木通清热利尿，活血通脉；扁竹（即萹蓄）利尿通淋，为湿热下注，热淋涩痛之常用药，为臣药。芦苇叶清热除烦利尿，导心火下行；当归养血活血，利水而不伤阴血；木香行气止痛，调中导滞；郁金清心凉血，活血止痛，共为佐药。全方共奏清热利湿，活血止痛之效。

【验案精选】

血淋 骆某，女，27岁，已婚。患血淋证，经中西药物治疗4日，因疗效不著而转来我院就诊。病人小腹拘急疼痛，小便热涩刺痛，尿急、尿频、尿浑浊、色深红，舌苔黄腻，脉滑数。尿常规化验：红细胞（+++），脓细胞（++），蛋白（+）。证属膀胱湿热血淋证。拟用清热利湿，通淋止血法。选八正散化裁。处方：萹蓄、瞿麦、车前子（包煎）、滑石各12g，栀子、大黄各9g，木通6g，甘草、琥珀粉（冲服）各3g，小蓟15g。服3剂后，尿痛、尿频、尿急、尿血基本痊愈，临床症状消失。尿常规：红细胞（+）。原方再进2剂告愈。［严凤山，孔祥敏．琥珀治疗血淋有卓效．四川中医，1988，（6）：33］

【临证提要】 本方治疗湿热蕴结膀胱，瘀阻经络之淋证。

【方论选录】

《医方集解》：此手足少阴、太阳药也。滑石滑可去着，利窍行水；萹蓄苦能下降，利便通淋；琥珀能降肺气，通于膀胱；木通能泻心火，入于小肠；血淋由于血乱，当归能行血归经；气淋由于气滞，木香能升降诸气；诸淋由心肝火盛，郁金能凉心散肝，下气而破血也。

～⌒ 散热饮子 ⌒～

【来源】《素问病机气宜保命集》眼目论第二十五。

【组成】 防风 羌活 黄芩 黄连各一两

【用法】 上剉，每服半两，水二盏，煎至一盏，食后温服。

【功效】 清热疏风。

【主治】眼赤，暴发肿。

【方解】本方用治暴风客热。素体内有积热，复感风寒，入里化热，二热相合，上炎攻于眼目，则发为白睛赤肿。治宜清热疏风。方中黄芩、黄连，清泻中上二焦之火热，热祛则上炎无由。防风疏散，散邪热于外，寓"火郁发之"之意；羌活疏风止痛，二药皆辛温之品，防芩、连寒凉冰伏邪热，使本方凉而不遏。四药相合，内清外散，清疏兼顾。

【验案精选】

眼睑湿疹　某某，女，23岁。1986年4月30日诊。因演出化妆，致双眼干涩奇痒。经多方医治无效。两眼充血加重，眼睑肿，眼睑周围潮红兼见红小湿疹。两眼角膜荧光素染色（－）。诊断：过敏性眼睑湿疹。证属风湿热上扰胞睑。治以清热散风除湿。方用主方（羌活、防风、黄连、黄芩、柴胡、川芎、甘草）合四苓散加栀子、薏苡仁。服药9剂，症状消失。[辛文华．清空膏在眼科的应用．中国中医眼科杂志，1992，2（2）：122]

【临证提要】如大便秘涩，加大黄一两；如痛甚者，加当归、地黄；如烦躁不能眠睡，加栀子一两。

～ॐ 葛 根 汤 ॐ～

【来源】《伤寒标本心法类萃》卷下。

【组成】葛根一两四钱　麻黄三钱　生姜三枚　桂枝　甘草　芍药各二钱　枣一枚

【用法】上作二贴，水煎服。覆衣，取汗为度。

【功效】发汗散寒，生津舒筋。

【主治】太阳病，项背强几几，无汗恶风；或太阳与阳明合病，必自下利。

【方解】本方实为桂枝汤加葛根、麻黄而成。其治证为寒邪侵袭太阳经脉，或太阳与阳明经脉同时受邪所致。治宜发汗散寒，生津舒筋。方用桂枝汤（桂枝、芍药、生姜、大枣、甘草）解肌发表；葛根长于生津舒筋，且助桂枝发散表邪；麻黄增强桂枝汤解表发汗之力。方中虽用发汗之品，但亦用芍药、大枣、甘草补养阴血之药，补充汗源，使发汗生津而无过汗之弊。诸药合用，共成发汗散寒，生津舒筋之效。

【验案精选】

1. 伤寒 封姓缝匠，病恶寒，遍身无汗，循背脊之筋骨疼痛不能转侧，脉浮紧。余诊之曰：此外邪袭于皮毛，故恶寒无汗，况脉浮紧，证属麻黄，而项背强痛，因邪气已侵及背俞经络，比之麻黄证更进一层，宜治以葛根汤：葛根五钱，麻黄三钱，桂枝二钱，白芍三钱，甘草二钱，生姜四片，红枣四枚。服后顷刻，觉背内微热，再服，背汗遂出，次及周身，安睡一宵，病遂告瘥。[曹颖甫. 经方实验录. 上海：上海科学技术出版社，1979：14]

2. 太阳温病 夏姓妇人，其证太阳穴剧痛，微恶寒，脉浮紧，口燥，予用：葛根六钱，麻黄二钱，桂枝三钱，白芍三钱，生草一钱，天花粉四钱，枣七枚。服后，即得微汗，症遂痊愈。[曹颖甫. 经方实验录. 上海：上海科学技术出版社，1979：16]

3. 胃脘痛 杨某，男，30岁。2008年11月17日诊。病人诉胃脘疼痛，饭前及饭后均痛，食不消化，不能吃肉食已3个月，舌红苔白，脉沉弦拘紧而数。辨证属寒邪犯胃。治宜温阳散寒。方宗葛根汤：葛根15g，麻黄8g，桂枝12g，炙甘草7g，生姜10片，白芍12g。2剂。水煎服，每3小时服1煎，温覆取汗，汗透停后服。服药2剂，药后已汗，胃脘疼痛、食不消化等症状缓解，唯饥饿时胃略有不舒，又服中药7剂调理而症消。[吕淑静，王四平，吴中秋，等. 李士懋应用葛根汤治疗杂病验案举隅. 江苏中医药，2010，42（9）：41]

【临床应用】

上呼吸道感染 加减葛根汤（葛根、生麻黄、桂枝、柴胡、生石膏等组成，每袋200ml），由医院药剂科统一煎装。汤药取药后立即温服1袋，以后每次温服1袋，每8小时1次，疗程3天。治疗外寒内热型上呼吸道感染47例，体温疗效的总有效率为100%，中医证候疗效的总有效率为85.11%。[虞桂，杨秀捷，马荣，等. 加减葛根汤治疗外寒内热型上呼吸道感染的临床研究. 世界中西医结合杂志，2012，7（12）：1048-1050]

【临证提要】 若呕，加半夏以和胃降逆止呕。

【方论选录】

《绛雪园古方选注》：葛根汤即桂枝汤加麻黄、倍葛根，以去营实，小变麻、桂之法也。独是葛根、麻黄治营卫实，芍药、桂枝治营卫虚，方中虚实互复者，其微妙在法。先煮麻黄、葛根减二升，后内诸药，则是发营卫之汗为先，而固表收阴袭于后，不使热邪传入阳明也。故仲景治太阳病未入阳明者，用以驱邪，断入阳明之路。

～愈 风 汤～

【来源】《素问病机气宜保命集》卷中。

【组成】羌活　甘草　防风　蔓荆子　川芎　细辛　枳壳　人参　麻黄　甘菊　薄荷　枸杞子　当归　知母　地骨皮　黄芪　独活　杜仲　吴白芷　秦艽　柴胡　半夏　前胡　厚朴　熟地黄　防己各二两　茯苓　黄芩各三两　石膏四两　芍药三两　苍术　生地黄各四两　桂一两　以上三十三味通七十四两

【用法】上锉，每服一两，水二盏，煎至一盏，去滓温服；如遇天阴，加生姜煎，空心一服，临卧再煎药滓服，俱要食远服，空心一服，噙下二丹丸，为之重剂，以安神；临卧一服，噙下四白丹，为之轻剂，以清肺。

【功效】行导诸经，安心养神，调和阴阳。

【主治】中风证内邪已除，外邪已尽者；小儿惊痫搐急，慢惊风；脾肾虚，筋弱语言难，精神昏愦；内弱风湿；一臂肢体偏枯，或肥而半身不遂，或恐而健忘。

【方解】中风证内邪已除，外邪已尽，可知邪虽去而正已伤。治疗不可失其通塞，扶其正气。故选用羌活、独活、防风、蔓荆子、秦艽、麻黄、吴白芷、桂枝、川芎、细辛诸药辛散祛风，活血行气以行导诸经。人参、黄芪、当归、菊花、枸杞子、熟地黄、芍药、杜仲以补气养血；苍术、茯苓、半夏、防己、枳壳、前胡、厚朴健脾燥湿。风为阳邪，久则变火，故用地骨皮、薄荷、黄芩、柴胡、石膏、知母、生地黄清泻里热，并能制约祛风药之辛温之性。甘草调和诸药。诸药合用，则清浊自分，营卫自和，阴阳调和，精神乃治。

【验案精选】

1. **中风**　某某，男，62岁。2011年4月27日突然发病，来我院诊治。门诊头颅CT：右侧基底节高密度影，考虑脑梗死。诊见：神志清楚，语言謇涩，口眼歪斜，食物从嘴角掉出，左侧半身不遂，上下肢不能屈伸，肌力减退，左侧上肢肌力 1 级，左下肢肌力 0 级。舌质红、苔薄白，脉沉细无力。诊为中风。在常规西药治疗的同时，予羌活愈风汤，1 剂/天，水煎分 2 次服。服药 5 剂后，口眼歪斜好转，言语含糊，左侧肢体仍屈伸不利、麻木，自觉肢体胀痛，守方继服 10 剂。药后口眼歪斜恢复正常，语言欠流畅，左手能握物，左下肢稍麻，能扶物走动，活动后有心急心慌感，大便 3 日一行。加生龙骨、丹参、石菖蒲、远志，加大大黄用量，又进 10 剂，病情基本好转，心急心慌消失，言语变清晰，但仍有跛行，上方加减治疗 3 个月余而愈。[李彬，何国斌．羌活愈风汤治疗中风 52 例．实用中医内科杂志，2012，26，（7）：41-42]

【临床应用】

中风 组方：羌活 12g，甘草 10g，防风 10g，黄芪 15g，蔓荆子 10g，地骨皮 9g，川芎 10g，细辛 3g，枳壳 6g，红参 10g，麻黄 6g，知母 10g，菊花 12g，薄荷 12g，枸杞子 10g，当归 10g，独活 10g，白芷 6g，杜仲 10g，秦艽 12g，柴胡 6g，半夏 6g，厚朴 6g，熟地黄 15g，防己 10g，芍药 10g，黄芩 6g，茯苓 10g，石膏 15g，生地黄 10g，苍术 10g，官桂 3g，前胡 10g。兼心悸、失眠者加生龙骨、生牡蛎、丹参、炙远志；失语者加石菖蒲、远志、郁金。1 剂/天，水煎分 2 次口服。治疗中风 52 例，痊愈 30 例，显效 16 例，好转 2 例，无效 4 例，总有效率为 95.65%。[李彬，何国斌．羌活愈风汤治疗中风 52 例．实用中医内科杂志，2012，26，（7）：41-42]

【临证提要】假令一气之微汗，用愈风汤三两，麻黄一两，均作四服，一服加生姜五片，空心服，以粥投之，得微汗则佳；如一旬之通利，用愈风三两，大黄一两，亦均作四服，如前煎，临卧服，得利则妙；常服之药，不可失四时之转，如望春大寒之后，加半夏二两（通四两），柴胡二两（通四两），人参二两（通四两），谓迎而夺少阳之气也；初夏三日，加石膏二两（通六两），黄芩二两（通五两），知母二两（通四两），谓迎而夺阳明之气也；季夏之月，加防己二两（通四两），白术二两，茯苓二两（通五两），谓胜脾土之湿也；初秋大暑后，加厚朴二两（通四两），藿香二两，桂一两（通二两），谓迎而夺太阴之气也；霜降之后望冬，加附子一两，桂一两（通二两），当归二两（通四两），谓胜少阴之气也，得春减冬，四时类此，虽立法于四时之加减，又宜临病之际，审病之虚实热寒，土地之宜，邪气之多少。

【备考】大愈风汤（《普济方》卷一一四）、羌活愈风汤（《洁古家珍》）。

〰〰 解 风 散 〰〰

【来源】《黄帝素问宣明论方》卷二。

【组成】人参　川芎　独活　麻黄_{去节,汤洗,焙,各一两}　甘草_{一两}　细辛_{去苗,半两}

【用法】上为末，每服三钱，水一盏半、生姜五片、薄荷少许，同煎至八分，不计时候。

【功效】祛风散寒，益气扶正。

【主治】风成寒热，头目晕眩，肢体疼痛，手足麻痹，上膈壅滞。

【方解】本方所治之证，外有风寒，内有中虚，邪乘虚入里。治以祛风散寒，益气扶正之法。方中独活祛风散寒除湿，通痹止痛，为君药。人参补气扶正，祛邪外出，防邪复入；川芎、麻黄助君药祛风散寒，川芎并可行气活血止痛，共为臣药。细辛祛风散寒，胜湿止痛；生姜、薄荷辛散疏风，为佐药。甘草益气和中，调和诸药，兼为佐使。合而成方，邪正兼顾，以祛风散寒祛邪为主，用治外感风寒湿邪，日久邪入里者。

【验案精选】

下肢痹痛　1983年2月，余回家探亲，邻居黄某某，29岁，产后36天即下水洗衣，夜间便感双下肢冰冷麻木，次日继发下肢痹痛。刻诊：下肢微肿，沉重感，不恶寒发热，面色不华，舌淡苔白，脉濡而弱。证属产后气血虚弱，感受寒湿。治宜益气养血，散寒化湿。处方：羌独活各9g，党参15g，川芎9g，当归、茯苓、怀牛膝各10g，细辛4g，生姜皮3g。2剂。药后肿胀除，下肢痹痛应手而愈。〔许鉴奎.人参败毒散临床应用举隅.江苏中医杂志，1985，(11)：31〕

【临证提要】本方多辛温香燥之品，故外感风热及阴虚外感者，均忌用。

【方论选录】

1.《医门法律》：风入既久，胃气致虚，故以人参为君；臣以麻黄、川芎，佐以独活、细辛，使以甘草，而和其营卫，乃可收其外解之功也。

2.《中国医学大辞典》：今人但知人参为补虚之药，不知人参有祛邪荡实之功。此证因虚风久袭，若独用麻黄，无人参助其胃气，必不能奏效也。

煨肾丸

【来源】《素问病机气宜保命集》虚损论第二十二。

【组成】牛膝酒浸　萆薢　杜仲　苁蓉　菟丝子　防风　白蒺藜　胡芦巴　补骨脂各等份　桂半之

【用法】上为细末，酒煮猪腰子为丸，如梧桐子大。腰痛不起者甚效。

【功效】补肾益肝暖脾。

【主治】肾肝损及脾损，谷不化，腰痛不起。

【方解】本方证病机乃肝脾肾三脏亏损。"腰为肾之府"，然肝肾同源，肝肾不足，无以濡养筋脉则腰酸腰痛；肾为先天之本，脾为后天之本，肾不足则脾不健，脾虚不能运化则纳谷不馨。治当补益肝脾肾三脏，然"腰痛肾精气虚而邪客也"（《杂病源流犀烛》），故辅以祛风湿祛邪之品。牛膝补益肝肾，强筋健骨，兼能祛除风湿，两善其功，为君药。杜仲补肝肾，强筋骨；菟丝子、补骨脂温肾暖脾；萆薢祛风除湿，通络止痛，共为臣药。佐用肉苁蓉、胡芦巴、肉桂温肾助阳，散寒止痛，且肉桂能通利血脉；蒺藜轻扬疏散，祛风活血，与肉桂相合，即所谓"治风先治血，血行风自灭"；防风祛风散寒，胜湿止痛，且香舒脾气，为脾经引经药。以猪肾为丸，取其血肉有情之质，滋补精髓，为佐使药。诸药相合，肝脾肾三脏并补，重在补肾；邪正兼顾，重在扶正固本。

【验案精选】

骨质增生腰痛　某某，男，64岁，工人。1987年8月10日初诊。腰背酸痛2年余，每以晨起及久坐后明，稍作活动则疼痛减轻，且感下肢麻木，腿软行走无力。舌质淡红、苔薄少，脉细。摄片提示：腰椎3、4椎体骨质增生。证属肾虚督脉困怠。拟通补肾督，佐之和络之法。处方：鹿角片9g（先煎），威灵仙15g，骨碎补15g，鸡血藤15g，当归12g，怀牛膝15g，熟地黄20g，枸杞子15g，肉苁蓉15g，淫羊藿20g，续断15g，狗脊20g。7剂后腰痛肢麻减轻，上方出入调治月余，诸症消失。摄片复查：骨质增生影比原片模糊。［黄云.顾丕荣老师治疗腰痛验案.实用中医内科杂志，1989，3（2）：37］

【临证提要】牛膝有怀牛膝和川牛膝两种。前者重在补肝肾，强筋骨；后者偏于活血逐瘀。从本方主治证来看，方中当用怀牛膝其效甚佳。

增损四物汤

【来源】《黄帝素问宣明论方》卷十一。

【组成】川芎　当归　芍药　熟地黄　白术　牡丹皮各半两　地骨皮一两

【用法】上为末，每服五钱，水一盏，煎至六分，去滓，温服，食前。

【功效】养血补血，凉血活血。

【主治】月经不调，心腹疼痛。

【方解】方中四物汤（川芎、当归、芍药、熟地黄）补血活血，动静相伍，补调结合，补血而不滞血，行血而不伤血。白术苦温，健脾益气，脾健能食则气血充足；牡丹皮清热凉血，活血散瘀，使血流畅而不留瘀，血热清而不妄行；地骨皮甘寒，清热凉血滋阴。诸药合用，药性平和，共奏养血补血，凉血活血之功。

【验案精选】

更年期综合征　王某某，女，47岁。1980年6月17日入院。2年来反复发作周身游走性疼痛；伴颜面及双下肢轻度浮肿，月经1个月或2个月一次，量少色淡，经多方治疗效果不佳。刻诊：形体肥胖，语声洪亮，颜面潮红，双下肢轻度浮肿，四肢麻木，血压168/90mmHg，舌质红，脉弦数。做三大常规及心电图检查无异常改变。诊断为更年期综合征。中医辨证肝血不足，肝阳上亢，肝风内动。用地骨皮饮加减补肝血，潜肝阳，息肝风。处方：熟地黄、白芍、川芎、当归、牡丹皮、地骨皮各10g，全蝎、甘草各3g，蜈蚣6g，钩藤15g，赭石30g，商陆、牵牛子各10g。服6剂后，潮热退、肿胀消、麻木减轻。上方去商陆、牵牛子，加黄芪30g、牛膝15g，又服2剂，月经来潮；改用地骨皮饮加益母草、丹参、香附各10g，再服5剂，痊愈出院。此后停经，观察3年未至，身体健康。［周京述．地骨皮饮治疗妇女更年期综合征．四川中医，1988，(4)：40］

【临证提要】本方主治阴血不足，血虚有热之月经不调，心腹疼痛等。

增损柴胡汤

【来源】《素问病机气宜保命集》妇人胎产论第二十九。

【组成】柴胡八钱　黄芩四钱半　人参三钱　半夏三钱　石膏四钱　知母二钱　黄芪五钱　甘草四钱，炙

【用法】上为粗末，每服半两，生姜五片，枣四个，水一盏半，煎至一盏，温服清，无时。

【功效】和解枢机。

【主治】产后经水适断，感于异证，手足牵搐，咬牙昏冒。

【方解】增损柴胡汤方，即小柴胡加石膏、知母、黄芪。用治产后外感，热入血室证。新产之后，血海空虚，感受外邪，邪热乘虚侵入血室，热与血结，则经水适断，寒热发作有时；血热上扰则昏冒不知人；血室瘀滞，致肝之经脉不利，所以手足牵搐。治宜和解枢机，助正祛邪。方中柴胡，透达少阳之邪从外而散，疏泄气机之郁滞；黄芩清泄少阳之热，二药相伍，和解少阳半表半里之邪，共为君药。石膏清泄里热；黄芪、人参益气扶正，一者扶正以祛邪，一者益气以御邪内传，共为臣药。知母清热泻火；半夏和胃止呕；生姜解半夏之毒，又助半夏和胃之功，共为佐药。大枣、甘草助参、芪益气扶正之效，且能调和诸药，为使药。本方和解枢机与清泄里热并用，以和解枢机为主，血室之热可随之而散；益气扶正与和解祛邪并举，以和解祛邪为主，较为适宜于产后外感，邪在少阳半表半里而半热偏盛者。

【验案精选】

产后发热　王某某，女，29 岁。1985 年 3 月 30 日诊。产后第 7 天即发生恶寒，1 小时后发热（体温 39.1℃），伴大汗出，2 小时左右热退，即发生口渴大饮。其后变成寒热往来，发无定时，口苦咽干，头痛头晕，下腹疼痛。舌质淡红、苔薄白，脉虚弱。证属少阳、阳明合病。治宜和解少阳，清透阳明郁热，佐以调血和血。用小柴胡汤、人参白虎汤合生化汤加减：柴胡、黄芩各 15g，法半夏、人参、当归、甘草各 9g，石膏 18g，川芎、干姜各 6g，大枣 10 枚。以此方出入，服 11 剂而愈。[吴子茂，李鸿娟．产后发热辨治．四川中医，1986，(11)：38]

【临证提要】仲景小柴胡汤为治疗热入血室之代表方，此方在此基础上加黄芪以增其补气之功，又加石膏、知母助其泻热之力，故对产后气血虚损较重，邪在少阳而热象偏重者尤为适宜。

～֍ 鳖 甲 汤 ֍～

【来源】《黄帝素问宣明论方》卷二。

【组成】鳖甲去裙栏，醋制黄色　京三棱　大腹子皮　芍药　当归　柴胡去苗　生地黄各一两　官桂　生姜各三分，切作片子，焙干

【用法】上为末，每服三钱，水一大盏，入生姜、木香半钱，同煎至八分，去滓，空心温服。

【功效】软坚散结，行气止痛。

【主治】伏梁积气，心下如臂，痞痛不消，小便不利。

【方解】方中鳖甲软坚散结，滋阴退热，用为君药。三棱破血行气，消积止痛；大腹皮、柴胡、木香宽中疏解，行气止痛，上四味共助君药散结消积，用为臣药。芍药、当归、生地黄滋阴养血，防辛散燥烈伤及阴血；肉桂、生姜辛散温通，以助行血破结，上五味用为佐药。本方共奏软坚散结，行气止痛之功，行气活血又不伤阴血，体现消中有补之法。

【验案精选】

慢性胰腺炎　张某，男，49岁。主诉间歇上腹疼痛5年，每于饱食后加重。曾确诊为慢性胰腺炎。刻下症：上腹部持续疼痛，放射至腰背部，弯腰抱膝位减轻，伴胸骨后烧灼感，两胁刺痛，咽干便秘，舌质紫暗、舌边有瘀点，舌苔黄、焦燥，脉涩。治则：活血祛瘀，行气散结。方药以大黄䗪虫丸合鳖甲汤化裁：生大黄15g，土鳖虫15g，水蛭10g，桃仁15g，白芍20g，生地黄30g，虻虫10g，黄芩15g，生甘草6g，制鳖甲20g，三棱15g，大腹皮20g，当归20g，柴胡15g，桂枝15g，干姜10g，鱼腥草30g，猫爪草30g，马鞭草30g，黄连15g，竹茹10g。日1剂，水煎300ml，分早、晚2次温服，连用5剂。6日后复诊，腹痛、两胁疼痛明显缓解，血、尿淀粉酶降至正常。上方入砂仁10g以健运中焦；易生大黄为制大黄，一为加强活血化瘀之力，二防通泄过度，克伐元气。再进5剂。如此随方加减，治疗2个疗程，共计服

用 20 余剂。40 日后复查，胰腺彩超显示胰腺轮廓清晰，血、尿淀粉酶正常。其后电话随访 1 年，一切正常。[盛辉. 大黄䗪虫丸合鳖甲汤治疗慢性胰腺炎 120 例. 光明中医，2010，25（6）：1005]

【临床应用】

1. 肝硬化腹水　采用中药鳖甲汤为主治疗乙肝肝硬化腹水，可取得明显疗效。治疗期间予低盐、高热量、高蛋白、高维生素而易消化饮食，休息，配合口服中药鳖甲汤。药用：鳖甲 30g，柴胡 10g，白术 40g，茯苓皮 50g；猪苓 50g，当归 15g，白芍 20g，丹参 30g，泽兰 20g，大腹皮 30g，车前子 30g，焦三仙各 10g，泽泻 10g，桂枝 10g，三七粉 5g。若湿热内蕴伴黄疸者，加茵陈 50g；白球倒置者加阿胶 15g；鼻衄齿衄者加茜草 15g。水煎服，每日 1 剂，2 个月为 1 个疗程。[杨杰，谢春娇. 鳖甲汤治疗乙肝肝硬化腹水 38 例. 实用中医内科杂志，2005，19（4）：362-363]

2. 慢性胰腺炎　处方：生大黄 15g，土鳖虫 15g，水蛭 10g，桃仁 15g，白芍 20g，生地黄 30g，虻虫 10g，黄芩 15g，生甘草 6g，制鳖甲 20g，三棱 15g，大腹皮 20g，当归 20g，柴胡 15g，桂枝 15g，干姜 10g，鱼腥草 30g，猫爪草 30g，马鞭草 30g。随症加减：体虚乏力，腰膝酸软加黄芪 20g，补骨脂 20g；腹满胀痛，大便秘结加麻子仁 15g，天花粉 30g；口舌生疮，口苦咽干加黄连 15g，焦栀子 20g；腹泻便溏，纳呆反胃减少生大黄用量或改用制大黄。用法：水煎服，每日 1 剂，分 2 次，饭后半小时服用，连用 15 剂为 1 个疗程。[盛辉. 大黄䗪虫丸合鳖甲汤治疗慢性胰腺炎 120 例. 光明中医，2010，25（6）：1005]

【临证提要】本方寒热并用，消补兼施，气血津液同治，软坚而不伤正，久服可使伏梁积气渐消缓散。

下篇
被忽略的名方

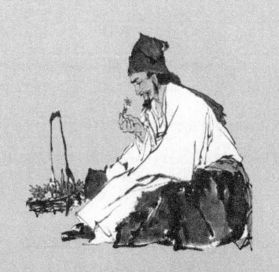

∽◦ 一切痢诸方 ◦∽

【来源】《保童秘要》诸痢。

【组成】黄连　甘草各二分　岭南黄柏　吴蓝犀角各一分　栀子二枚

【用法】上以水七大合，煎取三大合，去滓，一岁儿一日服一合，夜亦然。

【功效】清热燥湿，解毒止痢。

【主治】一切痢。

【方解】方中黄连清热燥湿，解毒止痢，用为君药。黄柏清热燥湿解毒；犀角清血分热毒，共为臣药。栀子清热利湿解毒，导湿热从小便而去，为佐药。甘草补中益气，使祛邪不伤正，并调和诸药，为佐使药。诸药相合，清热祛湿解毒为主，肠中湿热蕴结之痢疾较为适宜。

【临证提要】方中多苦寒之品，久服、多服易伤脾胃，非湿热者不宜使用。

∽◦ 二 气 丹 ◦∽

【来源】《黄帝素问宣明论方》卷十一。

【组成】大黄四两，别为末，醋一升，慢火熬成膏子　当归二两　白芍药二两

【用法】上为末，以膏子和丸，如桐子大，每服二十丸，淡醋汤下。食前，日进三服。

【功效】清热凉血，养血活血。

【主治】月水不调，断绝不产，面黄肌瘦，恒不思美食。

【方解】本方所治诸证乃瘀热互结所致。血热互结，经血不通，甚断绝不产；瘀血不去，新血不生，不能荣养肌肤，故面黄肌瘦。治宜清热凉血，养

血活血。君用大黄，清热泻火，凉血祛瘀，泻下攻积，导瘀热下行，邪有出路；以醋制慢火熬膏，加强其活血散瘀之效。当归养血活血，补营血之虚，并助大黄活血之功，为臣药。佐以白芍养血益阴清热。醋汤送服，引药达于肝经。三药共奏清热凉血，养血活血之效。

【临证提要】经闭瘀血甚，加干漆、没药、硇砂、斑蝥活血化瘀，破瘀散血；加官桂温经通脉，以通利月闭。

【方论选录】

《医略六书》：热瘀不清，经血暗耗，故经脉闭遏，月事不行焉。当归养既耗之血，白芍敛热伤之阴，大黄净汁，熬膏入药，丸服。醋以引之入肝，饮以漱之和胃，使热化血荣，则冲任蓄泄有权，何患经闭不通乎！

【备考】二气丸（《济阴纲目》卷二）。

二 气 散

【来源】《黄帝素问宣明论方》卷八。

【组成】白牵牛　黑牵牛各二钱

【用法】上为末，用大麦面四两，同一处为烧饼，临卧用茶汤一盏下，降气为验。

【功效】泻下逐水。

【主治】水，气蛊，胀满。

【方解】本证为水湿壅盛所致。故选黑、白牵牛，苦寒降泄，泻下逐水，通利二便以泄水湿。

【临证提要】现代研究表明，牵牛子无论种皮的黑白，作用相同，均属峻下逐水之品，故以水湿停滞，正气未衰者最为适宜。

【备考】二圣散（《普济方》卷一九四）。

～〇 二 胜 丸 〇～

【来源】《黄帝素问宣明论方》卷十。

【组成】盐豉　紫皮蒜去皮，各等份

【用法】上同杵为膏，丸如桐子大，每服三丸至五丸，米饮汤下。

【功效】寒热并调。

【主治】泄痢虚损，不问新久。

【方解】豆豉味苦性寒，清热止痢，《药性论》载其"治血痢腹痛"。紫皮大蒜辛温，暖脾胃，行滞气。二者合用，寒热相济，辛散苦降，适用于寒热错杂之泻痢病证，乃药食兼用之剂。

【临证提要】本方所治为寒热错杂之泻痢，方中豆豉与紫皮蒜等量配伍，温清并用，以平为期。

【备考】香豉丸（《儒门事亲》卷十五）。

～〇 八 物 汤 〇～

【来源】《素问病机气宜保命集》虚损论第二十二。

【组成】白术　人参　黄芪　茯苓　川芎　熟地黄　当归　芍药各等份

【用法】上粗末服五七钱，水一盏，煎至七分，去滓，食后温服。

【功效】益气和血。

【主治】心肺虚损，皮聚而毛落，血脉虚损，妇人月水愆期。

【方解】本方所治诸证均由心肺虚损，气血不足所致。故以益气和血立法。黄芪补肺益气；熟地黄"益心血，补肾水"（《药品化义》），养血滋阴，与黄芪相伍补益心肺，益气养血，共为君药。人参补脾益肺，助黄芪之功；当归、白芍养血和营，增熟地黄之效，同为臣药。白术、茯苓健脾利湿；川芎活血行气，俱为佐药。数药相合，共收气血同补，心肺同治之功。

【临证提要】食少者，加陈皮；汗多热少者，加肉桂、干姜；烦渴者，加麦冬。

丁香附子散

【来源】《黄帝素问宣明论方》卷十二。

【组成】附子一两　母丁香四十九个　生姜半斤，取自然汁半碗

【用法】上用附子钻孔四十九，以丁香刺上面填内，将生姜汁用文武火熬尽，又用大萝卜一个，取一穴子，入附子，又填内，将萝卜盖之，又用文武桑柴火烧香熟为度，取出，切附子作片子，焙干，捣细为末。每服一钱，米汤一盏调下，日进三服。

【功效】温中散寒，降逆止呕，行气消痞。

【主治】脾胃虚弱，胸膈痞结，吐逆不止。

【方解】《素问·举痛论》云："寒气客于肠胃，厥逆上出，故痛而呕也。"饮食生冷或寒邪犯于脾胃均易致病。宜温中散寒，降逆止呕，行气消痞。母丁香温中散寒止痛，降逆止呕，《蜀本草》载其"疗呕逆甚验"，为君药。附子温里散寒止痛，补火助阳，《神农本草经》记载："主治风寒咳逆邪气，温中，除寒湿"，为臣药。生姜温中降逆止呕，与附子相伍助阳散寒；萝卜下气消积除胀。诸药合用共奏温中散寒，降逆止呕，行气消痞之功，用治脾胃虚寒或寒邪犯胃之胸膈痞结，吐逆等证。

【临证提要】仓猝呕者可用，若烦渴则徐食糜粥。

丁香复光丸

【来源】《黄帝素问宣明论方》卷十四。

【组成】丁香二钱　巴豆一钱，去皮油　半夏二两　乌梅半两，去核　南硼砂三钱　脑子二钱　盆硝半两　缩砂仁二钱半　甘草半两　荆芥穗二钱

【用法】上为末，醋煮面糊为丸，如绿豆大，每服十丸至十五丸，米泔下，食后，日三服。

【功效】温阳散寒，化痰除湿。

167

【主治】一切远近目疾。

【方解】素体阳虚，或年老病久，肾阳亏虚，阳不胜阴，可引起雀目、青盲等；阳虚不能温化水液，水邪上泛，可致云雾移睛、视瞻昏渺、视直如曲等证。治宜温阳散寒，化痰除湿。丁香辛温，温中暖肾以治肾阳虚之本；半夏燥湿化痰散结，治阳虚水泛痰停之标，《本草纲目》载其治"目不得瞑"，二药暖肾散寒，燥湿化痰，标本兼顾，共为君药。盆硝（芒硝）善治"目赤障翳"（《本草再新》）；乌梅"涌痰"（《本草纲目》），"祛痰"（《本草拾遗》），二药祛痰明目，为臣药。巴豆祛痰逐水；硼砂、脑子（冰片）明目退翳；砂仁健脾化湿行气；荆芥穗舒脾胜湿，均为佐药。甘草益气健脾，脾健运化水湿，并调和药性，为佐使药。诸药合用，共奏温阳散寒，化痰除湿之效。

【临证提要】本方所治目疾为阳虚痰湿所致，病人除见有视物昏朦，黑花飞舞等外，常伴有面色萎黄，畏寒怕冷，四肢不温，口黏苔腻等症。

～⁓ 人参白术汤 ⁓～

【来源】《黄帝素问宣明论方》卷十。

【组成】人参　白术　当归　芍药　大黄　山栀子　荆芥穗　薄荷　桔梗　知母　泽泻各半两　茯苓去皮　连翘　栝楼根　干葛各一两　甘草二两　藿香叶　青木香　官桂各一分　石膏四两　寒水石二两　滑石半斤

【用法】上为细末，每服抄五钱，水一茶盏，入芒硝半两、生姜三片，煎至半盏，绞汁，入蜜少许，温服，渐加至十余钱，得脏腑流利取效。如常服，以意加减，兼服消痞丸散，以散肠胃结滞。

【功效】清热泻火，生津止渴，益气养血。

【主治】胃膈瘅热烦满，饥不欲食，瘅成为消中，善食而瘦，燥热郁甚，而成消渴，多饮而数小便。兼疗一切阳实阴虚，风热燥郁，头目晕眩，中风偏枯，酒过积毒。一切肠胃燥涩，倦闷壅塞，疮疥痿痹，并伤寒杂病，产后烦渴，气液不得宣通。

【方解】本方所治消渴由"三焦肠胃燥热怫郁，水液不能宣行"所致，胃肠燥热内盛，津液耗伤，烦渴多饮；饮水虽多，然不能管摄水液敷布全身，津液下泄，故尿多；水谷精微下泄不能濡养机体，气血不足，虽多食、多饮亦日见消瘦。燥热内盛为病本，津液亏损为病标，故治当清热泻火，生津止渴为主，辅以益气养血。方中重用辛甘大寒之石膏为君药，内清肺胃燥热，生津止渴，用其"止消渴烦逆"（《名医别录》）。寒水石、连翘清热泻火除烦；栝楼根（天花粉）、葛根清热滋阴，润燥止渴；茯苓、人参益气健脾助运，既化水谷为津液，又可散精于肺，助津液敷布周身。君臣相合，标本兼治，既内清燥热，又生津止渴，补脾助运，输布津液。大黄、芒硝清热泻火通便，栀子、泽泻、滑石清热利水，五药相合，前后分消，导热下行；白术健脾燥湿，木香理气醒脾，藿香芳香化湿醒脾，三药健运脾胃，助中焦运化水谷，转输津液；当归、芍药养血滋阴，与白术、茯苓、人参相伍，以气血双补；甘草、生姜益气温胃；官桂取其辛热之性制约方中诸寒凉之品，使大寒之剂无损脾胃之虑，以上共为佐药。使以甘草、蜂蜜调和诸药。诸药合用，清热泻火，生津止渴，益气养血通治三消。

【临证提要】本方治疗阳明热盛伤津证，用于消渴、中风等。若湿热内甚而自利者，去大黄、芒硝；口干口渴甚者，加北沙参、玉竹。

【备考】人参白术散（《儒门事亲》卷十三），本方少荆芥、薄荷、桔梗、知母。

∽◈ 人参白术散 ◈∽

【来源】《黄帝素问宣明论方》卷十二。

【组成】人参　白术　茯苓　甘草　橘皮　葛根　泽泻　滑石　藿香各半两

【用法】上为末，每服三钱，水一盏，煎至六分，温服，妊妇加苍术三五片，热服。

【功效】补气健脾，渗湿止泻。

【主治】中寒痞闷急痛，寒湿相搏，吐泻腹痛。

【方解】脾胃虚弱，水湿内停，复感寒邪，寒湿内停，故腹痛，呕吐，泄泻清冷，小便清长。治当健脾益气除湿。方中人参、白术、茯苓、陈皮、甘草，乃异功散，功可补气健脾，行气化滞，补而不滞；葛根轻清升散，升发脾胃清阳之气而止泻；泽泻、滑石甘寒，利水渗湿，以利小便而实大便；藿香芳香化湿，醒脾和胃，《本草图经》谓其"治脾胃吐逆，为最要之药"。诸药相合，共奏补气升阳并用，补脾渗湿共进，补气健脾，渗湿止泻之效。

【临证提要】本方与白术调中汤同治中虚寒湿内停之腹痛吐泻。本方补脾渗湿，适合脾虚湿盛之证，且药性平和，补虚扶正之效强，长期服用，孕妇亦可服用；白术调中汤用干姜、官桂温阳散寒，适于中阳不足，阴寒较重者。

～◇ 人参石膏汤 ◇～

【来源】《黄帝素问宣明论方》卷六。

【组成】人参一钱半　石膏三两　芎半两　半夏二钱，去滑　白术半两　茯苓半两　甘草一两，炙　大栀子三钱　知母半两　黄芩三钱

【用法】上为末，每服一钱，水一盏、生姜三片，煎至六分，去滓，温服。

【功效】清泻肺热，补气生津。

【主治】伤寒咳嗽不已，心烦，及风热头痛，精神不利，昏愦宜服。

【方解】本方证是因热邪壅肺，肺失清肃，日久耗气伤津所致。治当邪正兼顾，清泻肺热，补气生津。方中重用石膏为君，功善清泻肺热，除烦止渴，其质重入肺，有利于肺气肃降。臣以知母苦寒质润，协助石膏清热生津；人参补益肺气，兼能生津。栀子、黄芩苦寒，助石膏、知母清泻肺热；肺为娇脏，不耐寒热，方中寒凉之品较多，恐寒凉凝遏，故用半夏、川芎，辛行温散，防寒凉太过；白术、茯苓、炙甘草与人参合用，取"四君子汤"之意，补气健脾，培土生金，以上七味皆为佐药。甘草兼调和药性，亦作使药。综观全方，共奏清泻肺热，补气生津之效。

【临证提要】咳重者，加枇杷叶、杏仁等；气虚自汗者，加煅牡蛎、五味子。

～◦◦ 人参半夏丸 ◦◦～

【来源】《黄帝素问宣明论方》卷九。

【组成】白矾　天南星　半夏各半两　甘草二钱半，炙　人参二钱　赤小豆四十九粒　杏仁四十九粒　猪牙皂角一挺

【用法】上为末，秫米三合、醋一升，熬粥和丸，如桐子大，每服十五丸，炒萝卜子汤临卧下。

【功效】燥湿化痰，补气健脾。

【主治】一切痰饮，喘嗽不已。

【方解】本方证是因脾虚失运，湿聚成痰，痰饮内盛，壅滞于肺，肺失清肃所致。治当以燥湿化痰，补气健脾为要。方用半夏，辛温而燥，功善燥湿化痰，为君药。天南星温燥，燥湿化痰，常与半夏相须为用以治湿痰，为臣药。痰之所成，是由脾弱不能运化水湿，湿聚而致，故用人参补益脾气以治本，亦为臣药。白矾、皂角、赤小豆协助君臣药以祛湿化痰；杏仁、炒萝卜子（莱菔子）降气化痰，止咳平喘；另用秫米，与半夏相配，实为半夏秫米汤，取祛痰和胃之效，以上诸药俱为佐药。甘草益气和中，助人参补气健脾之力，兼能祛痰止咳；又可调和药性，为佐使药。综合本方，燥湿化痰以治标，补气健脾以治本，实乃标本兼顾之剂。

【临证提要】本方为治脾虚痰湿喘嗽的常用方。临证以喘嗽频作，咯痰不爽或喉间痰鸣，伴见面色无华，神疲乏力，不思饮食等为辨证要点。

～◦◦ 人参保肺汤 ◦◦～

【来源】《黄帝素问宣明论方》卷九。

【组成】人参　柴胡　当归　芍药　桑白皮　知母　白术　川芎　黄芪　紫菀　地骨皮各一分　荆芥　茯苓去皮　黄芩　连翘　大黄　薄荷　山栀子各半两　甘草　桔梗各一两　石膏　滑石　寒水石各半两

【用法】上为末，每服三钱，水一盏、生姜三片，煎至七分，去滓，

温服。

【功效】清泻肺热，化痰平喘，益气养阴。

【主治】五劳七伤，喘气不接，涎痰稠黏，骨蒸潮热。

【方解】本方证是因外邪入里化热，壅聚于肺，灼津为痰，肺失清肃，继之气阴耗伤所致。治当清泻肺热，化痰平喘，益气养阴。方中石膏、知母、滑石、寒水石、黄芩、连翘、栀子皆为性寒之品，可清泻肺热；紫菀、桑白皮、地骨皮、桔梗，主入肺经，清热化痰，止咳平喘；人参、黄芪、甘草均可补益肺气；白术、茯苓，健脾祛湿；当归、芍药、川芎养血和血；柴胡、荆芥、薄荷疏散热邪；大黄苦寒通降，泻热通便，可使邪气从大便而下。综观全方，共奏清泻肺热，化痰平喘，益气养阴之功。

【临证提要】泄者去大黄，同人参半夏丸服。

【备考】人参补肺散（《御药院方》卷五）。

人 参 散

【来源】《黄帝素问宣明论方》卷一。

【组成】人参　远志去心　赤茯苓去皮　防风去苗，各二两　芍药　麦冬去心　陈皮去白　白术各一两

【用法】上为末，每服三钱，水一盏半，煎至八分，去滓，温服，不计时候，日再服。

【功效】补气滋阴，调气疏肝。

【主治】煎厥，气逆，头目昏愦，听不闻，目不明，七气善怒。

【方解】本方君以人参大补元气，化生津液。白芍、麦冬滋阴清热，柔和肝体，与人参配伍补气生津；赤茯苓利湿热，行水健脾，可"破结气"（《药性论》），上三味共为臣药。佐以白术健脾燥湿，防肝木横逆犯脾；远志安神定志；七气善怒，气逆者以陈皮理气燥湿，醒脾和胃，使气顺津调；配伍防风则使补中有散，合白芍、陈皮以疏散肝郁。全方共奏补气滋阴，调气疏肝之效。

【临证提要】临床用治烦劳过甚，伤津耗气，肝气上逆所致煎厥。

人 参 散

【来源】《三消论》。

【组成】石膏一两　寒水石二两　滑石四两　甘草二两　人参半两

【用法】上为细末，每服二钱，温水调下，或冷水亦得。

【功效】清热益气生津。

【主治】身热头痛，或积热黄瘦，或发热恶寒，蓄热寒战，或膈痰呕吐，烦热烦渴，或燥湿泻痢，或目疾口疮，或咽喉肿痛，或风火晕眩，或蒸热虚汗，肺痿劳嗽，一切邪热变化，真阴损虚，并宜服之。

【方解】本方证病机为素体阳盛，脏腑积热，或五志过极，嗜食肥甘，过服温补方药等，化热生火，或外感六淫病邪入里化热，致身热头痛、烦热烦渴、目疾口疮、咽喉肿痛等里热内盛证。治宜清泄里热，然火热之邪最易耗气伤阴，故辅以益气生津之品。方中滑石寒滑质重，清热利水，导热下行，宣通气液，重用为君。寒水石辛咸寒，清心火除烦，泻胃火止渴；石膏辛甘大寒，清肺胃燥热，生津除烦止渴，共为臣药。君臣相配，清热泻火之力著。佐以人参、甘草补气益胃生津，并防诸金石药物寒凉质重伤中之弊。甘草调和诸药，兼以为使。诸药相合，共成清热益气生津之剂。

【临证提要】本方尤宜于身热黄瘦，肌热恶寒，膈热呕吐，湿热泻痢，或目赤口疮等属积热内蕴，兼气津虚损者。本方早晚调服后，兼服栀子金花丸，可增其清热泻火，凉血解毒之效。

大人参半夏丸

【来源】《黄帝素问宣明论方》卷九。

【组成】人参　茯苓去皮　天南星　薄荷叶各半两　半夏　干生姜　白矾生寒水石各一两　蛤粉一两　藿香叶一分

【用法】上为末，面糊为丸，如小豆大，生姜汤下二三十丸，食后，温水亦得。一法，加黄连半两、黄柏二两，水丸，取效愈妙，治酒病，调和脏腑尤宜服之。

【功效】 燥湿化痰，益气健脾。

【主治】 呕吐痰逆，痰厥头痛，风气偏正头疼，风壅头目晕眩，耳鸣鼻塞，咽膈不利，心腹痞满，筋脉拘蜷，肢体麻痹疼痛，中风偏枯，咳唾稠黏，肺痿劳，虚人保养。

【方解】 本方证是因脾气虚弱，健运无力，湿聚成痰所致，为本虚标实之证。治宜燥湿化痰，益气和胃。方用半夏燥湿化痰，降逆和胃；痰之所成，源于脾虚，故用人参补益脾气，以助运化，二药合用，既祛痰治标，又健脾治本，标本兼顾，共为君药。天南星辛温，燥湿化痰；茯苓渗湿健脾，以杜生痰之源，为臣药。生姜辛温，既助半夏降逆和胃止呕，又监制半夏毒性；藿香叶、薄荷叶芳香化湿，湿化痰易消；痰涎不去，易于化热，故方中配伍寒凉之蛤粉、寒水石、白矾以清热化痰，上五味皆为佐药。诸药相合，燥湿化痰，益气健脾之功显著。

【临证提要】 方中所用蛤粉、寒水石、白矾皆为寒凉之品，另用法中亦提出可加黄连、黄柏，"取效愈妙"，故本方对脾虚生痰，偏于热证者更为适宜。

～ 大白术汤 ～

【来源】 《素问病机气宜保命集》卷中。

【组成】 白术二两 防风一两 羌活一两 川芎一两 黄芩五钱 细辛三钱 白芷一两半 石膏二两 知母七钱 甘草五钱或一两 枳实五钱，去穰

【用法】 上为粗末，每服半两，水一盏半，煎至一盏，大温服清，未解更一服，两服药滓又作一服。春倍防风，羌活，夏倍黄芪、知母；季夏雨淫，倍白术、白芷；秋加桂枝五钱，冬加桂枝八钱或一两。

【功效】 解利伤寒。

【主治】 伤寒。

【方解】 白术补气健脾，燥湿利水，《日华子本草》载其"治一切风疾"，为君药。防风、羌活、白芷、细辛、川芎诸药合用，能祛风散寒，活血止痛，用以为臣。黄芩清热燥湿；石膏、知母清热生津，三药寒凉，防君臣诸药温

燥助热伤津；枳实理气宽胸，共为佐药。甘草调和诸药，为使。

【临证提要】春，倍防风、羌活；夏，倍黄芩、知母；季夏雨淫，倍白术、白芷；秋，加桂枝五钱；冬，桂枝八钱或一两。

～∽ 大圣真金散 ∽～

【来源】《黄帝素问宣明论方》卷十。

【组成】御米壳半斤，炒　甘草一两，炙　干姜半两，炮　当归一两　酸石榴皮一两，炒　陈皮去白　白茯苓去皮，各一两

【用法】上为末，每服二钱，水一盏，小儿半盏，乳香同煎至七分，食前，忌油腻，生冷毒物等。

【功效】温中涩肠，调和气血。

【主治】一切寒热，赤白泻痢诸证。

【方解】本方重用御米壳（罂粟壳）为君，固肠止泻。中阳不足，宜温宜补，配伍甘草益气健脾；茯苓健脾渗湿；干姜温脾散寒，三药温补脾阳，复其固摄之功，共为臣药。酸石榴皮涩肠止痢；陈皮理气醒脾，当归养血和血，乳香行气活血，三药调和气血，"行血则便脓自愈，调气则后重自除"，且使诸补涩之品不致壅滞气机，以上四药共为佐药。甘草调和诸药，兼以为使。诸药合用，共奏温中涩肠止泻，调和气血之效。

【临证提要】本方适用于脾阳不足，运化失司，气血失和所致泻痢诸证。临证以痢下赤白清稀，滑脱不禁，腹痛隐隐，喜温喜按，畏寒肢冷，食少神疲，舌淡、苔薄白，脉沉细弱为辨证要点。

～∽ 大红花丸 ∽～

【来源】《黄帝素问宣明论方》卷十一。

【组成】川大黄　红花各二两　虻虫十个，去翅足

【用法】上取大黄七钱，醋熬成膏，和药，丸如桐子大，每服五七丸，温

酒下，食后，日三服。

【功效】化瘀消癥。

【主治】妇人血积聚癥瘕，经络阻滞。

【方解】红花气香行散入血分，活血通经，散瘀止痛，为君药。大黄泻下逐瘀，醋熬增其活血祛瘀之功，为臣药。虻虫逐瘀血，破血积，为佐药。三药共奏化瘀消癥之功。

【临证提要】方中药物药性峻猛，故孕妇禁用；体虚无瘀、腹泻者不宜使用；有出血倾向者不宜多用。

大百劳散

【来源】《黄帝素问宣明论方》卷九。

【组成】蛤蚧一对，蜜炙 元州鳖甲一个，去裙栏，醋炙 附子一两 人参 柴胡 川干姜 白茯苓去皮 白术 茴香 青皮去白 杏仁去皮尖 知母 贝母 陈皮去白 官桂 甘草炙 半夏生姜制 苍术汤浸，各一两 苏木 龙胆草各半两

【用法】上为末，每服二钱，水一盏，用生姜三片、枣二枚、乌梅二枚同煎，空心，稍热服。有汗，加小麦二十粒，不用铁煎。

【功效】补益肺脾，温肾助阳，化痰定喘。

【主治】一切劳疾肌劣，喘息不卧，痰涎不食。

【方解】本方系由四君子汤、四逆汤、二陈汤合蛤蚧丸四方相合而成。其中，四君子汤补气健脾，四逆汤温肾助阳，二陈汤燥湿化痰，蛤蚧丸补肺益肾，纳气平喘。四方合用，共奏补益肺脾，温肾助阳，化痰定喘之效。

【临证提要】本方为治脾肾阳虚，水湿不化，聚成痰饮，上壅于肺所致喘咳之常用方。

大豆蔻丸

【来源】《黄帝素问宣明论方》卷二。

【组成】肉豆蔻　草豆蔻　陈皮　独活　薏苡仁　人参　川芎_{各半两}　羌活　防风　桔梗　甘草_炙　木香_{各五分}

【用法】上为末，炼蜜为丸，如桐子大，每服四十丸，米饮下，不计时候，日进三服。

【功效】温中行气，疏风散寒，祛湿止泻，健脾和胃

【主治】胃风，颈多汗，恶风，饮食不下，小腹善满，失衣则腹胀，食寒则泄，形瘦。

【方解】本方以肉豆蔻温中行气，涩肠止泻；草豆蔻温中行气，燥湿化浊。独活、羌活、川芎、防风祛风散寒；薏苡仁健脾祛湿；桔梗、陈皮、木香调理脾胃之滞；人参、甘草健脾养胃。全方着眼于调理脾胃，温中行气，疏风散寒，祛湿止泻，健脾和胃，使风寒外散，脾胃调和，饮食运化如常。

【临证提要】胃风一证，是因脾胃阳虚，感受风寒所致。临证以腹胀，泄泻，多汗，恶风为辨证要点。

～ 大豆蘖散 ～

【来源】《黄帝素问宣明论方》卷二。

【组成】大豆蘖_{一斤，炒香熟}

【用法】上为末，每服半钱，温酒调下，空心，加至一钱，日三服。

【功效】益气出毒，润皮毛，补肾气。

【主治】周痹注，五脏留滞，胃中结聚。

【方解】方选一味大豆蘖，味甘性平，主入脾胃经，《本经》谓之能"治湿痹筋挛膝痛，除胃气结积，益气解毒"。

【临证提要】本方治证系因湿气留着所致。方用大豆蘖，即为大豆黄卷，善于通达宣利，有除湿利气之效。

～ 大 补 丸 ～

【来源】《黄帝素问宣明论方》卷十二。

【组成】陈韭子　陈萝卜子 以上炒　蕤仁 去皮，各半两　川山甲 七片，用酒炙
麝香 少许

【用法】上为细末，用蜜和丸，如樱桃大，每服一丸，温酒送下，食前，
空心。

【功效】温肾运脾，活血祛瘀。

【主治】男子脾肾不足，不明久新。

【方解】本方用治脾肾阳虚，寒凝血瘀之证。治宜温肾运脾，活血祛瘀。
韭菜子补益肝肾，壮阳固精，《滇南本草》载："补肝肾，暖腰膝，兴阳道，治
阳痿"，用之固先天之本，为方中君药。陈萝卜子（又名莱菔子），消食下气
除胀，以助脾健运；蕤仁养肝明目，《吴普本草》云："补中强志，明耳目"，
共为臣药。脾肾阳虚，寒凝血瘀，佐以穿山甲、麝香活血散结。蜂蜜调和诸
药，为使药。全方诸药合用，共奏补肾运脾，活血祛瘀之功。

【临证提要】本方所治为本虚标实之证，以脾肾阳虚为本，寒凝血瘀为
标，治宜补肾活血为要，标本兼顾。

～ 大延胡索散 ～

【来源】《黄帝素问宣明论方》卷七。

【组成】延胡索　当归　芍药　京三棱　川苦楝　蓬莪术　官桂　厚朴
木香　川芎 各一分　桔梗　黄芩　大黄 各半两　甘草 一两　槟榔 二钱

【用法】上为粗末，每服三钱，水一盏，煎至六分，去滓，热服，食前。
如恶物过多，去大黄、官桂，加黄药子、染槐子、龙骨各半两，如前法煎服。

【功效】活血行气，兼清里热。

【主治】妇人经病，产后腹痛，腹满喘闷，癥瘕癖块，及一切心腹暴痛。

【方解】本方证是因热壅血瘀，气机阻滞所致。治当活血行气为要主，辅

以泻热。方中延胡索辛散温通，活血化瘀，行气止痛，为君药。三棱、莪术、川芎活血化瘀，行气止痛，助君药活血行气止痛之力，共为臣药。然妇人经期或产后，血虚多见，故佐用当归、芍药养血益营，同时与活血药配伍，使活血而不伤血；木香、川楝子、厚朴、槟榔、桔梗调畅气机以止痛；黄芩清泻里热；大黄逐瘀泻热，使瘀热从大便而下。方中寒凉之品居多，少佐官桂使其寒凉而无凝血之弊。全方炙甘草用量最重，取其益气和中，可防活血药或寒凉药伤及脾胃，兼能调和药性，为佐使之用。综观全方，共奏活血行气，兼清里热之功。

【临证提要】 若恶物过多，当去苦降之大黄、辛热之官桂，酌加黄药子、染槐子凉血止血，龙骨收敛固涩。

∽∾ 大延胡索散 ∾∽

【来源】《黄帝素问宣明论方》卷十一。

【组成】 延胡索　当归　赤芍药　京三棱　川楝子　蓬莪术　官桂　厚朴　木香　川芎各一分　桔梗　黄芩　大黄各半两　甘草一两　槟榔一钱

【用法】 上为末，每服三钱，水一盏，煎至六分，去滓，热服，食前，日三服。恶物过多，去大黄、官桂，加入黄药子、染槐子、龙骨各半两，如前法。或平人心胃急痛，如本方煎服，得利尤好。

【功效】 行气活血，逐瘀清热。

【主治】 妇人经病，并产后腹痛，或腹满喘闷，或癥瘕癖块，及一切心腹暴痛。

【方解】 本方主治病机为瘀热互结，气机阻滞。治当行气活血，逐瘀清热。方中延胡索活血散瘀，理气止痛；大黄泻热逐瘀，共为君药。黄芩清热凉血；桔梗清热逐瘀，《药性论》载其能"破血，去积气，消积聚，痰涎，主肺热气促嗽逆，除腹中冷痛"；甘草清热解毒，共为臣药。当归、赤芍、川芎、三棱、莪术破血逐瘀，行气止痛，当归且能养血，使活血不伤血；川楝子、厚朴、木香、槟榔行气止痛；少量官桂温通血脉，以助行血之力，其性辛热，制约大黄、黄芩苦寒凝血之弊，共为佐药。甘草调和诸药，兼以为使。诸药合用，共奏行气活血，逐瘀清热之效。

179

【临证提要】本方亦可治瘀热互结所致心腹急痛，药后得"利"，使邪有出路。

～ 大黄牵牛散 ～

【来源】《素问病机气宜保命集》卷中。

【组成】大黄一两　牵牛末，五钱

【用法】上为细末。每服三钱。有厥冷，用酒调三钱；无厥冷而手足烦热者，蜜汤调下，食后，微利为度，此谓不时而热者，湿热也。

【功效】泻下热结。

【主治】相火之气游走脏腑，大便秘结。

【方解】大黄、牵牛子二药功能峻下热结，荡涤肠腑积滞，此为急则治其标之法。

【临证提要】若厥冷，是因热结内停，阻遏阳气所致，用酒调服，借其辛散之性以助阳气的布散；若无厥冷而手足烦热者，用蜜汤调下，以增其泻下热结之力。

～ 大 黄 散 ～

【来源】《素问病机气宜保命集》卷中。

【组成】栀子半两　大黄半两　郁金半两　甘草二钱半

【用法】上为细末，每服五钱，水煎温服，食后，微利则已。

【功效】清热泻火，除烦安神。

【主治】上焦热而烦，不能睡卧。

【方解】上焦热盛，内扰心神，故烦而不能卧。方中栀子清心泻火以安神，为君药。臣以大黄荡涤泻下，以增强清热之力。郁金凉血清心除烦，为佐药。甘草调和诸药，为使。诸药共奏清热泻火，除烦安神之功。

【临证提要】方中药物多寒凉之品，故素有脾虚便溏者慎用此方。

～ 大黄散方 ～

【来源】《保童秘要》颓疝。

【组成】川大黄一分，微炒　通草一分，剉　桑根白皮一分　羌活二分　川朴硝三分

【用法】上以水五大合，煎取二大合，去滓，一岁儿一日每服一合。

【功效】祛湿活血消肿。

【主治】癞疝，小儿阴肿。

【方解】大黄清利湿热，祛瘀解毒，导湿热瘀积下行；通草味淡渗湿，通行经络；桑白皮"治皮里膜外水气浮肿"（《药品化义》）；羌活辛散宣通；朴硝味咸入血分，软坚散结，消阴肿。诸药合用，活血祛湿，消肿散结。

【临证提要】癞疝，其状阴囊肿大，如升如斗，不痒不痛者是也。本方所治为湿热瘀滞而成，治宜清热祛湿，活血消肿。

～ 三 生 散 ～

【来源】《素问病机气宜保命集》疮疡论第二十六。

【组成】露蜂房　蛇蜕皮　头发洗净，各等份

【用法】三味烧灰存性研细，酒调三钱。

【功效】解毒散瘀消肿。

【主治】附骨痈。疼痛，不辨肉色，漫肿光色。

【方解】附骨痈多有邪毒侵入骨骼，致使经络阻隔，气血不和，血凝毒聚而成。治宜解毒散瘀消肿。露蜂房甘平，有毒，"驱风攻毒，散疔肿恶毒"（《本草汇言》）；蛇蜕甘咸平，有毒，解毒消肿，《本草纲目》谓其治"面疮、天泡疮、大人疔肿、漏疮肿毒"。二药皆取以毒攻毒，共奏解毒散肿之效，共为君药。头发（血余）"能消瘀血"（《药性论》）"疗痈肿，

狐尿刺，疔肿，骨疽，杂疮"（《唐本草》），为佐药。酒调下，借其活血而行周身，助药达于病所，为使药。三药相合，共奏解毒散瘀消肿之功。

【临证提要】附骨痈是因毒气深沉，毒邪侵及筋骨而发。若初起脓未成者，以消为贵，治当解毒散瘀；若脓已成而未溃者，以托为贵，治当补益气血，透脓外出。

～∽ 下 胎 丸 ∽～

【来源】《素问病机气宜保命集》妇人胎产论第二十九。

【组成】半夏_生 白蔹_{各半两}

【用法】上为细末，滴水为丸，如桐子大，食后，用半夏汤下二三丸，续渐加至五七丸。如有未效者，须广大其药，榆白皮散主之。又不效，大圣散主之。有宿热人，宜服人参荆芥散。

【功效】下胎。

【主治】胎死腹中，或胎衣不下，或血冲上昏闷，或胎干而不能产。

【方解】胎死腹中，或胎衣不下，或血冲上昏闷，或胎干而不能产，当以下胎为要。方选生半夏，《名医别录》云其有"堕胎"之效，《妇人大全良方》中亦称本品"有动胎之性，盖胎初结，虑其宜散，不可不慎也"，用以为君。胎死腹中，恐郁而化热，故臣以白蔹清热散结。服用时用半夏汤服下，以增其下胎之效。若无效，可用《妇人大全良方》卷十六之榆白皮散，方中榆白皮其性滑利以去着，生甘草清热解毒，冬葵子滑胎利窍以下胎。

【临证提要】半夏性滑，恐有堕胎之弊，故胎死腹中，或胎衣不下，或胎干而不能产者用之，有下胎之效。

～∽ 川 芎 汤 ∽～

【来源】《素问病机气宜保命集》卷中。

【组成】川芎 白术 羌活_{各等份}

【用法】上咬咀，每服五七钱，至十余钱或半两、一两，水煎，稍热服。恶寒甚及脉大浮可加麻黄。

【功效】发汗解表。

【主治】四时伤寒外感，恶风寒，无汗。

【方解】风寒束表，腠理密闭，故恶寒无汗。方中川芎活血行气，祛风散寒为君药。羌活散表寒，祛风湿，为臣药。佐以白术补气健脾。三药相合，邪正兼顾，共奏发汗解表之效。

【临证提要】方用辛散之川芎、羌活解表散寒，恐耗伤正气，遂用补气之白术配伍，使汗而勿伤。若感寒较重，可加麻黄以增发汗解表之力。

～ 川 芎 汤 ～

【来源】《伤寒标本心法类萃》卷下。

【组成】川芎　藁本　苍术各等份

【用法】上为末，汤调三钱，须臾呕汗，便解。

【功效】疏风散寒，除湿止痛。

【主治】伤寒。

【方解】本方所治为外感风寒湿，经气不利所致。治宜疏风散寒，除湿止痛。方中川芎辛温，血中之气药，功善祛风活血，兼能止痛，以发散少阳、厥阴经风寒之邪见长，为君药。藁本辛温，祛风散寒，除湿止痛，长于疏散太阳经风寒湿邪，亦可止痛，为臣药。苍术辛苦而温，发汗祛湿，为祛太阴寒湿的要药，为佐药。三药合用，共奏疏风散寒，除湿止痛之功。

【临证提要】本方主治外感风寒湿表证。临证以恶寒发热，无汗，头身重痛为辨证要点。

～ 川 芎 散 ～

【来源】《素问病机气宜保命集》眼目论第二十五。

【组成】川芎　槐子各一两

【用法】上细末三钱，如胸中气滞不利，生姜汤调，目疾茶调；风热上攻，咬咀一两，水煎食后服。

【功效】疏风活血，清肝泻热。

【主治】风热上冲，头目眩热肿，及胸中不利。

【方解】肝经有热，复感风热之邪，外邪引动内热，相合为病，上炎攻于头目。治当疏风活血，清泻肝火。川芎辛温，上行头目，疏风止痛；又为血中气药，活血行气，寓有"治风先治血，血行风自灭"之意。槐子苦寒，入肝经，清泄肝热，"明目除热泪"（《本草拾遗》）。二药相合，共奏清肝泻热，疏风活血之效。川芎、槐子一辛一苦，辛开苦降，以宽胸散结，故亦可用治胸中气滞诸证。

【临证提要】本方主治素有肝热，复感风热之证。临证以头晕目眩，目赤肿痛为辨证要点。亦治胸中气机阻滞所致之证。

～ 川芎石膏汤 ～

【来源】《黄帝素问宣明论方》卷三。

【组成】川芎　芍药　当归　山栀子　黄芩　大黄　菊花　荆芥穗　人参白术各半两　滑石四两　寒水石二两　甘草三两　桔梗二两　缩砂仁一分　石膏防风　连翘　薄荷叶各一两

【用法】上为末，每服二钱，水一盏，煎至六分，去滓，食后，水调亦得。忌姜、醋、发热物。

【功效】疏风散热，泻火解毒，宣通气血。

【主治】风热上攻头面，目晕眩痛闷，风痰喘嗽，鼻塞口疮，烦渴淋闭，眼生翳膜。中风偏枯，劳复传染。

【方解】本方以川芎配伍菊花、荆芥穗、防风、连翘、薄荷清疏风热，疏散诸邪；石膏配伍栀子、黄芩、大黄、滑石、寒水石清热泻火除湿，通利二便；桔梗、砂仁宣利气机，有利于邪气疏散，合川芎宣通气血；人参、白术、芍药、当归补气养血，扶正以驱邪，并防寒凉伤及气血；甘草益气和中，调和诸药。全方善治诸火邪毒热上攻，功可疏散风热邪毒，且泻火而不伤气血。

【临证提要】本方乃防风通圣散去朴硝、麻黄加人参、寒水石、菊花、砂仁而成。用治风热上攻头面诸疾。

【备考】川芎石膏散（《审视瑶函》卷六）。

～ 川芎神功散 ～

【来源】《黄帝素问宣明论方》卷三。

【组成】川芎四钱　甘草一分　川乌头　吴白芷　天南星　麻黄各半两

【用法】上为末，每服二钱，水一盏、生姜三片，煎至半盏，投清酒半盏，避风。

【功效】清神祛风止痛。

【主治】风寒上攻，偏正头痛，无问微甚久新，头目晕眩。

【方解】方中川芎祛风止痛，活血行气，善治头痛，为君药。川乌、天南星，温通而走经络，可祛风化痰，温经止痛，助君药止头痛，用为臣药；白芷、麻黄解表散寒，祛风止痛，为佐药。甘草调和诸药。诸药合用，对外风挟寒、挟痰湿所致之新久头痛、头目晕眩有神功。

【临证提要】服后避风。

～ 万 灵 丸 ～

【来源】《黄帝素问宣明论方》卷三。

【组成】赤芍药　五灵脂　防风　草乌头各二两,炮　黄芪　细辛　海桐皮　山茵陈　骨碎补　地龙各八钱　黑狗脊二两　牛膝　何首乌　蔓荆子　白附子　川乌头　巨胜子各八钱　仙术一两　芫花三钱,炒　黑牵牛半两　青皮二钱　御米子二钱,炒

【用法】上为末，酒面糊为丸，如桐子大，每服十丸至二十丸，温酒下，空心，食前服。

【**功效**】补肾壮骨，活血行气，祛风止痛。

【**主治**】肾脏，一切耳鸣、腰疼、筋骨痛。

【**方解**】本方证系由肾阳不足，外寒入里，凝滞气血所致。治当补肾壮骨，活血行气，祛风止痛。方用草乌、川乌祛风除湿，散寒止痛，用为君药。防风、细辛、苍术祛风散寒止痛，共为臣药。蔓荆子、白附子、海桐皮、地龙祛风止痛；五灵脂、赤芍活血止痛；青皮行气止痛；何首乌、巨胜子（即黑芝麻）补益肝肾；骨碎补、狗脊、牛膝补肾强骨；芫花、黑牵牛、茵陈功善祛湿；御米子即罂粟，为止痛之要药；助阳必先益气，故配伍黄芪补中益气，以上诸药皆为佐药。

【**临证提要**】本方治证是因肾阳不足，风寒袭表，寒邪凝滞，气血不畅所致。治宜补肾壮骨，活血行气，祛风止痛。

～ 万 胜 散 ～

【**来源**】《黄帝素问宣明论方》卷八。

【**组成**】海带　海藻　海蛤　芫花醋浸炒　甘遂　大戟　甜葶苈　樟柳根　续随子　巴戟去心，各等份

【**用法**】上为末，每服三钱至五钱，温酒调下，临卧，间日再服。

【**功效**】攻逐水饮。

【**主治**】十种水气，不可愈者。

【**方解**】本方用治水湿壅盛于体内所致十种水气。证情危重，仅投淡渗利水之品恐难以祛邪，当以攻逐之法才可直夺水势。方用峻猛之甘遂、大戟、芫花、樟柳根（即商陆）、续随子（即千金子）通利二便以攻逐水饮；配伍海带、海藻、海蛤、葶苈子以祛痰利水消肿。然肾为水脏，故巴戟天温壮肾阳，以达化气行水之效。诸药合用，可使二便通利，则壅盛之水湿分消下行。

【**临证提要**】本方药物药性峻烈，体弱者及孕妇应慎用或忌用。本方不宜作汤剂水煎。

～◇ 三 圣 散 ◇～

【来源】《黄帝素问宣明论方》卷十一。

【组成】乌鱼骨炒　烧绵灰　血余炭汗脂者，各等份

【用法】上为细末，每服一钱，煎石榴皮汤调下；热服。

【功效】涩肠止血止痢。

【主治】产后下血痢不止。

【方解】产后痢疾者，多由产劳伤，脏腑不足，虚乏未复，或劳动太早，或误食生冷，复外伤风冷，邪滞肠胃，脂膜血络受损，致下血痢不止。"急则治其标，缓则其本"，治以收涩之法，止血止痢为先。乌鱼骨（海螵蛸）味咸，收敛止血；烧绵灰收涩止血止痢；血余炭收敛止血，三药相合，共收涩肠止血止痢之功。煎石榴皮汤调服，取其涩肠止泻痢，收敛止血，增本方止血止痢之功。

【临证提要】方中药物皆为收敛之品，故对痢疾初起，邪气未尽者，当禁用，以免造成"闭门留寇"之弊。

～◇ 三 棱 汤 ◇～

【来源】《黄帝素问宣明论方》卷七。

【组成】京三棱二两　白术一两　蓬莪术半两　当归半两，焙　木香三钱

【用法】上为末，每服三钱，沸汤点服，食后，每日三服。

【功效】破血行气，消积止痛。

【主治】癥瘕疟癖，积聚不散，坚满痞膈，食不下，腹胀。

【方解】本方所治癥瘕积聚为气滞血瘀，积滞日久不化所致。治当破血行气，消积止痛。方中重用三棱为君，辛散苦泄，破血散瘀，消癥化积，行气止痛。臣以莪术，协君药破血行气，消积止痛。二者常相须为用。佐以当归养血活血，既能增强君臣活血之功，又使活血而不伤血；木香行气止痛；白术补气健脾，固本扶正，使邪去不伤正。五药合用，共奏破血行气，消积止

痛之效。

【临证提要】若瘀血较重，腹痛明显，可用醋制三棱、莪术以加强祛瘀止痛之效。孕妇及月经过多者禁用。

～ 口 疮 方 ～

【来源】《保童秘要》口舌。

【组成】武都雄黄　硝石　蟒蛇胆　黄连　石盐　黄参　丹砂各一分　鸡粪矾石二杏仁大　麝香三杏仁许

【用法】上捣罗，更细研，凡口中疮，不问赤白大小，生于舌上颊中及齿龈，并宜涂之，日可三四度。

【功效】清热解毒。

【主治】小儿口疮。

【方解】本方为治疗小儿口疮外用方剂，所治口疮乃热毒蕴结所致。治当清热解毒。方中雄黄、硝石、蟒蛇胆、矾石、石盐皆能清热解毒；舌为心之苗窍，故用黄连、朱砂，既能清心解毒，引药直达病所；麝香辛香行散，活血散结，消肿止痛。方中药物多为有毒、寒凉、质重之品，恐伤脾胃，故用黄参（党参）补气健脾养胃，祛邪不伤正。

【临证提要】方中药物多为寒凉、质重、有毒之品，应中病即止，不可过用久用。切忌内服。

～ 小茯苓汤 ～

【来源】《黄帝素问宣明论方》卷二。

【组成】赤茯苓　人参　陈皮去白　桔梗剉，炒，各等份

【用法】上为末，每服三钱，水一盏半、生姜五片，同煎至八分，去滓，不计时候。

【功效】破结顺气。

【主治】厥逆病，三焦不调升降，胸膈膺肿，胸满腹胀，冷气冲注刺痛。

【方解】赤茯苓可"破结气"（《药性论》），用为君药。陈皮宽膈降气；桔梗宣肺利膈，二者升降气机，通调三焦，顺气利膈，用为臣药。人参补气，以顾下虚；生姜降逆和胃，用为佐药。诸药合而用之，可调理气机，消满除胀止痛。

【临证提要】古代医家用茯苓，一般分为茯苓皮（外皮部）、赤茯苓（近外皮部的淡红色部分）、白茯苓（内层白色部分）、茯神（菌核中间部分）及茯神木（松根）五部分。但现代临床赤、白茯苓多不分用，处方统称为茯苓。

∽◦ 小 黄 丸 ◦∽

【来源】《素问病机气宜保命集》咳嗽论第二十一。

【组成】南星_{汤洗}　半夏_{洗，各一两}　黄芩_{一两半}

【用法】上为细末，生姜汁浸，蒸饼为丸，如桐子大，每服五十丸至七十丸，食后姜汤下，及小柴胡汤中加半夏亦可。

【功效】清泻肺热，化痰止咳。

【主治】热痰咳嗽，脉洪面赤，烦热心痛，唇口干燥，多喜笑。

【方解】本方主治痰热咳嗽。痰热蕴肺，肺失宣降，见面赤咳嗽痰黄；痰热壅盛，气机不利，故见心痛；唇口干燥为热甚伤津之征；脉洪乃肺热内盛之象。"痰因火盛逆上者，治火为先"，方中重用苦寒之黄芩，清泻肺热，为君药。臣以天南星苦温燥烈，燥湿化痰，宽胸散结；半夏辛温，燥湿化痰，二药配伍，燥湿化痰之功著，性虽温燥，然与黄芩相伍，则温燥之性得以制约。以生姜汁为丸，一则解半夏之毒，二助半夏降逆化痰，为佐药。诸药相合，共奏清肺化痰之效。

【临证提要】临证若将南星易为胆南星，其性偏寒凉，清热化痰之效彰显，对痰热咳嗽更为适宜。

～ 干 漆 丸 ～

【来源】《保童秘要》诸疳。

【组成】狗骨_{烧灰} 蝉壳 蜗牛壳_{烧灰} 干漆 夜明珠_{各等份}

【用法】上细为末，以烂饭为丸，如绿豆大，每两岁以下每服一丸，两岁以上二丸至三丸，并米饮下，各空心服之。

【功效】补肾益气，清肝明目。

【主治】疳积。

【方解】狗骨烧灰，能健脾补肾生肌；蝉壳（蝉蜕）祛风止痉，二药共用为君。蜗牛壳补气，《本草图经》言其"治一切疳疾"；夜明珠是蝙蝠干燥粪便的雅称，亦称夜明砂，性寒、味辛入肝经，能消积明目，为臣药。干漆杀虫消积，为佐药。

【临证提要】疳积多发于1～5岁儿童，多因先天禀赋不足，或后天饮食不节，乳食喂养不当，又或因慢性泻痢、肠道寄生虫等病经久不愈，损伤脾胃，运化失职，气血精微不能濡养脏腑所致。临证以面黄肌瘦，毛发焦枯，肚大筋露，纳呆便溏为主症。本方治证是因脾肾虚弱，精血不足所致。

～ 太乙神针 ～

【来源】《伤寒标本心法类萃》卷下。

【组成】羌活 独活 黄连_{各四两，为末} 麝香_{二钱} 乳香_{二钱}

【用法】上用三月三日艾四月八日亦可，晒干打茸，入前药末和匀，用好白纸卷包前药如箸大。治风痹或在腿或在腰、在肱，灸七炷、二七炷、三七炷。甚效。

【功效】祛风散寒，除湿止痛。

【主治】风痹。或在腿，或在腰，或在肱。

【方解】本方证是因风寒湿袭表，痹阻经络所致。治当祛风散寒，除湿止痛为要。方中羌活、独活皆辛苦而温，功善祛风湿，止痹痛，其中羌活长于祛除人体上部之风寒湿邪，而独活偏于祛除下部之风寒湿邪，二药合用，兼顾一身上下之邪气，常相须为用，共为君药。痹证多缠绵难愈，日久易化热成毒，故用苦寒之黄连，清热解毒，兼能燥湿，为臣药。风寒湿邪痹阻经络，易致气滞血瘀，因此少佐乳香、麝香辛香走窜，活血行气以止痛。诸药研末与艾绒和匀灸患处，其祛风散寒，除湿止痛之力更著。

【临证提要】所谓风痹，是因感受风寒湿三邪中以风邪为重而引起的肢节疼痛或麻木为主症的疾病，因风性善行，故痛处游走而无定处，亦称行痹。用艾绒与上述药物共制成太乙神针，灸于患处，以发挥祛风散寒，除湿止痛之效。

～ 水中金丹 ～

【来源】《黄帝素问宣明论方》卷十二。

【组成】阳起石研　木香　乳香研　青盐各一分　茴香炒　骨碎补炒　杜仲各半两，去皮，生姜炙丝尽　白龙骨一两，紧者，捶碎，绢袋盛，大豆蒸熟，取此焙干研　黄戌肾一对，酒一升，煮熟，切作片子，焙　白茯苓一两，与肾为末

【用法】上为细末，酒、面糊和丸，如皂子大，每服二丸，温酒下，空心，忌房室。

【功效】补肾固精，安神定志。

【主治】元脏气虚不足，梦寐阴人，走失精气。

【方解】《素问·六节藏象论》云："肾者主蛰，封藏之本，精之处也。"肾中精气亏虚，固摄失常，则梦寐阴人，走失精气，治当温肾固精，安神定志。黄戌肾血肉有情，补肾益精；白龙骨重镇安神，敛汗固精，《药性论》谓："止梦泄精，梦交，治尿血，虚而多梦纷纭加而用之"。二药补肾，安神，共为君药。茯苓健脾益气，补后天以益先天，宁心安神；骨碎补补肾壮阳，固精缩尿；杜仲补肾强腰，三药为臣。阳起石、茴香温肾助阳；木香理气，乳香行气活血，使补而不滞，共为佐药。青盐，引药入肾，为使药。原方服药时以温酒送下，以酒性辛热，可行药势。诸药合用，共奏补肾固精，安神定志之效。

【临证提要】本方治证为肾之精气亏虚所致。临证除可见梦寐阴人，常伴有腰膝酸软，脱发齿松，耳鸣耳聋，精神萎靡，男子精少不育，女子经少经闭，舌体瘦小，脉细无力等症。

～ 水气加痢方 ～

【来源】《保童秘要》诸痢。

【组成】葶苈_{半两，轻熬，捣如泥}

【用法】上以干枣瓤半两相和，捣千余柞，丸如麻子头，每岁儿一服七丸，日再服，米饮下。

【功效】泻肺利水止痢。

【主治】痢疾。

【方解】葶苈子苦辛大寒，清热利水，降泄肿气，宣上窍而通下窍，为君药。大枣味甘缓和葶苈子峻烈之性，并健脾扶正，为佐使药。

【临证提要】本方主治水气壅滞肠腑，通降不利，大肠传导失常所致痢疾。病虽在肠腑，但肺与大肠相表里，故选用泻肺利水止痢之法，既可祛除水气，又可肃降肺气以助腑气通降。

～ 水 痢 方 ～

【来源】《保童秘要》诸痢。

【组成】诃梨勒皮_{不知多少，焦炙}

【用法】上为末，蜜和为丸，如麻子大，三岁以下每服十丸，以温水研化下，日可三服。

【功效】涩肠止痢。

【主治】水痢。

【方解】诃梨勒皮即诃子皮，涩肠止痢，《海药本草》："主赤白诸痢"。

【临证提要】痢疾初起不宜用之，恐有"闭门留寇"之弊。

～❧ 天门冬丸 ❧～

【来源】《素问病机气宜保命集》咳嗽论第二十一。

【组成】天门冬十两，去心秤　麦门冬去心，八两　生地黄三斤，取汁为膏子

【用法】上二味为末，膏子和丸，如梧子大，每服五十丸，煎逍遥散送。逍遥散中去甘草加人参，或服王氏博济方中人参荆芥散亦可。

【功效】滋补肺肾。

【主治】妇人喘，手足烦热，骨蒸寝汗，口干引饮，面目浮肿。

【方解】本方所治诸证由肺肾阴虚，虚火上炎而致。肺阴不足，清肃失职，则咳嗽气喘；肾水不足，虚热内蒸，骨蒸盗汗；津不上润，则口干欲饮。治宜滋补肺肾之阴。方中天冬甘苦寒，养肺阴，清肺热，滋肾阴，降虚火，为君药。麦冬助天冬养阴润肺清热；生地黄助天冬滋补肾阴，壮水制火，共为臣佐药。三药相合，金水并补，润肺滋肾，阴血渐充，虚火自靖，诸症自除。

【临证提要】现代常用于治疗肺结核，慢性支气管炎，支气管哮喘等属肺肾阴虚，虚火上炎者。咳喘甚，加杏仁、款冬花；咳血者，加白茅根、仙鹤草；纳差者，加陈皮、砂仁。本方甘寒滋腻，若脘痞苔腻、脾虚便溏者不宜使用。

～❧ 天吊风方 ❧～

【来源】《保童秘要》惊痫。

【组成】牛黄　天竹黄　胡黄连各一分　龙胆一两

【用法】上件药为末，熟水下一匕至三匕。

【功效】清心凉肝，化痰定惊。

【主治】惊痫。

【方解】本方所治惊痫为心肝有热。治当清心凉肝定惊。龙胆草苦寒，专

入肝胆经，泻肝胆火，解毒清热，为君药。牛黄苦凉，凉肝息风定惊，清心豁痰开窍，为臣药。天竺黄清热豁痰，清心定惊；胡黄连清热凉血，去"小儿惊痫"（《开宝本草》），共为佐药。诸药相合，共成清心凉肝，化痰定惊之效。

【临证提要】惊痫多发于小儿，宋代《小儿卫生总微论方》谓："小儿惊痫者，……轻者，但身热面赤，睡眠不安，惊惕上窜，不发搐者，此名惊也；重者，上视身强，手足拳，发搐者，此名痫也。"其病多涉及心、肝，病机多属实属热。

～⌒∽ 天吊风惊痫热方 ∽⌒～

【来源】《保童秘要》惊痫。

【组成】郁金子二个，为末　牙硝二两

【用法】上同研，于青竹筒内盛，用柳条作束塞竹筒口，蒸一炊饭久，成挺子，却研为末，入熟香少许，更研，每服薄荷汤下半钱匕，熟水亦得。

【功效】清热定惊。

【主治】天吊风，惊痫，热。

【方解】"天钩元因积热深，涎潮心络又多惊"（《活幼心书》），治当清热定惊之法。牙硝即芒硝，苦咸寒，泄热导滞，能除五脏积热伏气，使痰热从大便而解；郁金子清心解郁开窍。以薄荷汤为引，共奏清热化痰定惊之功，俾便通热去则惊止。

【临证提要】本方常用治热邪内盛，腑气不通之惊风抽搐。

～⌒∽ 双 芝 丸 ∽⌒～

【来源】《黄帝素问宣明论方》卷十二。

【组成】熟干地黄焙，取末　石斛去根，酒炙　五味子焙　黄芪锉　肉苁蓉酒浸　牛膝酒浸　杜仲蜜水浸泡　菟丝子酒浸三日，炒　麋鹿角霜各半斤　沉香三钱　麝香二钱，研　人参　白茯苓_{去皮}　覆盆子　干山药　木瓜　天麻_{酒浸}　秦艽_{各一两}　薏苡仁_{二两，炒}

【用法】上为末，炼蜜为丸，如桐子大，每服二十丸至三四十丸，温酒下，盐汤、米饮亦可。凡年五十以上，加入黑附子以青盐汤蘸泡、鹿角二大对，去顶三指、硫黄半斤、浑用。以上用些油，釜中以水同煮，令微沸，勿太急甚，水耗只旋添温水，须用水以备添也。炼令角胶汁出尽，其角如霜，以手捻如腻粉，乃盛之取用，勿令秽污也。

【功效】补脾益肾，强筋健骨，舒筋活络。

【主治】诸虚。

【方解】熟干地黄滋肾填精，大补真阴，"补五脏内伤不足，通血脉，益气力"；麋鹿角霜血肉有情之品，峻补精髓，温肾壮阳，二药阴阳并补，温而不燥，滋而不腻，补肾益精益先天，共为君药。黄芪补气健脾，补后天之本；石斛、五味子、肉苁蓉、杜仲、菟丝子、杜仲滋肾阴，补肾阳，益精血，强壮筋骨，壮先天之根本，共为臣药。覆盆子滋补肝肾，固精缩尿；沉香温肾纳气；人参、茯苓、山药、薏苡仁补气健脾；天麻养血平肝；木瓜、秦艽益筋和血，舒筋活络，祛风胜湿；麝香开窍通闭，又能行血中瘀滞，开经络之壅遏，与诸补益之品相伍，使补而不滞，共为佐药。青盐可引诸药入肾经，为使药。全方诸药配伍，共奏补脾益肾，强筋健骨，舒筋活络之功。本方配伍特点：一是阴阳并补；二是脾肾同调，重在补肾；三是补益之中配以祛风除湿，舒筋活血之品，寓泻于补，补而不滞。年五十而肾阳愈虚者，更加黑附子、硫黄、鹿角大辛大热之品，温肾壮阳。

【临证提要】肾为先天之本，脾为后天之本，本方通过补脾益肾，填精补髓，强筋健骨以达补虚之效，前贤谓之此方久服可驻颜不老。

～⌘ 水 泻 方 ⌘～

【来源】《保童秘要》诸痢。

【组成】丁香　藿香　紫苏_{各等份}

【用法】上为末，用糯米饮丸如绿豆大，每服五七丸，用炒米饮下。

【功效】化湿止泻。

【主治】水泻。

【方解】藿香芳香醒脾，化湿浊，为君药。紫苏气味辛香化湿，行气和中；丁香温脾胃，《本草纲目》言其能"治小儿吐泻"，共用为臣。

【临证提要】方中诸药均为辛温之品，皆入脾经，故所治水泻系因脾阳不足，失于运化，水湿下注而致。临证以水样泻，伴有四肢不温，食少神疲，舌淡胖、苔白厚，脉弱等为辨证要点。

无价宝一名壮阳丹

【来源】《伤寒标本心法类萃》卷下。

【组成】川楝子二两　牛膝一两，酒浸　槟榔一两　白芍药五钱　菟丝子一两，另研，酒浸　蛇床子一两　干姜五钱　穿山甲一大片，酥炙　莲肉一两，不去心　乳香三钱，另研　沉香五钱，另研　鹿茸一两，炙　巴戟一钱　大茴香一钱　仙灵脾三钱　补骨脂五钱　凤眼草三钱　胡芦巴五钱　人参一两　泽泻一两　山药一两　五味子一两　熟地黄二两　麦门冬　肉苁蓉　茯苓以上各一两　白檀香五钱

【用法】上二十七味，除乳香、沉香、白檀香、菟丝子四味另研为细末，其余二十三味，各捣烂为细末，同前四味炼蜜为剂，同捣一二百千杵，丸如梧桐子大。每服三十丸，增至九十丸，好酒送下，以干物压之。修合之日，再加丁香一钱。

【功效】补肾壮阳。

【主治】五劳七伤，四肢无力，脚腿沉困，骨节酸疼，面目无光，阳痿不起，下元虚冷，梦失精液。

【方解】本方所治皆为肾阳不足所致。治宜补肾壮阳。方中鹿茸、菟丝子、巴戟天、肉苁蓉、补骨脂、胡芦巴、蛇床子、仙灵脾（淫羊藿）皆为补肾助阳之品，诸药合用，其温壮肾阳之功显著。干姜、大茴香辛温，温肾暖脾，以增温阳之效。盖肾藏精，若肾阳不足，失于封藏，可见肾精亏虚，不能敛藏，方选凤眼草、五味子、莲子味涩固精。肾为水脏，若肾阳不足，不能化气行水，则致水湿停聚，故用泽泻、茯苓淡渗水湿，利湿泄浊。阴阳互根，孤阴不生，独阳不长，故用熟地黄、白芍、山药、麦冬养阴补血益精，使"阳得阴助而生化无穷"。人参大补元气，体现"助阳必先益气"之意补

气健脾，综观全方，多温肾、补气、养血之品，故用川楝子、槟榔、沉香、白檀香行气导滞；牛膝、穿山甲、乳香活血祛瘀，使全方补而不滞，温而不燥，滋而不腻。诸药合用，温肾壮阳之效尤著，故又名"壮阳丹"。

【临证提要】本方主治肾阳不足证。临证以腰膝酸软，骨节酸疼，畏寒肢冷，尤以下肢为甚，面色无光，舌淡胖、苔白，脉沉弱等为辨证要点。

～∾ 无 忧 丸 ∾～

【来源】《伤寒标本心法类萃》卷下。

【组成】黑牵牛 一斤取末十三两　槟榔 好者二两　猪牙皂角 二两　三棱 二两　莪术 二两各用好醋浸，湿纸裹煨香熟，取出切碎

【用法】上同前药晒干为末，又用大皂角二两，煎汤，打面糊为丸。每服二钱半，白汤送下，茶亦可，姜汤下。

【功效】消积导滞，行气活血，化痰逐水。

【主治】一切食积、气积、茶积、酒积，泻痢，气蛊，腹胀膨闷，肚腹疼痛。

【方解】本方所治为积滞内停，而致气滞血瘀痰凝。治宜消积导滞，行气活血，化痰逐水。方中黑牵牛苦寒降泄，通利二便以泻下逐水，亦能祛痰，重用为君。槟榔辛散苦泄，行气消积导滞，兼能利水；猪牙皂角味辛而咸，通利气道，兼软坚祛痰，二药为臣。莪术、三棱皆辛散苦泄温通之品，破血行气，消积止痛，常相须为用，共为佐药。药虽五味，然其效峻猛，共奏消积导滞，行气活血，化痰逐水之功。

【临证提要】方中诸药药性峻猛，应中病即止，不可过服久服。

～∾ 比 金 散 ∾～

【来源】《黄帝素问宣明论方》卷三。

【组成】麻黄　白芷　细辛　荆芥穗　菊花　防风　石膏　何首乌　川芎

薄荷　干蝎　草乌头各等份

【用法】 上为末，每服一钱，水一盏煎。温服，酒茶亦得。

【功效】 疏风散寒，通络止痛。

【主治】 伤寒冒风，头目痛，四肢拘蜷，鼻塞。

【方解】 麻黄、白芷、细辛、荆芥穗、防风、川芎、草乌散寒祛风除湿，温经通窍止痛；菊花、薄荷轻清疏风，清利头目；石膏清热生津；何首乌可疗"一切冷气"（《日华子本草》）；全蝎息风镇痉，通络止痛。诸药配伍，以疏风散寒为主，又可通窍止痛，清利头目，适用于外感风寒，头窍不通之重证者。

【临证提要】 本方主治外感风寒，头窍不通所致头痛鼻塞，四肢拘急等证。若头痛以巅顶或两侧痛甚，可重用川芎；若前额痛甚，可重用白芷。

～ 木 香 丸 ～

【来源】《黄帝素问宣明论方》卷二。

【组成】 木香　白术　官桂　芜荑　良姜　诃子皮各一两　附子炮，去皮　厚朴生姜制　肉豆蔻各二两　干姜三分　甘草半两

【用法】 上为末，麴面糊为丸，如桐子大，每服二十丸，姜汤下，空心。

【功效】 行气止痛，温肠止泻。

【主治】 肠痹，腹痛，时发飧泄，气不消化，小便闭涩。

【方解】 肠痹乃大小肠之气痹阻不行，使水道不通，糟粕不化，清浊不分，而见小便不利，腹胀泄泻，腹痛等症。治当行气止痛，温肠止泻。方中木香行气止痛，健脾消食，是通行脾胃、大肠滞气之佳品，用为君药。肉豆蔻、诃子涩肠止泻，温中行气；附子、干姜温中散寒，共为臣药。肉桂、高良姜、白术温脾祛湿，散寒止痛；芜荑、厚朴行气消积；姜、面合甘草益气健脾和胃，用为佐药。甘草调和诸药，兼为使药。全方用药以通行为主，且消、温、涩、补并用，共奏行气止痛，温肠止泻之功。

【临证提要】《内经》中提及肠痹的发生，是因"风寒湿三气乘虚客于肠间，则邪留而和气闭"所致。本方所治肠痹是因脾阳不足，寒湿客于肠中，气机阻滞引起。临证以腹痛泄泻，小便不利，四肢不温，神疲食少为辨证要点。

～◆ 木 香 丸 ◆～

【来源】《黄帝素问宣明论方》卷七。

【组成】官桂　干姜各半两　木香一分　大黄　蓬莪术　芫花醋拌湿,炒干　枳壳去穰　陈皮各半两　半夏二两　牵牛半斤,取末四两　茴香一两,炒　巴豆四个

【用法】上为末,滴水为丸,如小豆大,每服二三十丸,温水下。

【功效】温中散寒,行气活血,逐水化痰。

【主治】寒湿伤脾,湿痰内聚,气血凝聚所致之证。

【方解】方中官桂、茴香、干姜辛热入中焦,长于温中散寒;木香、枳壳、陈皮辛性温散,主入脾胃,善于行中焦脾胃气滞;莪术破血兼能行气;芫花、牵牛子、巴豆逐水;大黄逐瘀泻下,使邪有出路;半夏辛温性燥,燥湿化痰,降逆和胃止呕。综观全方,共成温中散寒,行气活血,逐水化痰之方。

【临证提要】方中辛散温通之品居多,易耗气伤血,应中病即止,不可过服久服。

～◆ 木香万安丸 ◆～

【来源】《黄帝素问宣明论方》卷四。

【组成】木香　楝桂　甘遂各一分　牵牛二两　大戟半两　大黄　红皮　槟榔各一两　皂角二两,要得肥好者,洗净,水三盏,煮三二沸,取出,槌碎,揉取汁,再熬成稠膏,下蜜,熬二沸,便取出　半夏　蜜各一两

【用法】上膏丸,小豆大,每服十丸至十五丸,生姜汤下。小儿丸如麻子大。水肿、痫病、诸积,快利为度。

【功效】泻热逐水,行气化痰。

【主治】一切风热怫郁,气血壅滞,头目晕眩,鼻塞耳鸣,筋脉拘蜷,肢体焦痿,咽嗌不利,胸膈痞塞,腹胁痛闷,肠胃燥涩,淋闭不通,腰脚重痛,

疝瘕急结，痃癖坚积，肠滞胃满，久不了绝，走疰疼痛，暗风痫病，湿病腹胀水肿。

【方解】 方中木香行气止痛，"治心腹一切气"（《日华子本草》）；肉桂温经散寒止痛；甘遂、牵牛子、大戟、大黄、槟榔泻积除饮，通利二便；红皮祛风除湿，理气止痛；皂角、半夏、生姜祛风痰，除湿痰，和胃气。本方以泻热逐水，行气化痰为主，又可止痛散结，活血通便，对邪热郁结，气血不畅，二便不利及诸郁滞证候有万安之良效。

【临证提要】 本方药性峻烈，应中病即止，不宜过服久服。

～◈ 木香三棱丸 ◈～

【来源】 《黄帝素问宣明论方》卷七。

【组成】 青木香　破故纸　茴香　黑牵牛　甘遂　芫花　大戟　京三棱　蓬莪术　川楝子　胡芦巴　巴戟各一两　巴豆去皮，不出油，二分　陈米三合，将巴豆一处，同炒黑　缩砂仁一两半

【用法】 上件一十五味，用好醋二升，除砂仁、木香，余药入醋中浸一宿，入锅煮尽为度，干，为细末，醋面糊和丸，如绿豆大，每服五七丸，食后，加减看虚实，随汤水下。

【功效】 破气活血，散寒逐水。

【主治】 一切气闷，胸膈痞满，荣卫不和，口吐酸水，呕逆恶心，饮食不化，肋胁疼痛，无问久新。

【方解】 本方证是因寒湿伤脾，水湿不化，阻滞气机，气血瘀滞所致。治宜破气活血，散寒逐水。方用青木香、川楝子辛行苦泄，长于破气理气；京三棱、蓬莪术相须为用，破血行气；黑牵牛、甘遂、芫花、大戟、巴豆药性峻猛，通利二便以攻逐水饮；破故纸（补骨脂）、胡芦巴、巴戟天补肾助阳，散寒止痛；茴香辛温散寒，行气止痛，与黑牵牛、甘遂、大戟同用，可助其逐水之力而无寒凝碍水之弊；砂仁芳香化湿，行气温中；另用陈米与巴豆同炒，取其甘缓之性，以缓其峻烈有毒。诸药合用，共成破气活血，散寒逐水之剂。

【临证提要】 方中牵牛子、甘遂、大戟、芫花、巴豆有毒，故孕妇禁用。

另外，方中所含青木香含马兜铃酸，过量或长期服用可损害肾功能，故不宜过量或持续内服，肾病病人忌服。

～ 木香分气丸 ～

【来源】《黄帝素问宣明论方》卷七。

【组成】陈皮_{去白} 槟榔_{各一两} 破故纸_{二两，炒} 木香_{一两半} 黑牵牛_{十二两，炒香熟，取末五两半，余不用}

【用法】上为末，滴水为丸，如桐子大，每服二三十丸，生姜汤下，食后，临卧服。

【功效】行气消积。

【主治】积滞，痞块不消，心腹痞结，疼痛抢刺，如覆杯状。

【方解】本方所治积滞因于气机阻滞。治当行气消积为要。方中木香辛行苦泄温通，长于行气消积以止痛，《日华子本草》称其能"治心腹一切气"，为君药。陈皮辛温，理气行滞，与君药合用，可增行气消积止痛之力，为臣药。破故纸（补骨脂）能"行气破滞"（《周慎斋遗书》）；然气机郁滞，易致水湿壅滞，故用槟榔、黑牵牛逐水，其中槟榔兼能行气，共为佐药。诸药配伍，共奏行气消积之功。

【临证提要】方中行气破结之品居多，过服久服易耗伤元气，故应中病即止。

～ 木香白术散 ～

【来源】《素问病机气宜保命集》卷中。

【组成】木香_{一钱} 白术_{半两} 半夏曲_{一两} 槟榔_{二钱} 茯苓_{半两} 甘草_{四钱}

【用法】上为细末，浓煎芍药生姜汤调下一二钱。有积而痛，手按之愈痛；无积者，按之不痛。

【功效】祛痰消积，下气止呕。

【主治】呕吐，腹中痛。

【方解】脾胃有积痰停湿，则脏气不降，气机受阻，故腹痛而呕。治宜祛痰消积，以下气止呕。君以半夏曲，燥湿化痰，消食降逆。白术、茯苓健脾祛湿，消生痰之源，为臣药。木香、槟榔下气，既助半夏降逆止呕之力，又使气顺痰消，气化湿化，为佐药。甘草调和诸药，为使药。诸药相合，祛湿消痰下气，痰湿祛，气机降，呕吐止；痰湿祛，气通畅，腹痛愈。

【临证提要】痰之生，多责之于脾，而痰之聚，多因于气滞。治痰除消除痰涎外，亦当健脾以杜生痰之源，行气以助痰涎消散。是方半夏消已生之痰；白术、茯苓化未生之痰；木香、槟榔理气行滞，使气顺则痰消。

～ 木香金铃子散 ～

【来源】《素问病机气宜保命集》卷中。

【组成】大黄半两　金铃子三钱　木香三钱　轻粉少许　朴硝二钱

【用法】上为细末。柳白皮汤调下三钱或四钱。食后服。以利为度。喘止即止。

【功效】泻下清热。

【主治】暴热，心肺上喘不已。

【方解】内热炽盛，上蒸心肺，肺气不降，故喘而不止。治当清热泻下。方中大黄荡涤泻热，为君药。朴硝咸寒，助大黄泻下之力。君臣相配，泻下之力更强，本方所设非为胃肠积滞而设，实为泻下以清上，以泻代清。金铃子、木香行气消胀，以助硝黄推荡之力，为佐药；轻粉辛、寒，有毒，内服可以除肠胃积滞热结，亦为佐药。柳白皮苦寒，可助清热之力，为使药。诸药相合，清热泻下，荡涤上焦邪热。

【临证提要】肺与大肠相表里，肺气上逆而作喘，方用大黄、朴硝通降腑气，以助肺气肃降。

∾ 木香浓朴汤 ∾

【来源】《黄帝素问宣明论方》卷十三。

【组成】木香　桂心　桃仁　陈皮　厚朴各一两　肉豆蔻　赤石脂各半两　皂角子三两,去皮子,醋炙黄　大附子三分,炮

【用法】温中散寒，行气活血。

【功效】上为末，每服二钱，温粥饮调下，食前。

【主治】痔瘘，脱肛，肠胃间冷，腹胁虚胀，不思饮食。

【方解】本方所治诸证皆因肠胃寒凝血瘀气滞。治当温中散寒，行气活血。木香辛温香散，能升能降，通理三焦之气，尤其善行胃肠之气而止痛，兼有健脾消食之功；厚朴行气消积，燥湿除满，二药行气导滞，消积除满止痛，共为君药。皂角子通腑下气，润燥通便；桃仁活血祛瘀，润肠通便；桂心补火助阳，散寒止痛，共为臣药。佐以陈皮健脾和中，行气止痛；附子暖脾胃，除积冷，止寒痛；肉豆蔻温中涩肠，行气消食；赤石脂涩肠止血，固肠胃。诸药配伍，共奏温中散寒，行气活血，润肠通便之功。

【临证提要】方中药物多辛散温通之品，不宜久服。

∾ 木 香 散 ∾

【来源】《素问病机气宜保命集》卷中。

【组成】木香　槟榔各等份

【用法】上为细末，煎药调服。

【功效】行气消积，降逆止吐。

【主治】呕吐。

【方解】中焦有有形之积，则胃气不降，上逆而致呕吐。方中木香芳香醒脾，和中导滞。槟榔下气消积，消胀除满。二药相合，行气消积，积聚去，大便通，则呕吐自止。

【临证提要】 木香、槟榔皆辛行苦降之品，善于调畅气机升降，故对积滞中阻，胃气上逆所引起的呕吐更为适宜。

～ 木 香 散 ～

【来源】《素问病机气宜保命集》疮疡论第二十六。

【组成】 木香　槟榔各一钱　黄连二钱

【用法】 上为细末，掺上。如痛，加当归一钱贴之，贴之自收敛。

【功效】 清热解毒，行滞散结。

【主治】 疮口久不敛。

【方解】 本方所治疮口久不愈合，乃因邪毒未尽，气血凝滞所致。故治当清热解毒，行滞散结。黄连苦寒，清热解毒，以祛余毒，为君药。臣以木香行气止痛，"疗肿毒，消恶气"（《本草经集注》）。槟榔行气导滞，"敷疮，生肌肉止痛"，助木香理气行滞，使气机流畅，气血调和，为佐药。三药配伍，清热解毒，疏通气血，外掺局部，使余毒尽，脓腐除则肉自生。

【临证提要】 若疮口疼痛，可加当归活血消肿以止痛。另热毒易伤血，行气药辛散温通亦伤血，加用当归养血以防阴血耗伤。

～ 六 合 散 ～

【来源】《黄帝素问宣明论方》卷十三。

【组成】 大黄一两，纸裹煨　白牵牛半两，生　黑牵牛微炒　甘遂各半两　槟榔三钱，生　轻粉一钱

【用法】 上为细末，每服一钱，蜜水调下服。量虚实加减。

【功效】 泄热通便，涤痰逐饮。

【主治】 一切燥结，汗后余热宣转不通；并治小肠气结，心腹满，胸中结痞，走疰疼痛。

【方解】 肠中实热燥结较重，与痰饮互结，气机阻滞不通，则发为便秘，

小肠气结，心腹满痛等。治当泄热通便，逐饮化痰。重用大黄攻积泄热通便，推陈致新，导实热燥结、痰热从大便而出，为君药。白牵牛、黑牵牛泻水通便，消痰涤饮；甘遂泻水逐饮，三药合用，通利二便，逐湿化痰涤饮之功著，共为臣药。轻粉利水退肿，通利二便；槟榔消积下气，行水消肿，为佐药。蜜调和药性，又能缓急止痛，为使药。诸药合用，共奏泄热通便，化痰逐饮之功，燥结去，痰饮消，气机通则诸症自除。

【临证提要】本方为泻下逐饮之峻剂，体虚及孕妇禁用，非形气俱实者不可轻投，毒性剧烈，注意用量，不可久服。

～ゆ 内 固 丹 ゆ～

【来源】《黄帝素问宣明论方》卷十二。

【组成】肉苁蓉酒浸　茴香炒，各一两　补骨脂　胡芦巴炒　巴戟去心　黑附子炮　川楝子　胡桃仁各四两，面炒

【用法】上为末，研桃仁为膏，余药末和匀，酒面糊为丸，如桐子大，每服十丸至三十丸，温酒、盐汤下，食前。虚者加至五七十丸。

【功效】补肾壮阳。

【主治】命门火衰，目弱发白，筋骨痿软。

【方解】本方用治元阳不足所致筋骨痿弱，两目昏花，须发早白。治当补肾壮阳。方中黑附子大辛大热之品，补火助阳，暖腰膝；胡桃肉温补肾阳，"食之令人肥，润肌黑发"（《开宝本草》），共为君药。臣以胡芦巴、补骨脂、巴戟天补肾助阳，君臣相配，补肾助阳之功著。肉苁蓉，补肾阳，益精血；茴香温肾助阳；川楝子苦寒，疏肝理气，与大队温补之品相伍，无苦燥伤阴之弊，又防辛热药升阳太过化火，使补而不滞，三药为佐。诸药合用，共奏补肾温阳，强筋壮骨之功。

【临证提要】本方主治肾阳不足证，除见有目弱发白，筋骨痿软外，还常伴有形寒肢冷，头晕耳鸣，阳痿不孕，小便清长，舌淡苔白，脉沉迟而弱等症。

∽◎ 风 油 方 ◎∽

【来源】《保童秘要》丹毒。

【组成】石盐三分　成炼了猪肪脂四合　附子半分，生用　椒一分，生用

【用法】上先将附子、椒为末，与石盐一处同研，入猪肪脂，于慢火上熬过，取出候冷，日三四度涂之。

【功效】解毒，散寒，止痛。

【主治】风油。其身上亦只成片肿而色白。

【方解】附子大辛大热，迅达内外，破阴逐寒以散寒外出，为君药。花椒辛温，既可协附子以增散寒之功，又有杀虫止痒之力，为臣药。石盐解毒止痛；猪肪脂可"治皮肤风，杀虫，敷恶疮"（《日华子本草》），共为佐药。四药相合，解毒散寒止痛之效显著。

【临证提要】本方主治为风寒袭表，蕴而成毒所致，治当散寒解毒为要。

∽◎ 分 肢 散 ◎∽

【来源】《黄帝素问宣明论方》卷十四。

【组成】巴豆半两，不出油　川大黄一两　朴硝半两

【用法】上大黄为末，后入巴豆霜、朴硝，一处细研，用油贴起。如有前患，每服半钱，热茶下。吐下顽涎，立愈。如小儿胸喉惊吊等，先服龙脑地黄膏一服，次服此药一字，茶下，时上吐下泻。以吐利得快为效。大人半钱，小儿一字，看虚实加减。只是一两服见效，不宜频服。如吐泻不定，以葱白汤立止。

【功效】泄热化痰，开窍散结。

【主治】小儿卒风，大人口眼㖞斜，风涎裹心，惊痫天吊，走马喉闭，急惊，一切风热等疾。

【方解】本方治疗热盛痰扰之证。治当川大黄泻热毒，荡涤痰热，为君药。巴豆泻积逐痰通窍，其辛热之性又能缓大黄之苦寒，为臣药。朴硝软坚

泄热,《医学衷中参西录》言:"为心火炽盛有实热者之要药。疗心热生痰,精神迷乱,五心潮热,烦躁不眠",为佐药。二药共助大黄荡涤五脏六腑之痰实热结,通闭开窍。诸药合用,泄热化痰,开窍散结。

【临证提要】服用本方后,当有吐下,使邪有出路。

～ 不思食方 ～

【来源】《保童秘要》诸疳。

【组成】大黄 人参 白术各等份

【用法】上为末,蜜和为丸,如梧子大,每日空心,每服七丸,温水下。

【功效】益气健脾,攻积消疳。

【主治】小儿疳积,不思饮食。

【方解】方用人参益气健脾,为君。白术健脾燥湿,为臣。君臣相配,有健运之功,以资脾胃运化。"无积不成疳",故以大黄泻下积滞,为佐药。诸药合用,补泻兼施,共奏益气健脾,攻积消疳之效。

【临证提要】本方主治脾胃气虚,食积内停所致之疳积。方中用药补泻兼施,又以甘缓之蜂蜜和丸,药力和缓,适宜小儿长期服用。

～ 不思食又方 ～

【来源】《保童秘要》诸疳。

【组成】青竹皮二鸡子大 栀子一枚 人参 甘草炙 茯苓 生姜各一分

【用法】上以水五大合,煎取二大合,一日服尽。

【功效】温中健脾,清热消疳。

【主治】小儿疳积,不思饮食。

【方解】青竹皮即竹茹,甘寒,善清胃腑之热,为君药。栀子苦寒,清利三焦湿热;人参益气健脾,为臣药。茯苓渗湿健脾;生姜温胃和中,为佐药。炙甘草补中气,调和诸药,为使药。诸药相合,共奏温中健脾,清热消疳

207

之效。

【临证提要】本方主治脾虚积滞内停，郁而化热之小儿疳积，治宜清补并用。

～⌒∽ 天南星丸 ∽⌒～

【来源】《黄帝素问宣明论方》卷二。

【组成】天南星炮　硫磺研　石膏研　硝石研，各等份

【用法】上为末，面糊为丸，如桐子大，每服二十丸，温酒下，空心、日午、临卧三时服。

【主治】厥头痛，齿痛骨寒，胃脉同肾脉厥逆，头痛不可忍。

【方解】本方证是由肾阳不足，寒痰凝滞，又因胃经有热，气逆壅上所致。治当补肾助阳，祛寒燥湿，清热降火同施。方中硫黄乃纯阳之品，主入肾经以补火助阳；石膏辛甘大寒，善清胃中之热，共为君药。天南星辛温，温化寒痰；硝石性寒，以助石膏清热之力，共为臣药。

【临证提要】厥头痛是因经脉气机冲逆所致，临证以头痛为主症，经脉证候为兼症。本方治证为胃脉同肾脉厥逆，既有肾阳不足，阴盛于内，寒气凝滞，经气不行，上逆于头，又有胃经热盛，气逆壅遏于上。治宜补肾助阳，祛寒燥湿与清热降火同施。

【备考】硫黄丸（《朱氏集验方》卷九）。

～⌒∽ 天 麻 丸 ∽⌒～

【来源】《素问病机气宜保命集》咳嗽论第二十一。

【组成】天麻一两　半夏　南星各一两　雄黄少许

【用法】上以白面二两，滴水为丸，如梧子大，每服五十九至百丸，煎淡水令沸，下药煮十余沸，漉出，食前生姜汤下。

【功效】平肝息风，燥湿化痰。

【主治】风痰证。

【方解】"湿在肝经,谓之风痰。"(《素问病机气宜保命集》)治之当息风化痰。故方用天麻、半夏为君。天麻善于平肝息风,旨在治风;半夏燥湿化痰,和胃降逆,意在治痰,二药相伍,共成化痰息风之效。臣以天南星燥湿化痰,助半夏化痰之功。雄黄燥湿祛痰,且"入肝经气分,故肝风,肝气,惊痫,痰涎……用之有殊功"(《本草纲目》),为佐药。以生姜汤送服,取其开痰下气,制约半夏、南星之毒,为佐使药。诸药合用,共奏息风化痰之功。

【临证提要】方中药物多辛温性燥,故津液亏少、阴血不足者慎用。古人有云半夏、天南星有堕胎之弊,故孕妇忌用。

〜〜 五 积 丹 〜〜

【来源】《黄帝素问宣明论方》卷七。

【组成】皂荚一梃,一尺二寸,火烧留性,净盆合之,四面土壅合,勿令出烟 巴豆十二个,白面一两五钱同炒,令黄色为度

【用法】上为末,醋面糊为丸,绿豆大,每服十丸,盐汤下,食后,加减。

【功效】祛痰消积。

【主治】积聚,心腹痞满,呕吐不止。

【方解】本方所治积聚为痰涎壅盛而致。治当祛痰消积。方中巴豆祛痰消积;皂角功善豁痰。二药合用,共成祛痰消积之方。

【临证提要】巴豆、皂角皆为有毒之品,不宜久服。孕妇忌服。

〜〜 开结妙功丸 〜〜

【来源】《黄帝素问宣明论方》卷七。

【组成】京三棱炮 茴香各一两,炒 川乌头四两 神曲 麦芽 大黄各一两,

好醋半升，熬成稠膏，不破坚积，不须熬膏，水丸　干姜　巴豆二个，破坚积用四个　半夏半两　桂二钱　牵牛三两

【用法】上为末，膏丸，小豆大，生姜汤下十丸、十五丸，温水，冷水亦得。或心胃间稍觉药力暖性，却减丸数，以加至快利三五行，以意消息，病去为度。

【功效】宣通气血，开壅散结。

【主治】怫热内盛，痃癖坚积，肠垢癥瘕，积聚疼痛胀闷，发作有时，三焦壅滞，二肠闭结，胸闷烦心，不得眠，咳喘哕逆，不能食，或风湿气两腿为肿胀黄瘦，眼涩昏暗，一切所伤，心腹暴痛，神思烦郁，偏正头疼，筋脉拘痉，肢体麻痹，走疰疼痛，头目晕眩，中风偏枯，邪气上逆，上实下虚，脚膝麻木，不通气血。

【方解】本方证是因郁热内盛，阻遏阳气，气血不通所致。治当宣通气血，开壅散结。方用大黄、牵牛子、巴豆泻热通便；茴香、官桂、川乌、干姜辛散助阳；半夏辛行温散，功善开郁散结，配以生姜可制其毒性；三棱活血行气，消积止痛；神曲、麦芽健脾消食。诸药合用，以成宣通气血，开壅散结之剂。

【临证提要】本方药物多辛散温通之品，对邪热壅盛，郁遏阳气，气血闭塞之证尤为适宜。但药性峻猛，应中病即止，不可过服久服。

【备考】妙功丸（《儒门事亲》卷十二）、妙效丸（《普济方》卷一七一）。方中川乌，《御药院方》用四钱，《普济方》用四分。主治中"心腹暴痛"，原作"心腹暴热"，据《卫生宝鉴》改。

开胃生姜丸

【来源】《黄帝素问宣明论方》卷七。

【组成】桂心一两　生姜一斤，切作片子，盐三两，腌一日，再焙干　青皮去白　陈皮去白　甘草炙，各二两　缩砂仁四十九个　莪术　当归各半两

【用法】上为末，炼蜜为丸，如弹子大，每服一丸，食前细嚼，沸汤化下。

【功效】祛寒开胃，和中降逆。

【主治】中焦不和，胃口气塞，水谷不化，噫气不通，噎塞痞满，口淡吞酸，食时膨胀，哕逆恶心，呕吐痰水，宿食不消，中满，膈气刺痛。

【方解】本方证是因寒犯中焦，脾胃不和所致。治宜祛寒开胃，和中降逆。方中生姜辛散温通，长于温中散寒，降逆止呕，为"呕家圣药"，重用为君药。桂心辛热，温中散寒止痛，协助君药祛寒开胃，为臣药。寒邪凝滞，易阻滞气机，故用陈皮、青皮行脾胃气滞；砂仁芳香化湿，行气暖胃，温中止呕；莪术破血行气，消积止痛；当归养血活血，既助莪术活血，又使活血不伤血，共为佐药。甘草益气和胃，兼调和药性，为佐使药。诸药合用，共奏祛寒开胃，和中降逆之效。

【临证提要】方中药物皆辛散温通之品，易助火伤阴，故热盛及阴虚内热者忌服。

～ 五 香 丸 ～

【来源】《保童秘要》痈疽。

【组成】青木香一分 麝香半分 沉香 苏合香 鸡舌香各三分 犀角屑十分 吴蓝叶 黄连 栀子 当归 甘草炙 防风 黄芪 黄芩六合 芍药 仁蓼 升麻各四分 大黄六分 巴豆九枚，去尖，以油熬令紫色，以纸裹于灰中裹一日，去油，熟研如泥

【用法】上并为末，后入巴豆研匀，以蜜为丸，如梧子大，一岁儿每服二丸，温水研化下。

【功效】清热解毒，理气活血，芳香化浊，益气托毒。

【主治】一切疮肿。

【方解】本方所治疮肿为热毒蕴结而成。治当清热解毒为要，辅以理气活血，芳香化浊，益气托毒。犀角（现用水牛角代）苦寒，功善清热凉血解毒，用为君药。臣以黄连、黄芩、栀子，俱为苦寒之品，清热解毒之效大增；吴蓝叶、芍药性寒，清热凉血；升麻清热解毒；青木香、麝香、沉香、苏合香、鸡舌香皆芳香之品，辛香行散，以助消肿止痛；防风辛散温通，以助祛邪；大黄、巴豆以通便，使邪有出路。方中诸药多辛散、性寒之品，恐有损气血，故配伍黄芪、当归益气养血；黄芪又可托毒生肌；当归另兼活血消肿；与仁蓼合用破瘀之功显著，以上诸药皆为佐药。甘草清热解毒，兼以调和药性，

为佐使之用。

【临证提要】方中既有诸香之品以辛行温通，又有甘温之品以益气养血，补泻兼施，邪正兼顾。

～ 不 卧 散 ～

【来源】《伤寒标本心法类萃》卷下。

【组成】川芎一两半　石膏七钱半　藜芦半两　甘草　人参　细辛各二钱半

【用法】上为末，口噙水嗜鼻，少时饮白汤半碗，汗出而解。一方无人参、细辛。

【功效】解表散寒，调畅气血。

【主治】伤寒壮热，头疼。

【方解】本方所治为风寒袭表，闭阻经络，气血不畅所致。治宜解表散寒，调畅气血。方中重用川芎，辛温升散，性善走窜，活血行气，解表散寒，尤能"上行头目"，祛风止痛，为治头痛之要药，为君药。细辛辛温发散，芳香透达，功善祛风解表，散寒止痛，协君药解表止痛之功尤著，为臣药。石膏、藜芦皆辛寒之品，既有助于散邪，又与川芎、细辛温热之品配伍，寒温并用，使温而不燥，寒而不滞。以上四药皆为辛散之品，恐耗散肺气，故用人参、甘草补益肺气以防肺气耗伤，共为佐药。甘草兼能调和药性，亦为使药。本方用法独特，口噙水而嗜鼻取嚏，使肺气宣通，则经络通畅，气血调和，加之方中所用药物大多辛香走窜，更能使其作用直达病所。又少时饮白汤半碗以助汗出，使风寒之邪随汗而解。

【临证提要】十八反中有"藜芦反人参"之说，故临证使用本方时，二药不可同用，更为妥当。

～ 牛 黄 散 ～

【来源】《黄帝素问宣明论方》卷十四。

【组成】肉桂　郁金_{各一两}　马牙硝_{四两}　甘草_{半两}

【用法】上为末，如患眼三五年，吃三五两便瘥，每服一钱，新汲水调下，垂枕卧片时，若是小儿十岁服半钱，五岁以下服一字，永无惊疳痫风患。服之立效。

【功效】清热明目。

【主治】小儿上焦壅热，诸眼疾。

【方解】肝开窍于目，上焦壅热，肝热上冲，则生目疾。本方君以马牙硝（芒硝）泄热软坚，使邪热从大便分解，《本草蒙筌》谓其"清心肝明目，涤肠胃止疼"。郁金苦寒，清心肝之火，行气解郁，为臣药。佐以肉桂，补火助阳，引上焦浮火下行归源。甘草清热解毒，调和诸药为使。四药相伍，共清上焦之壅热。

【临证提要】方名牛黄散，当用牛黄。牛黄苦甘性凉，入心、肝经，有清心凉肝，豁痰开窍，清热解毒之效，善治小儿急惊，惊痫抽搐等证。故服用本方，不仅清肝明目以治目疾，亦可治惊疳痫风之患。

【备考】本方名牛黄散，方中无牛黄，疑脱。

升麻饮子

【来源】《保童秘要》丹毒。

【组成】升麻　黄芩　栀子仁　通草_{各一分}　犀角　大黄_{各半两}　朴硝_{五分，汤成下}

【用法】上切，以水六大合，煎取二大合，去滓，下朴硝。三岁以下一日连夜服尽。

【功效】清热凉血解毒。

【主治】丹毒。小儿发丹，赤如胭脂，或稍带白色，肿而壮热。

【方解】方中升麻清热解毒，可"主小儿痘疹，解疮毒"（《滇南本草》），为君药。犀角清热凉血解毒；大黄、芒硝泻热通闭，三者合用为臣药，助君药清热解毒。黄芩、栀子清热燥湿，泻火解毒；通草苦降泄利，合芒硝、大黄前后分消毒邪，用为佐药。全方共奏清热凉血解毒之功。

【临证提要】升麻饮子清热解毒之力较强，适用于热毒壅盛所致丹毒，疮疡等证。本方苦寒泻下，久服多服易伤脾胃，非火盛之证不宜用之。

～⌒ 升麻前胡汤 ⌒～

【来源】《黄帝素问宣明论方》卷二。

【组成】升麻　前胡 各一两半　玄参　地骨皮 各一两　羚羊角　葛根 各二两　酸枣仁 一钱

【用法】上为末，每服三钱，水一盏半，煎至八分，去滓，再煎三五沸，食后，温服，如行五六里，更进一服。

【功效】清肝疏风。

【主治】肝风虚所中，头痛目眩，胸膈壅滞，心烦痛，昏闷，屈伸不便。诸痹证，主风痹及风寒湿三气相合而为痹，常汗恶风，目眴胁痛，或走注四肢，皮肤不仁，屈伸不定。

【方解】方中前胡辛散苦降，性寒清热，疏散风热，用为君药。升麻清热解毒；葛根轻扬升散，二药相伍，又可升发清阳；羚羊角清肝息风，用为臣药。玄参滋阴降火；地骨皮清虚热；酸枣仁补肝安神，用为佐药。诸药相合，达散风清热，养肝平肝之用。

【临证提要】本方能疏风清热，滋阴平肝。用治风热上扰之头疼眩晕，心胸烦闷以及风寒湿邪侵袭肌表所致皮肤病及风湿类疾病。

～⌒ 牛 黄 膏 ⌒～

【来源】《素问病机气宜保命集》卷中。

【组成】牛黄 二钱半　朱砂 三钱　脑子 一钱　郁金 三钱　甘草 各一钱·牡丹皮 三钱

【用法】上为细末，炼蜜为丸，如皂子大，新水化下。

【功效】清热镇惊。

【主治】热入血室，发狂不认人。

【方解】牛黄清心凉肝，豁痰开窍，为君药。朱砂镇惊安神；脑子（冰片）通诸窍，散郁火，助牛黄清热开窍之力，为臣药。郁金、牡丹皮凉血清心，为佐药。甘草调和诸药，为使。诸药共奏清热镇惊之效。

【临证提要】牛黄膏清热开窍，用于高热惊厥，神昏谵语，中风昏迷等证。本方主治热闭神昏，寒闭神昏不得使用；孕妇慎用。

～ 气 痢 方 ～

【来源】《保童秘要》诸痢。

【组成】桂心　赤石脂　干姜各一分　附子二分，炮，去皮脐

【用法】上为末，蜜和为丸，如麻子大，一岁儿日进二服，每服三丸，并温水研化下。

【功效】温阳涩肠止痢。

【主治】气痢。

【方解】气痢者乃冷气停于肠胃而致下痢者。治宜温阳止痢。附子温助阳气以散寒，为君药。桂心，辛甘热，能补助阳气，温通经脉，《本草纲目》载其"治泻痢"；赤石脂涩肠止痢，《神农本草经》谓："主泄痢，肠癖脓血"，共为臣药。干姜温助阳，为佐药。蜂蜜调和诸药，为使药。

【临证提要】本方温中、收涩共用，适用于虚寒性诸痢，诸痢属实证者非所宜。

～ 仙人肢丸 ～

【来源】《黄帝素问宣明论方》卷九。

【组成】人参　沙参　玄参　紫团参　丹参　白术　牡蛎　知母　甘草各二两　蛤蚧一对，头尾全用，河水净洗，文武火酥炙黄色

【用法】上为末，用麻黄十五斤去根，枸杞子三斤，熬成膏，丸如弹子

大，磁合子内盛，临卧，煎生姜自然汁化下一丸，小儿量岁数加减。

【功效】益气养阴，化痰定喘。

【主治】远年劳嗽，不问寒热，痰涎喘满。

【方解】本方证是因久咳伤肺，耗伤气阴所致。治当益气养阴，化痰定喘。方用人参甘而微温，善补肺气；蛤蚧长于补肺气，定喘咳，合用为君。紫团参（党参）协助人参补益肺气；沙参、玄参、知母，养阴润肺生津，共为臣药。君臣配伍，气阴并补。白术补气健脾，培土生金；枸杞子补肾阴，以求金水相生；牡蛎味咸，软坚化痰；痰涎内壅，阻滞气血，故用丹参调畅气血；麻黄，宣肺平喘，以上皆为佐药。甘草益气补虚，兼调和药性，为佐使药。诸药合用，共奏益气养阴，化痰定喘之功。

【临证提要】本方治久咳肺肾俱虚，气阴两伤，兼有痰浊为宜。

～ 圣 力 散 ～

【来源】《黄帝素问宣明论方》卷十五。

【组成】草乌头　白及　白蔹　木鳖子去皮　地龙　金毛狗脊各二钱半　麝香二钱　黄丹少许

【用法】上研为细末，用针针到生肉痛者用药，黄水出为度。

【功效】清热通络，祛痰化瘀。

【主治】诸疔疮肿。

【方解】木鳖子散结消肿，攻毒疗疮，为痈肿、疔疮、瘰疬等外用常用药，为君药。白及消肿生肌敛疮，《本经》云："主痈肿恶疮败疽"；白蔹散结滞而清郁热；地龙清热通络，三药清热散结，消肿通络，共为臣药。草乌开顽痰，消肿止痛；金毛狗脊通利关节；麝香活血散瘀消肿；黄丹（铅丹）解毒生肌，四药俱为佐药。诸药合用，共奏清热攻毒，化痰通络，化瘀消肿之效，用治热痰瘀互结之诸疔疮肿。

【临证提要】本方外用治疗疮疡肿毒，用针刺破患部皮肤，使药力能渗入患处，因此须注意局部消毒，避免感染。

白 术 丸

【来源】《黄帝素问宣明论方》卷二。

【组成】白术　枳实　官桂_{各一两半}　人参_{二两}　陈皮　桔梗_{醋炒}　甘草_{各一钱}

【用法】上为末，炼蜜为丸，如桐子大，每服二十丸，温酒下，日三服。

【功效】理气消积健脾。

【主治】息积，胁下气逆，妨闷，喘息，不便呼吸，引痛不已。

【方解】方中白术健补脾胃元气，又祛湿助运，用为君药。枳实破气除痞，消积导滞；肉桂、人参温补阳气，强健脾胃，用为臣药。陈皮、桔梗助枳实理气消积，用为佐药。甘草益气和中，调和诸药，兼为佐使。诸药配伍，消补兼施，使胃气壮，气机通，积滞消，闷痛除。

【临证提要】本方消补兼施，较枳术丸行气作用更强，故适用于气滞较重之食积。

白 术 丸

【来源】《素问病机气宜保命集》咳嗽论第二十一。

【组成】南星　半夏_{俱汤洗，各一两}　白术_{一两半}

【用法】上为细末，面糊为丸，桐子大，每服五七十丸。生姜汤下，及《局方》中防己丸亦可用。

【功效】健脾燥湿化痰。

【主治】痰湿咳嗽，脉缓，面黄，肢体沉重，嗜卧不收，腹胀而食不消化。

【方解】本方用治湿痰咳嗽之证。"脾为生痰之源"，脾虚失运，不能输布水谷精微，酿湿为痰。痰生于脾而藏于肺，湿痰内停，肺失宣降，遂为咳嗽，吐痰多色白量多；痰浊中阻，脾气不运，清阳不升，故见腹胀、肢体沉重；食不消化，倦怠嗜卧，既因脾胃虚弱，亦由湿困脾胃；脉缓，痰湿之象。

痰之所生，本于脾虚不运，故重用苦甘温之白术为君，"补脾胃之药，更无出其右者……土旺则能胜湿，故患痰饮者，肿满者，湿痹者，皆赖之也"，于方中培脾土以燥痰湿，以治其本。半夏、天南星，取其辛温燥之性，燥湿化痰，以消内阻之湿痰，共为臣药。以生姜汤下，即可解半夏、天南星之毒，又增化痰散结之效。诸药合用，共奏健脾燥湿化痰之功。

【临证提要】本方治疗痰湿咳嗽，面黄，肢体沉重，腹胀，嗜卧，饮食不消，苔白腻，脉缓。半夏、天南星均有毒性，古法汤洗，现宜久煎以减其毒性。

～◇ 白术木香散 ◇～

【来源】《黄帝素问宣明论方》卷八。

【组成】白术　木猪苓去皮　赤茯苓　甘草　泽泻各半两　木香　槟榔各三钱　陈皮二两，去白　官桂二钱　滑石三两

【用法】上为末，每服五钱，水一盏、生姜三片，同煎至六分，食后，去滓，温服。

【功效】清热利水，健脾行气。

【主治】喘嗽肿满，欲变成水病者，不能卧，不敢食，小便随。

【方解】本证为水热内壅，气机阻滞所致。治宜清热利水，健脾行气。方中滑石甘寒，利水，清热，重用为君药。泽泻、赤茯苓清热利湿，协滑石导水热从小便而去；木香、槟榔行气以助湿化，共为臣药。白术、茯苓健脾祛湿；桂枝温阳化气行水；陈皮理气行滞，与木香、槟榔合用，使气化则湿化，以上四药皆为佐药。甘草调和药性为使药。综观全方，共奏清热利水，健脾行气之效。

【临证提要】本方用治咳嗽肿满，不能卧，小便正常，但水肿症状不明显者。本方有利水强心之用，宜暂用，不宜常服。

～ 白术圣散子 ～

【来源】《黄帝素问宣明论方》卷十。

【组成】 御米壳二两，蜜炒　当归　肉豆蔻　缩砂仁　石榴皮　诃子　干姜炮　陈皮去白　白术　甘草　芍药各一两

【用法】 上为细末，每服二钱，水一大盏，入乳香同煎，和滓服。

【功效】 涩肠止泻，温阳健脾。

【主治】 一切泻痢久不瘥，并妇人产后利亦治。

【方解】 泄痢久不瘥，耗伤阴血，损伤脾胃，中阳不足。治宜收敛固涩，温阳健脾。方中重用御米壳（罂粟壳）为君，涩肠止泻，《本草纲目》称其为"涩肠止泻之圣药"。肉豆蔻、干姜温脾散寒，肉豆蔻并可涩肠止泻；石榴皮、诃子涩肠止痢，共为臣药。白术、甘草益气健脾；陈皮、砂仁理气醒脾，使脾气健运，固摄有司；泻痢日久，阴血亏虚，伍用芍药养血益阴；乳香行气活血止痛，与木香、陈皮相伍，行气活血，使诸补涩之品不致壅滞气机，上述六药共为佐药。甘草调和诸药，兼以为使。本方固涩、温补、辛散配伍，固涩不壅滞，标本兼顾，共奏涩肠止泻，温中健脾，调和气血之功。

【临证提要】 本方涩中兼补，适合泻痢日久，脾肾阳虚者。因为罂粟壳有毒，使用时需要严格按照剂量要求。

～ 白 术 汤 ～

【来源】《素问病机气宜保命集》咳嗽论第二十一。

【组成】 白术　白茯苓　半夏各等份

【用法】 上为末，每服半两。病大者一两，水二盏，生姜七片，煎至一盏，取清调神曲末二钱，顿服之。

【功效】 健脾燥湿，降逆化痰。

【主治】 痰潮上如涌泉，久不可治。

【方解】 "脾为生痰之源"，脾失健运，湿无以化，聚而成痰。治当健脾

燥湿，降逆化痰。方中白术健脾燥湿，治生痰之本，为君药。半夏燥湿化痰，和胃降逆，意在祛痰治标，为臣药。茯苓健脾渗湿；神曲健脾，下气消痰，《本草备要》曰："治痰逆"；生姜制约半夏毒性，助半夏降逆化痰止呕，共为佐药。本方以健脾祛湿为主，降逆化痰为辅，共成标本兼顾之剂。

【临证提要】本方主要用治湿痰咳嗽，见咳嗽痰多清稀易出，便溏食少，肢体沉重，苔腻，脉缓。病甚者，下玉壶丸一百丸大效，永除根。

∽ 白 术 汤 ∽

【来源】《素问病机气宜保命集》卷中。

【组成】半夏曲半两　白术一钱　槟榔二钱半　木香一钱　甘草一钱　茯苓二钱

【用法】上六味，同为细末，每服二钱，煎生姜汤调下，食前。

【功效】燥湿化痰，降逆止呕。

【主治】胃中虚损及痰而吐。

【方解】脾胃虚损，运化无力，痰浊内生，致中焦升降失常，而发呕吐。方中半夏燥湿化痰，降逆止呕，为君药。白术、茯苓健脾渗湿，以消生痰之源，为臣药。木香芳香醒脾，行气和中；槟榔下气消积，二药调畅气机，以气顺则痰消，气降则呕止，为佐药。甘草调和诸药，为使药。以姜汤调服，助和胃止呕之效。

【临证提要】吐而食不下，脉弦者，肝盛于脾，而吐乃由脾胃之虚，宜治风安脾之药。

【方论选录】

《杏苑生春》：治中气挟痰作吐，法当补中豁痰。是以白术、炙草补中，茯苓、半夏豁痰，木香、槟榔散逆气以止呕。

∽ 白 术 汤 ∽

【来源】《素问病机气宜保命集》卷中。

【组成】白术　葛根各一两　升麻　黄芩各半两　芍药二两　甘草二钱半

【用法】上㕮咀，每服一两，水一盏半，煎至一盏，去滓，温服，不拘时候。

【功效】益气固表，升阳舒筋。

【主治】破伤风大汗不止，筋挛搐搦。

【方解】风性开泻，致腠理不密，营阴不能内守，故汗出不止。汗多伤阴，筋脉失养，故筋挛搐搦。故用白术健脾益气，固表止汗，用作君药。葛根、升麻发散而升，能解肌发表，解肌舒筋，用为臣药。黄芩清热解毒；芍药柔肝缓急，为佐药。甘草配芍药酸甘化阴，缓急止痛之力彰，调和诸药，为佐使药。诸药共奏益气固表，升阳舒筋之效。

【临证提要】本方原治破伤风大汗不止，筋挛搐搦。现可用于自汗以及脾虚清气不升而致泄泻。

～❀ 白 术 汤 ❀～

【来源】《素问病机气宜保命集》卷中。

【组成】白术　芍药各三钱　干姜半两，炮　甘草二钱，炙

【用法】上剉为粗末，每服半两，水一盏，煎至七分，去滓取清，宜温服之。甚则去干姜加附子三钱，辛能发也。

【功效】温中健脾止泻。

【主治】大肠经动下痢为鹜溏，小便多清，秋冬宜服。

【方解】《金匮翼·泄泻诸症统论》："鹜溏者，水粪并趋大肠也。夫脾主为胃行其津液者也。脾气衰弱，不能分布，则津液糟粕并趋一窍而下，《金匮》所谓脾气衰则鹜溏也。又寒气在下，亦如令人水粪杂下，而色多青黑，所谓大肠有寒则鹜溏也。"治宜温中健脾止泻。方中白术健脾燥湿止泻，干姜温中散寒，为君药。芍药缓急止痛，为臣药。炙甘草补中益气，调和诸药，为佐使药。甚则以附子易干姜，温壮脾肾之功著。

【临证提要】本方所主小便多清，显见证属虚寒。本方温中健脾止泻，缓急止痛。原书：甚则以附子易干姜，温壮脾肾之功著，临床可参考用之。

～⌒ 白 术 汤 ⌒～

【来源】《黄帝素问宣明论方》卷十一。

【组成】白术三两　寒水石　当归　黄芩　芍药　人参　石膏　干葛　防风　缩砂　藿香　甘草　茯苓各一两　木香一分　（崔宣武方用白术一两）

【用法】上为末，每服三钱，水一盏、生姜三片，同煎至六分，去滓，温服，食前，日三服。

【功效】健脾养血，开通结滞。

【主治】妊娠血液虚衰，痿弱难以运动，气滞痹麻，营卫不能通宣。

【方解】妊娠血虚气滞，营卫不通，则见痿弱难以运动，肢体麻痹等证。治宜健脾养血，开通结滞。方中白术善健脾胃，脾健则生化有源，气血充足，且有安胎之效，故为君药。人参、茯苓、甘草补脾益气和中，助君健脾；当归、芍药养血补血活血，既补营血之虚，又疏通脉络，共为臣药。血虚气滞，虚热内生，故伍用黄芩、石膏、寒水石清热泻火除烦热；葛根解肌退热，其性轻清升散，升发脾阳，输布精微；藿香、砂仁、生姜醒脾开胃以助脾运；木香通理三焦之气，健脾消食，与砂仁、当归、芍药相伍，则行气活血，开通结滞，以上共为佐药。甘草调和诸药；防风引药达于病所，如李杲云"若补脾胃，非此引用不能行"，为使药。诸药合用，补中有行，共奏健脾养血，行气宣滞之功。

【临证提要】本方用治妊娠肢麻、四肢无力因脾胃虚弱，营卫不得宣通者，故以四君子汤加味而成，俾脾胃健运，则营卫气血化源充足。

～⌒ 白术芍药汤 ⌒～

【来源】《素问病机气宜保命集》卷中。

【组成】白术一两　芍药一两　甘草五钱

【用法】上剉，每服一两，水二盏，煎至一盏，滤清温服。

【功效】燥湿健脾止泻。

【主治】太阴脾经受湿，水泻注下，体微重微满，困弱无力，不欲饮食，暴泄无数，水谷不化。

【方解】本方用治脾虚湿盛之泄泻。白术苦甘温，燥湿健脾止泻，为君药。芍药缓急止痛，《医学启源》谓其"安脾经，治腹痛，收胃气，止泻利"，为臣药。甘草益气和中，助白术健脾之效，并调和诸药，为佐使药。诸药相合，共收健脾燥湿止泻之功。

【临证提要】本方白术、白芍用量远大于上方白术汤，显示本方健脾止泻、止腹痛作用较强。较上方少干姜半两，温中散寒作用较缓。故用于脾虚水湿不化，水湿下注之泄泻。

～ 白术防风汤 ～

【来源】《素问病机气宜保命集》卷中。

【组成】白术一两　防风二两　黄芪一两

【用法】上㕮咀，每服五七钱，水一盏半，煎至一盏，去滓，温服，不拘时候。脏腑和而有自汗，可用此药。

【功效】祛风解表，固表止汗。

【主治】破伤风，若服羌活防风汤之过，有自汗者。

【方解】用羌活防风汤治破伤风，邪初传在表，然发汗太过，致卫虚腠理不密，故自汗出。表邪仍在，故以防风走表而御风散邪，用为君药。黄芪益气固表止汗，为臣药。白术健脾益气，助黄芪益气固表实卫之功，为佐药。玉屏风散亦为此二药组成，然玉屏风散中黄芪、白术均为二两，防风一两，以益气固表止汗为主，祛风散邪为辅。本方防风用量最大，意在祛邪为主，益气固表为辅，药量增减变化之妙尽在其中。

【临证提要】破伤风脏腑秘、小便赤、自汗不止者，因用热药，汗出不休，故知无寒也。宜速下之，先用芎黄汤三二服，后用大芎黄汤下之。

～∽ 白术黄芪汤 ∽～

【来源】《素问病机气宜保命集》卷中。

【组成】白术一两　黄芪七钱　甘草三钱

【用法】上哎咀，匀作三服，水一盏半，煎至一盏，去滓，温清服之。

【功效】益气健脾燥湿。

【主治】痢疾，服芍药汤，痢虽已除，犹宜此药和之。

【方解】痢疾虽除，但知脾胃已伤，正气已亏。治当固中气。故用白术燥湿健脾，助脾胃运化，为君药。黄芪补脾气，升阳止泻，为臣药。甘草调和诸药，为使药。

【临证提要】本方与白术防风汤，均可益气固表止汗，亦可用治表虚自汗，易感风邪等。

～∽ 白术厚朴汤 ∽～

【来源】《黄帝素问宣明论方》卷九。

【组成】白术　甘草炙　葛根各一两　厚朴半两

【用法】上件为末，每服一二钱，水一大盏，生姜五片，煎至六分，去滓，食前服显仁丸、仙术芎散、大人参半夏丸。

【功效】健脾燥湿，理气化痰。

【主治】痰呕不能散。

【方解】本方主治脾虚失运，湿聚成痰，痰湿中阻之证。治宜健脾燥湿，理气化痰。方中白术甘苦性温，补气健脾燥湿，治生痰之本，为君药。臣以厚朴辛苦性温，长于行气燥湿除满，使气行则湿化，协白术燥湿之力增强，以助祛痰，为臣药。脾虚湿盛易致泄泻，故用葛根生发脾胃清阳之气以止泻，为佐药。煎加生姜，降逆止呕，另能宣散水气以助消痰，亦为佐药。甘草甘平，既可助君药白术补气和中，以复脾运化水湿之功，又能调和药性，为佐使药。四药合用，共奏健脾燥湿，理气化痰之效。

【临证提要】本方燥湿健脾，升清降浊，原书在食前服用显仁丸、仙术芎散、大人参半夏丸等消食去积之方，可供临床参考。

～⌒ 白术调中汤 ⌒～

【来源】《黄帝素问宣明论方》卷十二。

【组成】白术　茯苓去皮　红皮去白　泽泻各半两　干姜炮　官桂去皮　缩砂仁　藿香各一分　甘草一两

【用法】上为末，白汤化蜜少许，调下三钱，每日三服。炼蜜和就，每两作十丸，名白术调中丸。小儿一服分三服。

【功效】补脾益气祛湿，温阳散寒行气。

【主治】中寒痞闷急痛，寒湿相搏，吐泻腹痛上下所出水液，澄彻清冷，谷不化，小便清白不涩，身凉不渴，本末不经，有见阳热证，其脉迟者是也。

【方解】本方所治多因饮食冷物过多，损伤中阳，寒湿内停而致，见吐泻腹痛，吐泻清冷，畏寒肢冷等。治当补脾益气祛湿，温阳散寒行气。方中白术、茯苓健脾益气祛湿，为君药。甘草补脾益气；陈皮理气燥湿，醒脾和胃；泽泻渗湿止泻，共为臣药。干姜、官桂温阳散寒止痛；砂仁、藿香芳香化湿，理气醒脾和胃，共为佐药。蜜补虚，缓急止痛，调和药性，为使药。诸药合用，共奏补脾益气祛湿，温阳散寒行气之效。

【临证提要】本方用治中焦有寒，升降失常，清浊相干之吐泻等证。温中祛寒之力稍逊于理中丸，但行气、化湿、利水之力强，于中焦阳虚，水湿内停之证较宜。

～ 白术黄芪散 ～

【来源】《黄帝素问宣明论方》卷九。

【组成】白术 黄芪 当归 黄芩_{去腐} 芍药_{各半两} 石膏 甘草_{各二两} 茯苓 寒水石_{各一两} 官桂_{一分} 人参 川芎_{各三分}

【用法】上为末，每服三钱，水一盏，煎至六分，去滓，温服，食前，一日三服。

【功效】益气养血，甘温除热。

【主治】五心烦，自汗，四肢痿劣，肌瘦昏昧。

【方解】本方证因气血亏虚所致。当以益气养血，甘温除热为法。方用人参、黄芪、白术、茯苓、甘草补气健脾；当归、芍药、川芎补血调血；少用肉桂以鼓舞气血生成；配伍寒凉之黄芩、石膏、寒水石以清热泻火。本方实为四君子汤合四物汤加味而成，共奏益气养血，甘温除热之功。

【临证提要】本方能气血双补，甘温除热，用治劳倦内伤发热。症见自汗，少气懒言，倦怠乏力，五心烦热，形体消瘦，脉虚缓。

～ 白 术 散 ～

【来源】《素问病机气宜保命集》咳嗽论第二十一。

【组成】白术 茯苓 半夏_洗 黄芩_{各等份}

【用法】上为粗末，每服五钱至七钱，水二盏，入生姜十片，煎至一盏去滓，调陈皮末一钱，神曲末一钱，食后服。

【功效】燥湿化痰，理气健脾，兼清里热。

【主治】夏暑大热，或醉饮冷，痰湿不止，膈不利。

【方解】本方证多由夏季气候炎热，饮食生冷，损伤脾胃以致痰湿内停，痰阻气滞而发。治宜燥湿化痰，理气健脾为主。君用白术健脾燥湿。茯苓健脾渗湿，助白术治生痰之本；半夏燥湿化痰，和胃降逆，散结消痞，旨在祛痰治标，共为臣药。陈皮燥湿化痰，理气健脾，使气顺痰消；神曲健脾下气消痰；生姜制约半夏毒性，助半夏降逆化痰止呕；暑性炎热，方中白术、半夏、陈皮诸药皆为辛燥之品，易于助热，故伍以黄芩苦寒之品，清热燥湿。本方以健脾祛湿，杜生痰之源为主，辅以燥湿、行气、清热，成标本兼顾之剂。

【临证提要】用于夏季气候炎热，感寒伤湿所致呕吐，泄泻，胸脘痞闷等证。

～◎ 白 术 散 ◎～

【来源】《素问病机气宜保命集》肿胀论第二十四。

【组成】白术　泽泻各半两

【用法】上为细末，每服三钱，煎茯苓汤调下；或丸亦可，服三十丸。末治之药，服黄芪芍药建中之类，以调养之。平复后，忌房室、猪、鱼、盐、面等物。

【功效】健脾利水。

【主治】水肿觉胀下者。

【方解】脾主运化水湿，湿邪为患，多由脾虚不运。治以健脾利水。白术为君药，补气健脾，燥湿利水，其标本兼治，俾脾健而水湿之邪自除，燥湿利水又可直接祛除已停之水湿。水肿觉胀下者，因势利导，臣以泽泻甘淡之品，利水渗湿，导水湿之邪从下而去。更用茯苓煎汤调下，取其渗湿健脾之效，以助白术、泽泻健脾利水之效。

【临证提要】本方即《金匮要略》泽泻汤加重白术用量。

～◎ 白 圣 散 ◎～

【来源】《素问病机气宜保命集》妇人胎产论第二十九。

【组成】樟柳根三两　大戟二两半　甘遂一两,炒

【用法】上为极细末，每服二三钱，热汤调下，取大便宣利为度。

【功效】逐水。

【主治】产后腹大坚满，喘不能卧。

【方解】本方用治产后蓄水之证。水饮内停，气机阻滞，则见腹坚满胀，小便不利；水饮迫于肺，肺气不利则喘不能卧。病重邪甚，急则治其标，虽为产后亦当逐水祛邪为主。樟柳根（商陆）通利二便而排水湿，《本草纲目》载其"其性下行，专于行水"，重用为君。大戟，"主十二水，腹满急痛"（《本经》）；甘遂"专于行水，攻决为用"（《本草衍义》），二药泻下逐饮，为臣佐药。三药皆苦寒有毒之品，药性峻猛，通利二便，攻逐水饮，相须而用。

【临证提要】本方祛瘀逐饮，药性峻利，非水饮壅实者，不可轻用。服后以大便快利为度，不可过剂。

～ 白矾煎方 ～

【来源】《保童秘要》眼。

【组成】白矾二皂子大，浇为灰　黄连半两，去须　青古钱十文　防风三分，去芦头　朴硝三分　地黄汁一合　白蜜三合

【用法】上件药捣，细罗为散，用绵裹，纳一青竹筒中，入地黄汁及蜜，以绢油单盖紧，系筒口，于炊饭内蒸之，候饭熟即泻出，以绵滤过，日三四度，点半绿豆许。

【功效】清热解毒疗疮。

【主治】小儿缘目及眦烂作疮肿痛。

【方解】本方证是为热毒所致。治宜清热解毒疗疮。方用白矾解毒疗疮；黄连清热泻火解毒，二药合用，重在清热解毒疗疮，共为君药。生地黄清热凉血，滋阴生津；青古钱"治翳障，明目，疗风赤眼，盐卤浸用"（《证类本草》），共为臣药。佐用防风善疏风解毒；朴硝咸寒，外用能清热散结，消肿止痛。蜜甘缓和中，制约朴硝寒凉太过，兼能调和药性，为佐使之用。诸药相合，共奏清热解毒疗疮之效。

【临证提要】本方为外用之方，能清热解毒，敛疮生肌。缘目及眦烂作疮肿痛一证，主因为风、湿、热。风盛则痒，湿盛则烂，热盛为赤，郁于皮肤

则见局部红赤糜烂、痒痛。

～ 白茯苓汤 ～

【来源】《素问病机气宜保命集》肿胀论第二十四。

【组成】白茯苓　泽泻各二两　郁李仁二钱

【用法】上㕮咀，作一服，水一碗，煎至一半。常服无时，从少至多服；或煎得，澄入生姜自然汁在内和面，或作粥饭，作常食，五七日后觉胀下。

【功效】健脾利水。

【主治】水肿，臌胀。

【方解】"诸湿肿满，皆属于脾"，脾胃气虚，运化失常，水湿浸溢肌肤，则见水肿。水湿内停于腹，发为臌胀。治疗当健脾利水。茯苓甘淡，甘能补，淡能渗，于方中一则健脾，脾健则水湿自消，二则渗湿利水消肿，祛已停之湿，扶正祛邪，利水不伤正，故为君药。泽泻渗湿利水消肿，为臣药。郁李仁利水消肿为佐药。三药配伍具有较好的健脾利水消肿之功。

【临证提要】本方乃茯苓白术汤加郁李仁而成，利水之功更著，临证凡水肿，臌胀，虚实皆可用之。水肿重者，加猪苓、车前子；脾虚甚者，加黄芪、党参。

【备考】茯苓汤（《不知医必要》卷二）。

～ 白药子散 ～

【来源】《黄帝素问宣明论方》卷十四。

【组成】白药子一两　甘草半两

【用法】上为末，猪肝一叶，批开掺药五钱，水一大盏，煮熟，食后服。

【功效】清热健脾，养肝明目。

【主治】一切疳眼烂，目生翳膜，内外障疾，并小儿吐痢。

【方解】疳眼继发于小儿疳积，多因脾胃亏损，脾病及肝，肝血虚少，目失濡养,且阴血不足,肝热内生,上攻于目所致。治宜健脾清热,养肝明目。白药子苦辛凉,清热凉血解毒,为君药。甘草健脾和中,助气血生化之源,为臣药。目得血而能视,猪肝补肝养血明目,为佐药。甘草调和诸药,兼为使药。诸药合用,共成清热健脾,养肝明目之剂。

【临证提要】本病亦名眼疳,其病机为脾病及肝,肝血不足,不能上荣于目所致。症见两目干涩,畏光羞明,眼角赤烂,目睛失泽,甚则黑睛浑浊,白睛生翳,夜晚视物不清。现已鲜用治小儿吐痢。

～ 甘 矾 散 ～

【来源】《素问病机气宜保命集》疮疡论第二十六。

【组成】生甘草一寸　白矾一栗子大

【用法】上含化咽津。

【功效】清热收湿。

【主治】太阴口疮。

【方解】本方用治脾胃湿热薰蒸于上而发口疮口臭。《诸病源候论·口舌候》:"足太阴脾经也,脾气通于口,脏腑热盛,热乘脾气冲于口舌,故口舌生疮也。"治疗当清热收湿。生甘草性微寒,清热解毒,善治热毒咽喉肿痛;白矾解毒收湿。二药配伍,清热收湿,含化咽津以收内外综合疗效。

【临证提要】白矾外用解毒收湿止痒,现代药理学研究证实本品具有消炎、抗菌、促进溃疡愈合等作用,单用或配伍外用治疗口疮、湿疹等,疗效满意。本方加生甘草一味,清热解毒之力更著。

～ 卢 同 散 ～

【来源】《黄帝素问宣明论方》卷九。

【组成】款冬花　井泉石　鹅管石　钟乳石　官桂　甘草　白矾　佛耳草
各等份

【用法】上为末，每服一钱，竹筒子吸吃，日三服。立效。

【功效】温肺化痰，止咳平喘。

【主治】男子、妇人，一切咳嗽喘急。

【方解】本证之咳嗽喘急是由痰饮停肺，阻遏肺阳，肺气失宣所致。治宜温肺化痰，止咳平喘。方用鹅管石、钟乳石温肺补肺，止咳平喘，为君药。佛耳草祛痰止咳平喘，《本草正》称本品能"大温肺气，止寒嗽，散痰气"；肉桂补火助阳，以助君药温补肺阳之力，共为臣药。款冬花润肺下气，化痰止咳；白矾酸苦涌泄以祛痰饮；井泉石性寒清热，防诸药温热太过而耗伤肺阴，上三药共为佐药。甘草调和药性，为使药。诸药配伍，以成温肺化痰，止咳平喘之剂。

【临证提要】本方所治咳喘为痰饮停肺，阻遏肺阳，肺气失宣所致，涌痰之力较强。症见咳逆气急，痰多清稀，色白易咳，舌淡苔白，脉滑。

～∽ 左 龙 丸 ∽～

【来源】《素问病机气宜保命集》卷中。

【组成】左蟠龙　白僵蚕　鳔各五钱，炒　雄黄一钱，咬

【用法】上同为细末，烧饭为丸，如桐子大，每服十五丸，温酒下。如里证不已，当于左龙丸末一半内入巴豆霜半钱，烧饼为丸，如桐子大，每服一丸，同左龙丸一处合服，每服药中加一丸，如此渐加，服至利为度。若利后更服后药，若搐搦不已，亦宜服后药，羌活汤也。

【功效】息风止痉，祛痰解毒。

【主治】破伤风。

【方解】风毒与痰邪相兼，相互为患。治当息风止痉，祛痰解毒。左蟠龙（野鸽粪）辛温，善于祛风化浊，"疗破伤风及阴毒垂死者"（《本草撮要》），为君药。僵蚕咸辛平，既能息风止痉，又能化痰散结，用为臣药。雄黄解毒化浊，以毒攻毒；鳔味甘，能补肝肾，养血祛风，为佐药。诸药合用，能祛风止痉，治疗破伤风挟痰者最宜。

【临证提要】本方用治破伤风，症见角弓反张，痉挛抽搐，口吐白沫者，现已少用。

～ 四 白 丹 ～

【来源】《素问病机气宜保命集》卷中。

【组成】白术半两　白芷一两　白茯苓半两　白檀一两半　人参半两　知母三钱　缩砂仁半两　羌活二钱半　薄荷三钱半　独活二钱半　防风　川芎各五钱　细辛二钱　甘草五钱　甜竹叶二两　香附子五钱，炒　龙脑半钱，另研　麝香一字，另研　牛黄半钱　藿香一钱半

【用法】上件二十味。计八两六钱一字，为细末，炼蜜为丸，每两作十丸。临卧嚼一丸，分五七次嚼之。

【功效】散邪升阳，益气健脾，开窍醒神。

【主治】中风昏冒，气不清利。

【方解】风邪入里，阻遏清气，清阳不升，故多昏冒。用白芷、羌活、薄荷、独活、防风、川芎、细辛祛风解表，升阳散邪。白檀、龙脑（冰片）、麝香、牛黄开窍醒神；茯苓、白术、人参、甘草为四君子之意，功能益气健脾，以扶其正。香附、砂仁、藿香芳香醒脾，化浊温中；知母清热润燥。竹叶清轻宣上，甘草调和诸药。诸药合用，共奏散邪升阳，益气健脾，开窍醒神之效。

【临证提要】本方补气祛风，镇惊安神，用于外感风邪致中风昏冒者。现代临床用治脑血管意外，颅脑外伤，风湿性关节炎等。本方辛温发散之品较多，若阴血亏虚者，慎用。若风邪直中脏腑，或证属内风所致者，不宜应用。

【方论选录】

《医门法律》：此方颇能清肺养魄。方中牛黄可用，而脑、麝在所不取，以其耗散真气，治虚风大非所宜。然本方以四君子汤作主，用之不为大害。今更走牛黄仍用五分，龙脑、麝香各用二分，取其所长，节其所短，庶几可也。

～ 四 圣 散 ～

【来源】《黄帝素问宣明论方》卷二。

【组成】白附子　白蒺藜　黄芪　羌活各等份，生用

【用法】上为末，每服二钱，盐汤调下，空心，一日三服，久癣不瘥，至十日大愈。

【功效】祛风胜湿解毒。

【主治】肾脏风，并一切癣。

【方解】本方以白附子祛风痰，散寒湿，解毒散结，用为君药。蒺藜祛风止痒，用为臣药。黄芪补气托毒；羌活祛风胜湿，用为佐药。全方药仅四味，善治风湿毒久之癣。

【临证提要】肾受风邪所致的疾患，以面部浮肿、腰痛、色黑为主症。清·赵濂《医门补要》称肾脏风为湿脚气，是指以肿胀酸软为主症的脚气，须做区分。

～∽ 四君子汤 ∽～

【来源】《素问病机气宜保命集》虚损论第二十二。

【组成】白术　人参　黄芪　茯苓各等份

【用法】上为粗末，每服五钱至七钱，水一盏，煎至七分，去滓，食远温服。

【功效】益气补肺。

【主治】真气虚弱，肺损而皮聚毛落。

【方解】"上焦开发，宣五谷味，熏肺，充身，泽毛"，肺气虚弱不能输精于皮毛，皮毛失荣则见皮聚毛落；肺气不足，腠理疏松，清肃无权，可见自汗畏风，气短息微，舌淡脉虚弱等症。治宜益气补肺。方中黄芪甘温，入肺脾二经，"入肺补气，入表实卫，为补气诸药之最"（《本草求真》），用其补肺脾之气，肺气足则表固卫实，脾气旺则土能生金，为君药。人参甘温，益肺补脾，助黄芪之功，为臣药。白术、茯苓健脾祛湿，一则培土生金，增芪、参补肺益气之功，二则祛湿助运，补中有行，为佐药。诸药相合，共奏补肺益气之功。

【临证提要】方中四药，皆可补益脾胃，故临证亦用治脾气亏虚及肺脾气虚诸证。

～◇ 玉芝徐老丸 ◇～

【来源】《黄帝素问宣明论方》卷四。

【组成】天南星　干姜各半两　黄柏一两半　牵牛四两　半夏　白矾　大黄各一两　蛤粉二两

【用法】上为末，滴水和丸，如小豆大，每服十丸至二十丸，温水下，食后，日三服。常服顺气调血，令人徐老，或已衰，大便结者，除肠垢积物，可渐加至三五十丸。孕妇、滑泄病忌服。滑泄畏牵牛子、大黄，孕妇畏南星、半夏。

【功效】消痰利膈。

【主治】一切风壅，胸胁痞闷。

【方解】本方以天南星、半夏、白矾、蛤粉化痰散结；干姜温中散寒；黄柏清热燥湿；牵牛子、大黄泻下除积。诸药合用，使痰消、结散、积消，从而达到畅利胸膈，顺气调血，增进饮食之效。

【临证提要】本方祛痰、散结、攻积之力较强，天南星、牵牛子、半夏等药物有毒，能除肠垢积物，但延缓衰老之功尚须正确对待。

～◇ 玉 粉 丸 ◇～

【来源】《素问病机气宜保命集》咳嗽论第二十一。

【组成】南星　半夏俱洗，各一两　官桂去皮，一两

【用法】上为细末，面糊为丸，如桐子大，每服五七十丸，生姜汤下，食后，及《局方》中防己丸亦可。

【功效】温肺化痰。

【主治】气痰咳嗽，脉涩，面白，上喘气促，洒淅恶寒，愁不乐。

【方解】"湿在肺经，谓之气痰"（《素问病机气宜保命集》）。本方用治肺阳不足，寒痰内停之证。痰饮内阻，肺气上逆而则咳嗽、咯痰、气喘；痰阻

气道则气急而促；肺阳不足，卫外不固，则洒淅恶寒，面㿠白神疲。治宜温肺化痰。君用半夏，性温而燥，乃温化寒痰之要药，《医学启源》谓："治寒痰及形寒饮冷伤肺而咳"。天南星性温而燥，助半夏温化寒痰，为臣药。肉桂为佐，一者温阳散寒，二者与祛痰之品相配以达"温药和之"之功，三者"主上气咳逆"（《本经》）。生姜汤送下，既能化痰，又善解半夏、天南星之毒。诸药相配，共奏温肺化痰之效。

【临证提要】本方燥湿化痰之力较强，临证以咳嗽痰多，色白易咳为辨证要点。

⌇ 玉 粉 丸 ⌇

【来源】《素问病机气宜保命集》咳嗽论第二十一。

【组成】半夏_{洗，五钱} 草乌_{一字少} 桂_{一字多}

【用法】上同为末，生姜汁浸，蒸饼为丸，如鸡头大，每服一丸，至夜含化。多岁不愈者亦效。

【功效】温化寒痰。

【主治】寒痰壅结，咽喉不利，语音不出。

【方解】本方用治寒痰证，多由脾肾虚寒，水湿失其温化而致。如刘完素云："湿在肾经，谓之寒痰。"治宜温化寒痰。半夏味辛性温而燥，功能燥湿化痰，兼以散寒，为温化寒痰之要药，故为君药。肉桂温脾暖肾，助阳化饮，为臣药。草乌辛散温通，温肾助阳，张寿颐云："寒湿寒痰，涸阴沍寒，坚凝结聚之证，始可用为佐使，引到病所，以开坚积耳"，为佐使药。以姜汁为丸，开痰散结，助半夏之功，并制约半夏、草乌毒性，为佐药。综合全方，共奏温化寒痰之效。

【临证提要】若心下痞闷，加炒枳实；肢体倦怠，加茯苓、白术；咳嗽气逆，加葶苈子。

❧ 生 肌 散 ❧

【来源】《伤寒标本心法类萃》卷下。

【组成】龙骨火煅　赤石脂火煅，各半两　乳香　没药　海螵蛸　轻粉　全蝎洗，焙干，各一钱　血竭二钱　黄丹一钱

【用法】上为末，待疮头落尽，此药填满在疮口上，以膏药贴之。一日甘草汤洗二次，膏药一二日一换。

【功效】敛疮生肌。

【主治】疮头落尽后。

【方解】本方所治为疮疡久溃不敛之证。治宜敛疮生肌。方用煅龙骨、煅赤石脂，其性收涩，外用均有收湿敛疮生肌之效，合用为君。海螵蛸味涩收敛，收湿敛疮；血竭外用，敛疮生肌，二药可助君药生肌敛疮之效，共为臣药。乳香、没药活血散瘀，消痈止痛，祛腐生肌；轻粉、黄丹（铅丹）辛寒，拔毒化腐，生肌敛疮；全蝎攻毒散结，均为佐药。全方合用，共成敛疮生肌之方。

【临证提要】本方外用，治疗疮疡溃后不敛之证。

❧ 宁 肺 散 ❧

【来源】《黄帝素问宣明论方》卷九。

【组成】御米壳四两　木瓜三两，御米壳一处，用蜜二两，水化，同炒微黄　五味子一两　人参一两　皂角二两

【用法】上为末，每服二钱，乌梅同煎，临卧食服，大效。

【功效】敛肺止咳，益气生津，兼以化痰。

【主治】一切寒热痰盛，久新咳嗽不止。

【方解】方选酸涩之罂粟壳，入肺以敛肺止咳，重用为君。五味子敛肺生津止渴，收敛耗散之肺气，为臣药。人参补益肺气，生津；木瓜温香入脾，化湿和胃，生津止渴；皂角味咸，善祛顽痰，上三药共为佐药。煎加乌梅，

协助君臣药敛肺止咳，且乌梅可制约罂粟壳之偏性，"粟壳得醋、乌梅、陈皮良"（《本草纲目》），亦为佐药。诸药合用，以敛肺止咳，益气生津为主，辅以化痰之品，尤为适用于咳嗽日久，气阴两伤者。本方收敛之力颇强，痰涎壅盛者慎用，以免留邪为患。

【临证提要】本方敛肺止咳之力较强，方中罂粟壳有毒，临床须慎用。

～◇ 圣 饼 子 ◇～

【来源】《黄帝素问宣明论方》卷七。

【组成】大黄三两　黑牵牛头末，一两　硇砂三钱　山栀子半两　轻粉二钱

【用法】上为末，炼蜜和丸，捻作饼子，如小钱大厚样，食后，每服三饼子，细嚼，温酒下。临卧，如行粥补之，虚实加减。

【功效】泻热逐水。

【主治】一切沉积气胀，两胁气满，无问新久。

【方解】本方证是因水热壅盛，阻滞气机所致。治当泻热逐水以畅行气机。方中重用大黄为君，苦寒通降，清热燥湿，又通大便。臣以栀子苦寒，清热利湿，兼利小便。君臣配伍，可使湿热之邪从二便分消。牵牛子、轻粉性寒，通利二便以逐水消肿；硇砂消积软坚，破瘀散结，共为佐药。综观全方，通利二便以泻热逐水，水热祛除，则气机得以调畅。

【临证提要】本方攻逐水饮，为毒峻之方，尽管原书中言"无问新久者"，临证以实证为主，如兼虚，则根据具体情况，"虚实加减"。

～◇ 奶 疳 方 ◇～

【来源】《保童秘要》诸疳。

【组成】龙胆　大黄　人参　茵陈各一分　豆蔻仁半枚　栀子仁二分　朴硝五分　郁李仁三分，熬

【用法】上为末，蜜为丸，如梧子大，每一岁研一服五丸，以温水研与服

之，日再服。

【功效】益气健脾，清利湿热。

【主治】奶疳，小儿色青黄，口中有疮，或吐奶多睡。

【方解】"积为疳之母""无积不成疳"，以大黄、朴硝泻下积滞，为君药。奶疳者，脾胃受损，气液耗伤，故臣以人参益气健脾，以资生化之源；豆蔻仁化湿行气，开胃消食。佐用茵陈、栀子清利湿热；龙胆草清热燥湿，泻肝定惊；郁李仁润肠通便。蜜调和诸药，为使药。

【临证提要】本方治疗疳证兼有口疮者更佳。临床以形体消瘦，面黄发枯，精神萎靡或烦躁，饮食异常，大便不调，口腔糜烂为要点。

〜 玄 青 丸 〜

【来源】《黄帝素问宣明论方》卷十。

【组成】黄连　黄柏　大黄　甘遂　芫花醋面炒　大戟各半两　牵牛四两，取末二两，以上同为细末　轻粉三钱　青黛一两

【用法】上为末匀，水丸，小豆大，初服十丸，每服加十丸，空腹、日午、临卧三服，以快利为度，后常服十五、二十丸，数日后，得食，久病未全除者，再加取利，利后却常服，以意消息，病去为度，后随证止之，小儿丸如黍米大或麻子大，退惊疳热积不下者，须常服十丸。

【功效】荡涤积滞，清热利湿。

【主治】下痢势恶，频并窘痛，或久不愈，诸药不能止，须可下之，以开除湿热痞闷积滞，而使气液宣行者。积热，酒食积，黄瘦中满，水肿腹胀。兼疗小儿惊疳，积热乳癖诸证。

【方解】《黄帝素问宣明论方》认为："夫痢者，五脏之积浊而不散……不能宣发……郁而成痢。"本方所治之下痢乃湿热内盛，积滞肠胃。故治当荡涤积滞，清热利湿。方中牵牛子苦寒，其性降泄，通利二便以泄湿热之邪，为君药。青黛清肝泻火解毒；大黄泻热攻积，荡涤肠胃湿热积滞，共为臣药。佐以黄连、黄柏清热燥湿，泻火解毒；甘遂、芫花、大戟、轻粉泻下逐水。诸药相合，共奏荡涤积滞，清热利湿之功，湿热祛，积滞消，则气液通行，诸症自除。

【临证提要】本方治疗湿热内盛，积滞肠胃所致下痢，为"通因通用"之法。亦可治疗积滞肠胃而致积聚，小儿惊疳，积热乳癖诸证。

～ 玄 胡 丸 ～

【来源】《黄帝素问宣明论方》卷七。

【组成】玄胡索　青皮_{去白}　陈皮_{去白}　当归　木香　雄黄_{别研}　京三棱　生姜_{各一两}

【用法】上为末，酒面糊为丸，如小豆大，每服五七丸，生姜汤下。又一方，无陈皮、生姜，有莪术一两、槟榔分两同。

【功效】活血行气。

【主治】积聚癥瘕。

【方解】本方所治积聚癥瘕为气血瘀滞而致。治当活血行气为要。方用延胡索辛散温通，长于活血行气止痛，《本草纲目》称其能"行血中气滞，气中血滞，故专治一身上下诸痛，用之中的，妙不可言。盖延胡索活血行气，第一品药也"，用之为君。三棱破血祛瘀，行气止痛，与延胡索合用，活血行气之功增强，为臣药。当归养血和血，既助君臣活血之力，又可使活血而不伤血；青皮、陈皮、木香辛散，理气行滞，使气行则血行；雄黄祛痰消积；生姜温中散寒，共为佐药。诸药相合，共奏活血行气之功。

【临证提要】本方治疗气滞血瘀之积聚癥瘕，用治腹部积块明显，质地较硬，固定不移，疼痛较甚者为宜。

～ 龙 脑 丸 ～

【来源】《黄帝素问宣明论方》卷四。

【组成】龙脑　朱砂　硼砂　牛黄_{各等份}

【用法】上为末，熔黄蜡为丸，如米粒大，每服三五丸，以甘草、人参汤下，不计时候。

【功效】清热解毒，开窍安神。

【主治】大小一切蕴积热毒，气不散，及失喑、瘾疹。

【方解】大小一切蕴积热毒，治宜清热解毒，开窍安神。冰片辛苦微寒，功擅开窍，又可清热解毒，消肿止痛，"主散郁火，能透骨热"（《医林纂要》），用为君药。朱砂安神镇惊，清心解毒，用为臣药。硼砂清热解毒，消肿化痰；牛黄清热解毒，凉肝息风，化痰开窍，二者可助君药清热解毒，用为佐药。四药配伍，以清热解毒之功见长，且开窍安神，化痰息风，可治一切蕴积热毒。

【临证提要】热毒蕴积，可见咽喉肿痛，口舌生疮，疮疡肿毒，失喑，瘾疹等症。热盛扰心，可见烦躁，夜啼，舌红、苔黄，脉数。

～∽ 龙脑地黄膏 ∽～

【来源】《黄帝素问宣明论方》卷十四。

【组成】川大黄别捣　甘草横纹者，别捣　麝香一钱，别研　雄黄水窟者，一分，别研　生脑子一钱，别研

【用法】上五味，各修制了，再入乳钵内，同研细，炼蜜为膏，油单裹，如有前病，煎薄荷汤下，旋丸如皂子大，化下；如小儿、大人睡惊及心神恍惚，煎金银汤下一丸，常服新汲水下，大解暑毒。如孕妇人常服，新生男女永无痰疾。如有大人阳毒伤寒，加轻粉二匣子、龙脑少许，水化下一丸，杏核大。小儿看年纪大小加减服，立效。

【功效】清心开窍。

【主治】小儿急慢惊风，涎痰上潮心胸，天吊惊，缠喉风；小儿胸膈不利，一切热毒。

【方解】《黄帝素问宣明论方》小儿病总论云："内有积热，热乘于心，心受邪热，乃发为惊。惊不止，反为潮搐，则为病也。"故治宜清心开窍。龙脑（冰片）清热泻火解毒，开窍醒神，为君药。麝香开窍通闭；川大黄清热泻火解毒，导热从下而解，二药助君清热开窍之功，共为臣药。雄黄解毒燥湿祛痰，为佐药。甘草清热解毒，调和药性，为使药。诸药合用共奏清心开窍之功。

【临证提要】本方开窍化痰清热之力较强，适用于痰火扰心所致痉挛，抽搐诸证。

～ 龙脑润肌散 ～

【来源】《黄帝素问宣明论方》卷十五。

【组成】黄丹—两　密陀僧半两　轻粉—钱半　麝香半两　龙脑—字

【用法】上为细末，掺药在疮上，用青白子涂之，内留一眼子。

【功效】活血散瘀，泻火解毒。

【主治】杖疮，热毒疼痛。

【方解】杖疮乃受杖刑后的创伤，《景岳全书》："杖疮一证，凡其甚者，必以瘀血为患……宜以活血流气之药和之，甚者利之行之，此治血凝之法也。"杖伤瘀血阻络疼痛，又悲愤伤志，气郁化火。故治以活血散瘀、泻火解毒之法。黄丹（铅丹）解毒生肌敛疮，《日华子本草》载："敷金疮，长肉，及汤火疮"，为君。密陀僧敛疮疡；麝香活血通经，消肿止痛，共为臣药。龙脑（冰片）散郁火，消肿止痛；轻粉外用攻毒敛疮，为佐药。诸药研末，掺于疮上，活血散瘀，泻火解毒止痛，治疗金疮外伤。

【临证提要】杖疮乃受杖刑后的创伤，常有局部瘀血及肌肉坏死情况发生。局部皮肤青紫斑或瘀血肿块，甚则表皮有少量渗出，疼痛固定，拒按，舌质紫暗，脉弦细而涩。治宜活血散瘀，泻火解毒，生肌敛疮。现代治疗挤压伤，挫裂伤可作参考。

～ 必效散汤 ～

【来源】《黄帝素问宣明论方》卷九。

【组成】川乌头—两，生　天南星半两，生

【用法】上为末，每服二钱，萝卜八块，如拇指大，以水煮熟，去滓，食后服嚼。

【功效】温阳散寒，燥湿化饮。

【主治】五劳七伤，劳役肌瘦，不思饮食，喘嗽不已。

【方解】本方证为脾肾阳虚，水湿不化，寒饮内停所致。治宜温阳散寒，燥湿化饮。方用川乌，辛热苦燥，功善温阳散寒；配伍天南星以燥湿化痰。二药相配，共奏温阳散寒，燥湿化饮之功。

【临证提要】本方治疗脾肾阳虚，水湿不化，寒饮内停所致劳役肌瘦，可见不思饮食，喘嗽，四肢不温，舌淡胖、苔厚腻，脉濡。

半 夏 丸

【来源】《素问病机气宜保命集》咳嗽论第二十一。

【组成】半夏_一两，汤洗，切_ 雄黄_研，三钱_ 已吐加槟榔_三钱_

【用法】上同为末，生姜汁浸，蒸饼为丸，桐子大，每服三十丸，生姜汤下。小儿丸如黍米大。

【功效】燥湿化痰。

【主治】因伤风而痰作喘逆，兀兀欲吐，恶心欲倒。

【方解】本方所治之痰喘，为外感风邪所致。外感风邪犯肺，肺失宣降，津液输布障碍，停聚为痰，痰湿壅肺，则咳嗽气喘，吐痰；痰阻气机，胃失和降，则恶心欲吐。病变日久或经发散之剂治疗，表证已除，然痰喘未止，故治以燥湿化痰之法。半夏辛温燥，一者燥湿化痰，二者降逆和胃止呕，三者散结消痞，为君药。臣以雄黄辛温有毒，燥湿祛痰。二药为散，生姜汁为丸，姜汤送服，一取生姜降逆和胃止呕，二则制约半夏毒性，为佐药。诸药相合，共奏燥湿化痰之功。然雄黄含砷，毒性较大，不可多服久服。

【临证提要】本方劫痰平喘之力较强，故用于痰涎壅盛之咳逆气急，症见喘而胸满闷窒，咳嗽痰多，黏腻色白，呕恶，苔厚白腻，脉滑。

半 夏 汤

【来源】《素问病机气宜保命集》卷中。

【组成】半夏曲　茯苓　白术各半两　淡桂二钱半　甘草炙，二钱半

【用法】上为细末，渴者，凉水调下，不渴者，温水调下，不拘时候。

【功效】降逆止呕，渗湿止泻。

【主治】霍乱转筋，吐泻不止。

【方解】中焦湿甚，清浊相干，则发吐泻。治当降逆止呕，渗湿止泻。君以半夏曲，有燥湿健脾，降逆消食之用。臣以茯苓、白术健脾渗湿止泻。肉桂温中，防吐泻甚剧伤及中焦阳气，为佐药。炙甘草益气，调和诸药，为佐使药。

【临证提要】中焦湿浊阻滞气机，升降失常，清浊不分，在上则呕，在下则泻，舌苔厚腻，脉滑。

半 夏 汤

【来源】《素问病机气宜保命集》妇人胎产论第二十九。

【组成】半夏曲一两半　桂七钱半，去皮　大黄五钱　桃仁三十个，去皮尖，炒

【用法】上为细末，先服四物汤三两服，次服半夏汤三钱，生姜三片，水一盏，煎去三分，食后。如未效，次服下胎丸。

【功效】破血下瘀。

【主治】胎衣不下，或子死腹中，或血冲上昏闷，或血暴下，及胞干而不能产。

【方解】产时调摄失宜感受寒邪，寒邪客于胞中，血为寒凝而滞涩失运，故胞衣不下；寒凝血滞，瘀阻冲任，损及胎元，故胎死胞中；瘀血停蓄，上冲作逆，见眩晕昏闷；瘀血阻滞，血不循经则血暴下；血先下，胎干涸而不能产。病重势急，治当选用峻品以破血下瘀。半夏辛苦温，温以开结散寒，苦能降逆，平降上逆之血气，且"有毒，体滑性燥，故堕胎也"(《本草经

疏》），用为君药。桃仁破血逐瘀；大黄活血逐瘀通经，借其荡涤之性，使瘀血从下而泄，二药相伍，攻逐瘀血之力峻猛，为臣药。桂枝温经散寒，通利血脉，既助半夏散寒邪，又增大黄、桃仁活血逐瘀之力，且防大黄寒凉凝血之弊，为佐药。煎加生姜，解半夏之毒，增其散寒降逆之力，亦为佐药。四药合用，共奏破血下瘀之功，使瘀血速下，则诸症自愈。本方配伍特点：寒温并用，但以温为主；活血泻下并用，泻中有破。

【临证提要】原为治疗产后子宫复旧不良，产后宫缩疼痛，胎盘残留，死胎等证，现已少用。

～ 半 夏 散 ～

【来源】《素问病机气宜保命集》疮疡论第二十六。

【组成】半夏一两，制　桂一字　草乌头一字

【用法】上同煎，一盏水，分作二服，其效如神。

【功效】涤痰散结，散寒通阳。

【主治】风寒遏绝，阳气不伸之少阴口疮，若声绝不出。

【方解】治疗当涤痰散结，散寒通阳。方中半夏涤痰开结，重用为君。草乌散寒止痛，开痰消肿，为臣药。佐以桂枝通阳气，散寒邪。诸药合用，通阳气，涤痰结，散寒邪，用治阳气不伸，寒痰凝结之口疮、咽痛者。

【临证提要】本方用治少阴客寒上犯，阳气不振，津液凝滞致寒痰凝结之咽痛，口疮。

～ 半夏橘皮汤 ～

【来源】《伤寒标本心法类萃》卷下。

【组成】半夏　陈皮　甘草　人参　茯苓　厚朴各三钱半　葛根半两

【用法】上五钱，姜五片，水煎。

【功效】燥湿化痰，补气健脾。

【主治】脾虚失运，湿聚成痰所致之证。

【方解】方中半夏辛温而燥，长于燥湿化痰，降逆和胃，为君药。陈皮理气行滞，燥湿化痰，既助半夏燥湿化痰之力，又体现气顺则痰消之意，为臣药。君臣配伍，为燥湿化痰的常用组合。茯苓健脾渗湿，以杜生痰之源；厚朴协陈皮以增强行气燥湿之功；人参、甘草补气健脾，俾脾运得健则水湿得化，痰浊自消；脾虚生湿易致泄泻，故用葛根升阳以止泻，以上五味皆为佐药。煎加生姜，既助半夏降逆和胃止呕，又制半夏毒性，亦为佐药。甘草另能调和诸药，兼为使药。诸药合用，共奏燥湿化痰，补气健脾之功。

【临证提要】本方为二陈汤加味，可用治脾胃气虚兼痰湿证，食少便溏，胸脘痞闷，呕逆等。

〜〜 加减平胃散 〜〜

【来源】《素问病机气宜保命集》卷中。

【组成】白术　厚朴　陈皮各一两　甘草七钱　槟榔三钱　木香三钱　桃仁　黄连　人参　阿胶各半两　白茯苓去皮，半两

【用法】上为细末，同平胃散煎服。

【功效】燥湿健脾，行气和胃。

【主治】溲而便脓血。

【方解】方中白术苦甘温，燥湿健脾，重用为君。厚朴苦温芳香，除湿行气散满，助白术除湿运脾；陈皮理气燥湿醒脾，合厚朴以复脾胃之升降，共为臣药。茯苓渗湿健脾；槟榔、木香理气和胃以助运化；桃仁活血润肠；黄连清热燥湿解毒；人参补中益气；阿胶补血止血，俱为佐药。甘草调和诸药，为使。诸药相配，共奏燥湿健脾，行气和胃之功。

【临证提要】本方治疗痢疾，脓血便。原书加减：血多加桃仁；泄加黄连；小便涩加茯苓；气不下、后重，加槟榔、木香；腹痛加芍药、甘草；脓加阿胶；湿加白术；脉洪加大黄。

加减茯苓汤

【来源】《黄帝素问宣明论方》卷二。

【组成】赤茯苓去皮　桑白皮各二两　防风　官桂　川芎　芍药　麻黄去节，各一两半

【用法】上为末，每服五钱，水一盏、枣一枚，煎至八分，去滓，温服，以姜粥投之，汗泄为度。

【功效】通气温经。

【主治】痛痹，四肢疼痛，拘蜷浮肿。

【方解】寒胜者，为痛痹，治宜宣通。方以赤茯苓利湿清热，通破结气，用为君药。桑白皮泻降肺气，通调水道，利水消肿，用为臣药。防风、肉桂、川芎、麻黄祛风散寒，温经活血，胜湿止痛；芍药养血柔筋，缓急止痛，用为佐药。生姜温胃散寒，合大枣调和营卫。本方以利、温、通、散为主，使水湿得利，风邪外散，寒凝得温，从而通则不痛，痹痛得止。

【临证提要】本方所治痛痹，症见肌肉、筋骨、关节疼痛，局部浮肿，疼痛较剧，得热痛减，遇寒痛增。

加减四物汤

【来源】《素问病机气宜保命集》妇人胎产论第二十九。

【组成】羌活　川芎　防风　香附子炒　白芷以上各一两　石膏二两半　细辛二钱　当归五钱　熟地黄一两　甘草五钱　苍术一两六钱，去皮

【用法】上为粗末，每服一两，水煎服无时。

【功效】滋阴养血，疏风散寒。

【主治】产后血虚、痰癖、寒厥之头痛。

【方解】本病发生多因产后失血，血虚脑髓失养及体虚冒风受寒，寒邪客脑所致。治疗宜滋阴养血，疏风散寒。当归、川芎滋阴养血，活血止痛，标本兼顾，共为君药。如李杲云："血虚头疼，当归、川芎为主。"（《兰室秘

藏》）其中，川芎辛香走窜，上达头目，为诸经头痛要药，尤善治厥阴头痛
（头顶痛）和少阳头痛（两侧痛）。熟地黄滋阴养血，助君药养血以治本。白
芷祛风止痛，善治阳明经头痛（前额、眉棱骨痛）；羌活散寒祛风止痛，善治
太阳经头痛（后脑牵及项部），细辛祛风散痛，善治少阴经头痛（脑痛连
齿），三药助君止头痛以治标，四药共为臣药。佐以防风、苍术祛风散寒；香
附理气止痛，与川芎、当归配伍行气活血，气血运行通畅，通则不痛；石膏
甘寒清热，监制方中诸辛温药温燥之性。甘草调和诸药，为使药。诸药合用，
共奏滋阴养血和营，祛风散寒止痛之效。

【临证提要】如有汗者，是气弱头痛也，加芍药三两、桂一两半，加生姜
煎；如痰厥头疼，加半夏三两、茯苓一两半，加生姜煎；如热厥头痛，又加
白芷三两，石膏三两，知母一两半；寒厥头痛，加天麻三两，附子一两半，
生姜煎。

【备考】加减羌活汤（《普济方》卷三五一）。

～∽◈ 目眦烂作疮方 ◈∽～

【来源】《保童秘要》眼。

【组成】青古钱二十文　盐半两

【用法】上相和，以纸包，更用泥封裹，于猛火中烧一伏时取出，去泥捣
为末，重绢罗过，每日早取一绿豆许，以津调涂疮上。

【功效】清热解毒。

【主治】目眦烂作疮。

【方解】《证类本草》谓青古钱"治翳障，明目，疗风赤眼，盐卤浸用"；
盐用以清热解毒。二药合用，局部点药，利于药效发挥。

【临证提要】《张氏医通》卷八："赤胜烂者多火……烂胜赤者湿多，……
病属心络，甚则火盛水不清而生疮于眦边也。"本病俗称烂眼角，表现为内外
眦部皮肤出血，睑缘发红糜烂，附近结膜充血，多伴有奇痒。本病为较顽固
的眼病，治疗要有耐心，除外用药外，可配合内服方剂。

～ 石 膏 汤 ～

【来源】《素问病机气宜保命集》卷中。

【组成】石膏_{二两} 知母_{半两} 白芷_{七钱}

【功效】清热解表。

【主治】伤寒身热。

【方解】方中石膏清热生津，泻火除烦，为君药。白芷祛风解表，为臣药。知母清热泻火，生津润燥，为佐药。诸药合用，清热发表而不助里热，清热而不失治表，共奏清热解表之力。

【临证提要】本方用治伤寒表寒里热，症见恶寒发热，口渴，舌红，脉浮数。原书加减：如腹中痛者，加芍药散三钱。

～ 石 膏 散 ～

【来源】《黄帝素问宣明论方》卷九。

【组成】石膏_{一两} 甘草_{半两，炙}

【用法】上为末，每服三钱，新汲水下，又生姜汁蜜调下。

【功效】清泻肺热。

【主治】热嗽喘甚。

【方解】本方所治喘嗽为邪热壅肺所致。治当清泻肺热以止咳喘。方中石膏辛甘大寒，入肺经，清泻肺热，质重降肺，为君药。甘草止咳祛痰，另能益气和中，防石膏寒凉伤胃，为臣佐药。以生姜汁、蜜调服，皆取其止咳之效，为佐药。诸药合用，使肺热得清，喘嗽自止。

【临证提要】邪热壅肺，肺宣降失常，故可见咳逆气急，胸脘满闷，口渴，舌红，脉数。

石膏羌活散

【来源】《黄帝素问宣明论方》卷十四。

【组成】羌活治脑热头风　密蒙花治羞明怕日　木贼退翳障　香白芷清利头目　细辛　干菜子二味起倒睫　麻子起拳毛　川芎治头痛　苍术明目暖水脏　甘菊花　荆芥穗治目中生疮　黄芩洗心退热　石膏　藁本二味治偏正头痛　甘草解诸药毒，各等份

【用法】上为末，每服一钱至二钱，食后临卧，用蜜水一盏调下，或茶清，或淘米第二遍泔亦得，日进三服。至十日渐明，服至二十日大验。

【功效】祛风散邪明目。

【主治】久患双目不睹光明，远年近日，内外气障风昏暗，拳毛倒睫，一切眼疾。

【方解】《医法圆通》云："无论何邪由外入内，初起定见恶风，畏寒，恶热，头痛，红肿胀痛，羞明流泪，赤脉缕缕等情。或失于宣散，过于寒凉，久久不愈，便生翳障赤白等雾，皆是从外而生者也。"外感风寒或风（湿）热之邪，循经上攻，发为诸眼疾。治当祛风散邪明目。羌活、白芷、藁本、细辛、苍术、荆芥，诸药辛温，祛风散寒胜湿，苍术尚能明目退翳；菊花、木贼、密蒙花苦甘微寒，疏散风热，明目退翳；外感风邪易于入里化热，伍用苦寒之黄芩、石膏清泄里热；川芎祛风活血止痛，取"治风先治血，血行风自灭"之意，且上达头目，引药上行；风药性燥，易伤阴血，以火麻仁滋阴润燥；干菜子消食降气化痰，《日用本草》载其"治黄疸及皮肤目黄如金色，小水热赤"。甘草清热解毒，调和药性。本方以辛散祛风药为主，配伍清热、滋阴、活血之品，寒热并用，邪正兼顾，共奏祛风清热明目之功。

【临证提要】本方能祛风散邪明目，原书言"一切眼疾"。可用于白内障，青光眼等眼疾。

瓜蒂神妙散

【来源】《黄帝素问宣明论方》卷三。

【组成】焰硝　雄黄　川芎　薄荷叶　道人头　藜芦各一分　天竺黄一钱半，

如无，以郁金代之

【用法】上为末，研细，含水，鼻中嗿一字。神验！

【功效】祛痰清热，疏风止痛。

【主治】头目晕眩，偏正头痛等。

【方解】方中硝石、雄黄、藜芦可解诸毒；川芎祛风止痛；薄荷合道人头（即苍耳子）祛风散热，清利头目，解毒杀虫；天竺黄清热化痰。诸药合用，可祛痰清热，疏风止痛，主治头痛目眩。

【临证提要】本方祛风化痰之力较强，以头痛，头晕目眩，面赤口苦，舌红、苔黄腻，脉弦滑等为临证提要。

～ 防 己 丸 ～

【来源】《黄帝素问宣明论方》卷九。

【组成】防己二钱　杏仁三两　木香二钱

【用法】上为末，炼蜜为丸，如小豆大，每服二十丸，煎桑白皮汤下。

【功效】降肺平喘，利水消肿。

【主治】肺不足，喘嗽久不已。

【方解】本方所治为肺失宣降，不能通调水道，湿聚成痰而成。治宜降肺平喘，利水消痰。方中重用杏仁为君，主入肺经，降利肺气，止咳平喘，《本草便读》云其"功专降气，气降则痰消嗽止"。臣以防己，苦寒降利，利水消肿。君臣相伍，可降肺气，平咳喘，祛水湿。木香辛温，通畅气机，使气顺则痰消；煎桑白皮汤下，取其泻肺平喘，利水消肿之效，二药共为佐药。四药合用，共奏降肺平喘，利水消肿之功。

【临证提要】本方能调顺气血，消化痰涎。治疗咳嗽痰多，色白易咳，苔白腻。如大便秘，加葶苈子一两，食后服。

～ 防 风 丸 ～

【来源】《素问病机气宜保命集》咳嗽论第二十一。

【组成】 防风半两　枳壳半两，去穰，麸炒　白术一两

【用法】 上细末，烧饭为丸，每服五七十丸，生姜汤下。

【功效】 健脾祛湿，理气化痰。

【主治】 痰嗽，胸中气不清利。

【方解】 本方用治脾虚，痰湿阻肺，胸中气机不利所致痰嗽证。脾虚失运，湿聚成痰，痰浊内停，肺失宣降，胸中气机不利则见咳嗽吐痰，胸膈满闷等症。痰之所成，邪之本在湿，脏之本在脾，故重用白术健脾燥湿，以杜生痰之源，为君药。臣以枳壳行气宽胸散结，俾痰随气行，气顺则痰消。防风理脾引经要药，本方用其舒脾胜湿，协白术醒脾助运祛湿，与枳壳相伍，一升一降，宣利气机，为佐使药。生姜汤下，取其化痰散饮，宽胸散结之功。本方寓化痰止咳于健脾祛湿理气之中，使脾气健运，湿浊得化，气机通畅，肺气肃降有权则痰祛咳止，乃为舍标图本之法。

【临证提要】 本方健脾祛湿，理气化痰。治疗以脾虚，痰湿阻肺，胸中气机不利所致咳嗽痰多，色白易咳，胸膈满闷，苔白腻为辨证要点。

防风天麻散

【来源】《黄帝素问宣明论方》卷三。

【组成】 防风　天麻　川芎　羌活　香白芷　草乌头　白附子　荆芥穗　当归焙　甘草各半两　滑石二两

【用法】 上为末，热酒化蜜少许，调半钱，加至二钱，觉药力运行，微麻为度，或炼蜜为丸，如弹子大，热酒化下一丸或半丸，细嚼，白汤化下亦得。

【功效】 祛风通络。

【主治】 风麻痹走疰，肢节疼痛；中风偏枯强，暴喑不语，内外风热壅滞，解昏眩。

【方解】 方中防风、天麻散外风，息内风，通络胜湿止痛，合用为君。羌活、草乌辛散温通，祛风除湿，通痹止痛；白附子善治风痰，上三味合用为臣药。川芎、白芷、荆芥穗助君臣散风解表，活血止痛；滑石清热利湿，"利诸窍，通壅滞"（《本草经疏》）；当归养血活血，亦防阴血受损，以上诸味用为佐药。甘草调和诸药为使。本方善祛风通络止痛，可治内外诸风，且燥烈

不伤阴血。

【临证提要】如甚者，更服防风通圣散。《普济方》热势太甚及目疾口疮，咽喉肿痛者，不宜服之。

【备考】防风天麻汤（《医学六要》卷五）。本方改为丸剂，名"防风天麻丸"（见《杂病源流犀烛》）。《证治宝鉴》有独活。

〜〜 防风芍药汤 〜〜

【来源】《素问病机气宜保命集》卷中。

【组成】防风 芍药 黄芩各一两

【用法】上㕮咀。每服半两或一两，水三盏，煎至一盏，滤清温服。

【功效】清热燥湿，缓急止痛，兼以解表。

【主治】泄痢飧泄，身热脉弦，腹痛而渴，及头痛微汗。

【方解】本方用治痢疾兼有表证者。治宜清热燥湿，缓急止痛，兼以解表。芍药"止痢腹痛后重"（《本草纲目》），和营调血，缓急止痛，为君药。黄芩清热燥湿解毒，止泻痢，为臣药。防风气香，为"治风通用之品"，祛表邪，升清阳而止泻，为佐药。三药相伍，以表里同治。

【临证提要】本方治泄泻、痢疾初起，身热，头痛微汗，腹痛而渴，脉弦。

〜〜 防 风 汤 〜〜

【来源】《素问病机气宜保命集》卷中。

【组成】防风 羌活 独活 川芎各等份

【用法】上㕮咀，每服五钱，水一盏半，煎至七分，去滓温服，二三服后，宜调蜈蚣散，大效。

【功效】祛风解表。

【主治】破伤风同伤寒表证，未解入里。

【方解】风邪在表，治法同伤寒表证。防风为风药中之润剂，祛在表之风邪，为君药。羌活、独活祛风散寒，解表除湿，助君药祛风解表之力。川芎活血，行气，祛风，为佐药。服药时调蜈蚣散，以增强祛风止痉之力。

【临证提要】本方所治破伤风早期阶段，类似伤寒表证，风邪在表未解而又入里之象。症见恶寒发热，抽搐较轻，痉挛期短，间歇期较长，舌淡、苔薄白，脉浮数。

～◦∽ 防 风 汤 ∽◦～

【来源】《素问病机气宜保命集》妇人胎产论第二十九（带下附）。

【组成】苍术四两　防风三两　当归一两半　羌活一两半

【用法】上为粗末，每服一二两，水三盏，煎至一盏半，取清，续续常服，无时。

【功效】和脾胃，除风邪。

【主治】产后经水适断，感于异证，手足抽搐，咬牙昏冒，服增损柴胡汤及秦艽汤后，前证已退，用此调治。

【方解】本方所治之证，为女子产后外感，虽经和解祛邪之剂，然余邪未去，治之之法，理当内和脾胃，外除风邪。方中重用苍术，本品辛香燥烈，一则开腠理而发汗，祛风寒表邪；二则健脾以和脾胃，俾正气旺盛，既防邪深入，又祛邪外出，邪正兼顾，故为君药。臣以防风"风药之润剂"，辛散祛风解表，助苍术以除外邪。羌活祛风解表散寒；当归养血活血，养血补产后阴血之亏损，活血以助祛风，取"治风先治血，血行风自灭"之意，共为佐药。四药合用，能内和脾胃，外除风邪，共成邪正兼顾之剂。

【临证提要】本方为妇人产后血虚外感之善后调护方剂，邪正兼顾，解表不伤正。若阴血亏虚，加生地黄、麦冬；外邪未解，加豆豉、葛根。

～◦∽ 导 气 丸 ∽◦～

【来源】《黄帝素问宣明论方》卷七。

【组成】姜黄四两　香附子四两　缩砂　甘草　莪术各二两　丁皮　甘松　木香　京三棱各一两　白檀半两　藿香叶半两

【用法】上为末，入绿豆粉二两，用汤浸蒸饼为丸，如桐子大，每服二三十丸，细嚼，白汤下，食后，日进三服。

【功效】活血散瘀，行气止痛。

【主治】心胸满闷，胁肋刺痛，不思饮食。

【方解】本方证是因气血瘀滞所致。治宜活血散瘀，行气止痛。方中姜黄、香附用量最重，其中姜黄辛散温通，既入血分又入气分，活血行气以止痛；香附味辛能行，长于行气止痛，又能宽中消食，二者合用，活血行气止痛，共为君药。莪术、三棱破血行气，消积止痛，以助君药活血散瘀，行气止痛之力，二药常相须为用，为臣药。木香、白檀、甘松行气止痛，亦使气行则血行；丁皮（海桐皮）通经止痛；砂仁、藿香叶气味芳香，化湿醒脾以助运化，以上六味皆为佐药。甘草益气健脾，兼调和药性，为佐使药。综观全方，共奏活血散瘀，行气止痛之功。

【临证提要】本方所主心胸满闷，胁肋刺痛，不思饮食为气滞血瘀所致，临床还可见舌黯、苔黄，脉涩等。

～ 导气枳壳丸 ～

【来源】《黄帝素问宣明论方》卷七。

【组成】枳壳去穰，麸炒　木通剉，炒　青皮去白　陈皮去白　桑白皮剉，炒　萝卜子微炒　黑牵牛炒　莪术煨　茴香炒　京三棱煨，各等份

【用法】上为末，生姜汁打面糊为丸，如桐子大，每服二十丸，煎橘皮汤下，不计时候。

【功效】行气止痛，活血逐水。

【主治】气结不散，心胸痞痛，逆气上攻，分气逐风，功不可述。

【方解】本方证为气结不散而致。治当重在行气止痛。然气滞易致血瘀，又可引起水湿停聚，故又当活血、逐水。方中枳壳行气止痛，为君药。青皮、陈皮助君以理气止痛；三棱、莪术长于活血行气，共为臣药。莱菔子行气消胀；黑牵牛、桑白皮逐水祛湿；茴香性温，行气止痛，助牵牛子逐水而无寒

凝碍水之患；木通通利小便，可使水湿从小便而去，邪有出路，上五味皆为佐药。诸药配伍，共奏行气止痛，活血逐水之功。

【临证提要】本方治气结于胸中，中焦气机升降失常，故见心胸痞痛，呕吐；气滞血瘀，逆气上攻故可见心悸。本方行气疏风之力较强，故亦可通治气滞，诸风。

～✦ 导滞定功丸 ✦～

【来源】《黄帝素问宣明论方》卷七。

【组成】大椒　木香各一钱　蝎梢三钱　巴豆八个，出油为度

【用法】上为末，后入巴豆霜，研匀，醋面糊和丸，如绿豆大，朱砂为衣，每服五丸至十丸，淡醋汤下。

【功效】消食导滞，温中定痛。

【主治】一切心腹卒暴疼痛，及胸中不利。

【方解】本方诸证为寒食积滞内停所致。治当消食导滞，温中定痛。方用大椒（即花椒）辛散温燥，功善温中止呕，散寒止痛；巴豆峻下冷积；木香辛行苦泄，行气止痛，健脾消食；蝎梢通络止痛。四药合用，共奏消食导滞，温中定痛之功。

【临证提要】本方能消食止逆定痛。症见心腹疼痛，胸中不利，脘腹冷疼，饮食不消等。

～✦ 当归人参散 ✦～

【来源】《黄帝素问宣明论方》卷十一。

【组成】当归　白术　黄芩　芍药　大黄　茯苓去皮　陈皮各半两　人参　黄芪锉　川芎　厚朴去皮，姜制　官桂各三钱　甘草一两　枳壳四钱，去穰，炒

【用法】上为末，每服三钱，水一盏；生姜三片，煎至六分，去滓，不计时候，温服。如大便秘，以此散下和中丸。

【功效】益气养血。

【主治】产后虚损痿弱，难以运动，疼痛胸满，不思饮食。

【方解】女子产后失血耗气，气血亏虚，四肢百骸、经脉关节失于营血灌溉充养，则虚损痿弱；气血亏虚，血行缓慢，致瘀阻络脉，则疼痛胸满。治当益气养血。人参、黄芪、白术、茯苓、甘草益气健脾以助生化之源，当归、芍药、川芎养血活血，两组药物相伍益气养血。陈皮、枳壳、厚朴行气止痛，宽胸除满，与诸补气养血配伍，使补不碍胃，补而不滞。气血亏虚，郁热内生，故大黄、黄芩清郁热。生姜、官桂温通血脉，又能制约大黄、黄芩苦寒之性。诸药相合，益气养血为主，辅以行气，活血，清热，温通之品，气血并治，重在补脾益气；补中有行，使补而不滞；寒热并用，虽寒不遏。

【临证提要】本方气血双补，温中活血，主治女子产后失血耗气，气血亏虚。症见肢体无力，体倦神疲，少气懒言，食少纳呆，胸脘痞满，舌淡，脉细弱。

当归川芎散

【来源】《黄帝素问宣明论方》卷十一。

【组成】当归　川芎各半两　甘草二两　黄芩四两　薄荷一两　缩砂仁一分

【用法】上为末，温水调下一钱，渐加至二钱，食后，日进三服。

【功效】清热祛风，安固胎元。

【主治】风壅头目，晕眩痛闷，筋脉拘蜷，肢体麻痹。

【方解】产前多热，又外受风（热）邪，风热上攻头目则晕眩痛闷；营卫不和则筋脉拘蜷，肢体麻痹。治当清热祛风，辅以安胎之品。黄芩清邪热，清热安胎，重用为君。臣以薄荷疏风清热，清利头目。君臣相配，疏风清热，安固胎元。胎赖血以养，方用当归养血补血，川芎祛风行气活血，二药补血和血，养血安胎；砂仁行气和中安胎；甘草益气健脾，与砂仁相配，健胃醒脾，使脾胃健运，气血充，筋脉舒，肢体健，胎元固。合而成方，共奏清热祛风，安固胎元之效。

【临证提要】原方治疗胎动不安，并见晕眩痛闷，筋脉拘蜷，肢体麻痹等。

～◈ 当 归 丸 ◈～

【来源】《素问病机气宜保命集》小儿斑疹论第三十一。

【组成】 当归_{五钱}　黄连_{二钱半}　大黄_{二钱}　甘草_{一钱，炙}

【用法】 先将当归熬作膏子，入药三味为丸，渐次服十丸妙。

【功效】 清热通便，凉血活血。

【主治】 斑疹，大便秘而内实能食。

【方解】 本方所治斑疹由热毒入腑，内结不散，气血凝滞所致。"能食大便秘者，内实，宜微疏利之"，治宜清热通便，凉血活血。方中当归活血消肿，润燥滑肠，为君药。黄连清热解毒，为臣药。大黄峻下实热，凉血解毒，与当归相合，荡涤热邪以导热下行，为佐药。使以炙甘草调和诸药。全方合用，清热通便，凉血活血，使邪毒随大便通利而疏解。

【临证提要】 用治斑疹、痘疹、疥癣等病见热滞中阻，大便秘结者。《痘疹世医心法》当归丸有紫草，主热入血分，大便秘结，三五日不通者。

～◈ 当归木香汤 ◈～

【来源】《黄帝素问宣明论方》卷九。

【组成】 青皮　五加皮　海桐皮　桑白皮　陈皮　地骨皮　丁香皮　牡丹皮　棕榈皮_{诸药全烧成灰，用十大钱，秤}　当归_{一两}　木香　红芍药_{各半两}

【用法】 上为细末，每服一钱，水一盏，入小油二点，钱一文，同煎至七分，温服。

【功效】 养血补虚，调畅气血。

【主治】 妇人血气虚劳，令人头目晕眩，谵语声沉重，舌根强硬，言语謇涩，口苦不思饮食，白日闲睡，夜发虚汗，神思恍惚，梦寐狂言，面色萎黄，频发喘咳，遍身疼痛，骨节气走注，四肢沉重，背胛拘急，发寒热，五心烦躁，唇干多渴，胸膈不利，喉咽噎塞，尪赢瘦弱。

【方解】 本方证为阴血亏虚，气血不畅所致。当以养血补虚，调畅气血为要。方用当归养血补虚，兼能活血；木香辛散温通，善行中焦气滞，共用为君。青皮、陈皮辛散行气，协木香调畅气机，为臣药。五加皮、海桐皮祛风除湿，通络止痛；丁香皮温阳散寒；阴血亏虚，易致虚热内生，故用赤芍、牡丹皮、地骨皮、桑白皮清热凉血；棕榈皮收敛止血，以上皆为佐药。诸药合用，共奏养血补虚，调畅气血之效。

【临证提要】 如妇人血脏、脐下冷痛似刀搅，遍身肿满，室女经脉不通，用斑蝥一两、大黄一两_{炒、剉}，二味为末，用黄狗胆汁，以温酒送下一钱。如脐下痛止，心间痰未止，不服二味。

当归龙骨丸

【来源】《黄帝素问宣明论方》卷十一。

【组成】 当归　芍药　黄连　染槐子　艾叶_{炒，各半两}　龙骨　黄柏_{各一两}茯苓_{半两}　木香_{一分}

【用法】 上为末，滴水为丸，如小豆大，温米饮下三四十丸，食前，日三四服。

【功效】 清热滋阴，收敛固涩。

【主治】 月事失常，经水过多；及带下淋漓，无问久新；赤白诸证，并产后恶物不止；或孕妇恶露，胎动不安；及大人子儿痢泻。

【方解】 阴虚内热，或气郁化火等，损伤冲任，迫血妄行，则经水过多，或恶露不止，或胎动不安；阴虚有热，下焦感受湿热之邪，损及任带，约固无力，则带下淋漓。治当养阴清热，收敛固涩。黄柏苦寒，泻火坚阴，清热燥湿；龙骨收敛固涩，《日华子本草》谓其"止泻痢，渴疾，怀孕漏胎，肠风下血，崩中带下"，二药相伍，标本兼顾，共为君药。当归养血活血；芍药敛阴益血养肝；黄连清热燥湿，共为臣药。染槐子凉血止血，清泻相火；茯苓健脾渗湿；木香理气止痛，使补涩而不壅滞；艾叶温经止血安胎，防方中诸药寒凉凝血之弊，共为佐药。诸药配伍，养阴清热凉血，清热祛湿以治本，收敛固涩以治标，标本同治，以治本为主；补益收敛与辛散行气之药相伍，补涩而不恋邪，共奏清热滋阴，收敛固涩之功。

【临证提要】 本方所治诸证为阴虚内热所致，故临床症见崩漏，带下，恶露不尽，胎动不安，痢泻，舌红少苔，脉细数。

～❀ 当归地黄汤 ❀～

【来源】《黄帝素问宣明论方》卷九。

【组成】当归 芍药 川芎 白术 染槐子 黄药子_{各半两} 生地黄 甘草 茯苓_{去皮} 黄芩 白龙骨_{各一两}

【用法】上为末，每服三钱，水一盏，煎至七分，去滓，温服，食前。

【功效】清热凉血，养血止血。

【主治】嗽血衄血，大小便血，或妇人经候不调，月水过多，喘嗽。

【方解】本方证之出血是由血热所致。治当清热凉血，养血止血。方用生地黄苦寒入血，清热凉血；当归养血活血，兼能调经止痛，又治咳逆上气。二药合用，既能清血热，又能补血虚，共为君药。臣以黄芩清热泻火，凉血止血，助生地黄清热凉血；芍药养血和营，可助当归养血之功；配伍白术、茯苓补气健脾，俾脾旺则营血化生有源。佐以染槐子、黄药子凉血止血；白龙骨收敛止血；方中选用多味止血之品，恐血止留瘀，故又佐川芎活血行气，以畅行气血。甘草补气健脾，又调和药性，为佐使之用。诸药合用，共奏清热凉血，养血止血之效。

【临证提要】本方功能清热凉血，养血止血，治疗血热妄行所致的嗽血，衄血，便血，尿血，或妇人崩中漏下，舌红，脉数。

～❀ 当归黄芪汤 ❀～

【来源】《素问病机气宜保命集》疮疡论第二十六。

【组成】当归 黄芪 地黄 地骨皮 川芎 芍药_{各等份}

【用法】上咬咀，每服一两，水一碗，煎至五分，去滓，温服。如发热者，加黄芩；烦热不能卧者，加栀子；如呕，是湿气侵胃也，倍加白术。

【功效】益气养血止痛。

【主治】疮疡，脏腑已行，如痛不可忍。

【方解】本方用治气血亏虚之疮疡虚痛。治宜益气养血止痛。方中黄芪益气托毒；四物汤（当归、地黄、川芎、芍药）养血活血；地骨皮养阴清热凉血。诸药合用，益气养血滋阴，使气血充盛，则疼痛易止。

【临证提要】本方治疗气血亏虚之疮疡溃后不敛，痛不可忍。原书加减：如发热者，加黄芩；烦热不能卧者，加栀子；如呕，是湿气侵胃也，倍加白术。可供临床参考。

当 归 散

【来源】《素问病机气宜保命集》疮疡论第二十六。

【组成】 当归　黄芪　瓜蒌　木香　黄连各等份

【用法】上为粗末，煎一两，如痛而大便秘，加大黄三钱。

【功效】益气养血，消肿解毒。

【主治】疮肿已成未破，㪍肿甚。

【方解】"凡内托之药，以补药为主，活血祛邪之药佐之。"（《外科理例》）本方以当归为君，养血扶正气，活血通利之。木香理气止痛，与当归相合，行气活血，疏通壅滞，使邪无滞留，肿消痛止；黄芪补气，与当归相配，益气养血，扶助正气，托毒外出，共为臣药。佐用瓜蒌促使疮疡透脓，排脓，使毒随脓泄；黄连清热解毒。合而用之，即可益气养血，托毒外出，又可消肿解毒。用治疮疡已成，正虚毒盛，尚未溃破，红肿痛甚者。

【临证提要】本方功能益气养血，消肿止痛，托毒生肌，用治疮疡已成，正虚毒盛，虽未溃破，但红肿痛甚者。

伏龙肝散

【来源】《黄帝素问宣明论方》卷十一。

【组成】 川芎一两　生地黄一分　阿胶八钱，炙　当归一两　续断一分　地榆一

两　刺蓟根—两　伏龙肝七钱　青竹茹八钱

【用法】上为末，每服三钱，水一盏半，煎至一盏，温服，日五服，不计时候，后服补药。

【功效】清热凉血，养血止血。

【主治】妇人血崩不止，或结作片。

【方解】伏龙肝辛苦，温中止血要药，"主妇人崩中，吐血，止咳逆，止血"（《名医别录》），为君药。地榆、刺蓟根清热凉血止血，为臣药。血崩不止，失血过多则血虚，阿胶、生地黄、当归滋阴补血，润燥止血。当归活血，与川芎相伍，行气活血，补涩而不恋邪。阴血亏虚，虚热内扰，以竹茹凉润之品，宁神开郁除烦，《本草正》亦云其"治肺痿唾痰，尿血，妇人血热崩淋"。本方寒热并用，以清热凉血为主，共奏清热凉血，养血止血之功。用治妇人崩漏属热者。

【临证提要】本方清热凉血，养血止血，用治妇人崩漏属热者。

～●～ 肉豆蔻丸 ～●～

【来源】《黄帝素问宣明论方》卷八。

【组成】肉豆蔻　槟榔　轻粉各一分　黑牵牛—两半，取头末

【用法】上为末，面糊为丸，如绿豆大，每服十丸至二十丸，煎连翘汤下，食后，日三服。

【功效】攻逐水饮。

【主治】水湿腹胀如鼓，不食。

【方解】水湿壅盛，阻滞气机，故腹胀如鼓，不能食。治宜攻逐水饮。方中重用黑牵牛泻水逐饮，为君药。臣以轻粉通利二便，逐水退肿，与君药合用攻逐水饮之功大增。肉豆蔻温中行气以助祛湿；槟榔行气利水；煎加连翘，清热散结，俱为佐药。诸药配伍，共成攻逐水饮之方。

【临证提要】本方攻逐水饮之力较强，治疗水湿壅盛之臌胀，饮食不下。

阴肾肿方

【来源】《保童秘要》颓疝。

【组成】狐阴茎　淡豉熬　瓜子熬　鳖甲先以醋煮三五沸，取出净洗，匀炙令黄色　茯苓　桂心　白术各一分

【用法】上为末，蜜和为丸，如梧子大，三岁以下每日早以温水研化下七丸，夜以人参汤下五丸。

【功效】渗湿温通，消肿散结。

【主治】癞疝。

【方解】《儒门事亲》卷二："癞疝，其状阴囊肿缒，如升如斗，不痒之痛者是也。得之地气卑湿所生，故江淮之间，湫溏之处，感此疾。宜以去湿之药下之。"方中用茯苓利水渗湿；桂心补火助阳，温通经脉，散寒止痛，共为君。白术燥湿健脾；鳖甲滋阴清热，软坚散结消肿，为臣药。甜瓜子散结消瘀；淡豆豉味辛能散，乃宣郁之上剂；狐阴茎以脏补脏，《名医别录》明言治"小儿阴癞卵肿"，为方中佐药。蜜调和诸药，为使药。

【临证提要】癞疝是指寒湿下注所引起的阴囊肿胀。症见阴囊坠痛，牵引少腹，拘急疼痛，阴囊湿冷，舌苔白腻，脉沉。

舌肿胀方

【来源】《保童秘要》口舌。

【组成】衣中白鱼一枚，炙之　朴硝一分　盐少许

【用法】上捣筛为粉，少少压舌下，一度著半杏仁许。

【功效】解毒消肿，软坚散结。

【主治】舌肿胀。

【方解】本方证由邪毒停聚引起。治当解毒消肿，软坚散结。方中衣中白鱼（衣鱼）、朴硝、盐皆味咸之品，功善解毒消肿，软坚散结。

【临证提要】舌肿胀指舌体肿胀而增大，可有外感风寒，心经郁火，心脾

热盛，脾虚寒湿等不同。本方重在解毒散结，适合因火邪热毒壅滞于舌之肿胀。

～ 耳鸣无昼夜方 ～

【来源】《保童秘要》耳。

【组成】菖蒲　乌头_{去皮，生用}

【用法】上各等份，每日以绵裹一大豆许，塞耳中。

【功效】开窍化湿，祛风散寒。

【主治】耳鸣。

【方解】方中石菖蒲化湿开窍，可"通九窍，明耳目"（《神农本草经》）；乌头温经散寒，其性"疏利迅速，开通关膝"（《长沙药解》），二者合用，可开通耳窍。

【临证提要】本方外用塞耳，适用于寒湿痰浊蒙蔽耳窍所致耳鸣。

～ 耳 聋 方 ～

【来源】《保童秘要》耳。

【组成】细辛　防风　大黄　黄芩_{各一分}　椒_{十粒}

【用法】上并细剉，以新绵裹取清麻油二合，煎药令紫色，以绵滤过，下少蜡候凝。每日三度点之，每用豆许。

【功效】疏风通窍。

【主治】耳聋。

【方解】方中细辛疏风散寒，通窍止痛，可"利九窍"（《神农本草经》），用为君药。防风、花椒祛风散寒，用为臣药。大黄、黄芩清热燥湿，用为佐药。诸药合用，通窍止痛为主，既祛风散寒，又清泻蕴热，外用可治耳聋。

【临证提要】本方治疗耳聋为风邪外袭所致，开始多有感冒症状，常伴有头痛，面赤，发热，口干，舌红、苔薄黄，脉浮数。

夺 命 散

【来源】《素问病机气宜保命集》疮疡论第二十六。

【组成】乌头尖　附子底　蝎梢　雄黄各一钱　蜈蚣一对　硇砂　粉霜　轻粉　麝香　乳香各半钱　信二钱半　脑子少许

【用法】上为细末，先破疮，出恶血毕，以草杖头用纸带入于内，以深为妙。

【功效】攻毒散结。

【主治】疔疮。

【方解】疔疮多由毒邪蕴结，气血凝滞而成。治疗当攻毒散结。方中信石（砒石）辛热，有毒，外用可攻毒蚀疮，为君药。蝎梢辛平有毒，散结攻毒，通络止痛；蜈蚣辛温有毒，攻毒散结，通络止痛；雄黄温燥有毒，解毒疗疮，助君以攻毒散结，共为臣药。硇砂咸苦辛温，有毒，破瘀散结；粉霜、轻粉辛温有毒，外用攻毒蚀恶肉；乳香、麝香活血消肿，散瘀止痛；脑子（冰片）清热解毒，消肿止痛；附子有毒，气雄性悍，通行经络止痛；乌头尖有毒，辛散温通，疏利迅速，有较好止痛作用，《本草纲目》谓"乌附用尖，亦取其锐气直达病所尔"，共为佐药。本方所用诸药多为有毒之品，取其以毒攻毒之意，治疗时破疮出血，以泄邪毒，纳药末疮内，于局部吸收起效发挥作用。

【临证提要】本方外用攻毒蚀疮，治疗毒邪蕴结，气血凝滞之疔疮。

朱 砂 丸

【来源】《黄帝素问宣明论方》卷十四。

【组成】朱砂　天南星　巴豆霜各一钱

【用法】上为末，面糊和丸，如黍粒大，看病虚实大小，每服二丸；或天吊戴上眼，每服四五丸，薄荷水下，立愈。

【功效】清心化痰定惊。

【主治】小儿急慢惊风，及风热生涎，咽喉不利，取惊积。

【方解】本方用治小儿急慢惊风属痰热内盛，内闭心窍者。小儿纯阳之体，感邪易从热化，热灼痰生，蒙蔽心窍，则惊风；痰热蕴结，上灼咽喉，则咽喉不利。治当清心化痰定惊。朱砂甘寒，清心解毒，镇惊止痉，为君药。天南星燥湿化痰，祛风定惊，为臣药。巴豆逐痰行水，《本草纲目》记其治"惊痫"，为佐药。三药相合，共奏清心化痰定惊之效。

【临证提要】本方用治小儿急慢惊风属痰热内盛，内闭心窍。症见四肢拘急，惊风搐搦，目睛上视，涎盛不省人事等。

～ 朱 砂 丸 ～

【来源】《保童秘要》惊痫。

【组成】朱砂一钱　麝香一钱　干蝎四个全者　豆豉四十九粒　巴豆七个

【用法】上乳钵内同研如粉，用面糊为丸，如绿豆大，金银薄荷汤下；伤冷，葱汤下，吐逆，丁香汤下，各一丸。

【功效】清热镇心，息风止痉。

【主治】惊风。

【方解】本方证乃痰热内盛，内陷心包，热盛动风所致。治宜清热镇心，息风止痉。朱砂甘寒质重，清心安神，镇惊止痉，为君药。麝香辛香走窜，开窍通闭，辟秽化浊，为臣药。全蝎息风镇痉，增朱砂镇惊止痉之力；淡豆豉宣散邪热，清心除烦；巴豆通窍逐痰，共为佐药。金银箔、薄荷汤下以清热镇惊。诸药合用，共奏清热镇心，息风止痉之效。

【临证提要】本方开窍化痰，息风止痉之力较强。主治痰热内盛，内陷心包，热盛动风所致之神昏谵语，惊厥抽搐，舌红绛，脉弦数。

～ 回疮金银花汤 ～

【来源】《素问病机气宜保命集》疮疡论第二十六。

【组成】金银花花连枝，二两　黄芪四两　甘草一两

【用法】上三味剉细，酒一升，入瓶内闭口，重汤内煮三二时，取出去滓，放温服之。

【功效】益气托毒。

【主治】诸疮疡痛，色变紫黑。

【方解】本方所治疮疡是由正气不足无力托毒外出，以致疮面晦暗紫黑，酸胀热痛。治疗当益气托毒。方中重用生黄芪益气生血，扶助正气，托毒外出。金银花清热解毒，疏散邪热为臣药。生甘草清热解毒，调和诸药，为佐使药。酒煎，借其活血而行周身，以助药力达于病所。三药相合，共奏益气托毒之效。

【临证提要】本方所治疮疡是由正气不足无力托毒外出所致。症见疮面晦暗紫黑，酸胀热痛，舌红，脉数。

～⌒ 安 神 散 ⌒～

【来源】《黄帝素问宣明论方》卷九。

【组成】御米壳蜜炒，一两　人参　陈皮去白　甘草炙，各一两

【用法】上为末，每服一钱，煎乌梅汤调下，临卧服。

【功效】敛肺止咳，补益肺气。

【主治】远年近日，喘嗽不已。

【方解】本方证是因喘嗽不已，肺气虚损所致。治宜敛肺止咳，补益肺气。方用罂粟壳，其味酸涩，善于敛肺止咳，为君药。人参补益肺气，为臣药。陈皮辛温理气，防人参补气过于壅滞，使补而不滞；煎加乌梅收敛肺气，协助君药敛肺止咳，为佐药。甘草调和药性，为使药。诸药配伍，共奏敛肺止咳，补益肺气之功。

【临证提要】本方敛肺止咳，补益肺气，治疗久咳肺虚证。症见久咳不已，咳甚则气喘自汗，脉虚数。

❧ 芍药柏皮丸 ❧

【来源】《素问病机气宜保命集》卷中。

【组成】芍药　黄柏各等份

【用法】上为细末，醋糊为丸，如桐子大，每服五七十丸至二百丸，温水下，食前服。

【功效】清热燥湿解毒。

【主治】溲而便脓血。

【方解】黄柏清大肠中湿热；芍药养血益阴，缓急止痛。二药相伍，清肠中湿热之邪，补下血所致阴血之虚，邪正兼顾。

【临证提要】本方清热燥湿，厚肠止痢。症见里急后重，便脓血，舌红，苔黄腻，脉弦滑数。

❧ 芍药柏皮丸 ❧

【来源】《黄帝素问宣明论方》卷十。

【组成】芍药　黄柏各一两　当归　黄连各半两

【用法】上为末，水丸，如小豆大，温水下三四十丸，无时，兼夜五六服。

【功效】清热燥湿，养血和血。

【主治】一切湿热恶痢，频并窘痛，无问脓血。

【方解】黄柏泻下焦湿热，祛致病之因，为君药。芍药养血益阴，缓急止痛，为臣药。黄连清热燥湿解毒，助黄柏之功；当归养血活血，与芍药配伍，一则行血和血，"行血则便脓自愈"，二则养血益阴，补充下痢耗伤之阴血，共为佐药。四药合用，以清热燥湿为主，辅以行血，养血益阴之品，尤为适用于湿热痢疾，兼有阴血损伤者。

【临证提要】本方比《素问病机气宜保命集》卷中芍药柏皮丸多黄连、当归二药，其清热燥湿，养血益阴更佳。临证用治湿热蕴结所致痢疾，肠风脏毒下血等病证稍重者。里急后重者，加枳壳、木香。忌油腻脂肥发热之物。

～～ 芍 药 汤 ～～

【来源】《素问病机气宜保命集》妇人胎产论第二十九。

【组成】芍药一斤 黄芩 茯苓各六两

【用法】上三味为粗末，每服半两，水煎，日三服，去滓温服。

【功效】养阴清热润燥。

【主治】产后诸积。

【方解】《圣济总录》指出："大肠者，传导之官，变化出焉，产后津液减耗，胃中枯燥，润养不足，糟粕壅滞，故大便难出，或致不通凡新产之人，喜病此者，由去血多，内亡津液故也。"女子产后阴血亏虚，肠道失于濡润，燥热内结，则见大便秘结，脘腹疼痛，咽干少津等。治宜养阴清热润燥。芍药养阴和营，补阴血之亏虚，缓急止痛，重用为君。茯苓益气健脾，脾健气血生化有源，助君药养阴和营，气血同补，为臣。黄芩清泻燥热，为佐。诸药共奏养阴清热润燥之功。

【临证提要】本方养阴清热，用治产后热积伤阴。

～～ 芍药黄连汤 ～～

【来源】《素问病机气宜保命集》卷中。

【组成】芍药 当归 黄连各半两 大黄一钱 桂淡味，半钱 甘草二钱，炙

【用法】上㕮咀，每服半两，同前煎服。如痛甚者，调木香、槟榔末一钱服之。

【功效】清热燥湿，调和气血。

【主治】热毒下血，大便后下血，腹中痛。

【方解】芍药重用缓急止痛；黄连清热燥湿解毒，共为君药。大黄清泄湿热，凉血活血；当归活血兼补血，为臣。桂枝温通气血，为佐药。炙甘草补

中益气，调和诸药，为佐使药。痛甚者，加木香、槟榔疏理气机，行气止痛。均本方寒温并用，气血兼治，通因通用，正所谓"调气则后重自除，行血则便脓自愈"。

【临证提要】本方清热燥湿，调和气血。症见里急后重，便脓血，肛门灼热，小便短赤，舌红、苔黄腻，脉弦滑数。

～ 芍 药 散 ～

【来源】《素问病机气宜保命集》卷中。

【组成】芍药二两　桂五钱

【功效】发汗解表，缓急止痛。

【主治】伤寒兼腹中痛。

【方解】桂枝辛温发汗解肌，为君药。芍药和营敛阴，缓急止痛为臣药。二药相合，外解表邪，内和营卫。

【临证提要】本方药解肌发表，和营缓急，主治伤寒腹痛。原方加减：如往来寒热而呕，加柴胡散二钱半，可供临床参考。

～ 多 涕 方 ～

【来源】《保童秘要》鼻。

【组成】甘草一分，炙　菊花半两　防风二分　山茱萸七枚

【用法】上以水四大合，煎取一合，去滓，一岁儿一日令服尽。

【功效】清热疏风止涕。

【主治】多涕。

【方解】君以菊花疏散风热，清利头目。防风为治风之通用，可助君药解表散邪，用为臣药；山茱萸味酸涩，收敛止涕，为佐药；炙甘草调和诸药，为使。本方标本兼顾，以达止涕之用。

【临证提要】本方清热祛风，治疗风邪外袭所致多涕。

～ 阿 胶 丸 ～

【来源】《黄帝素问宣明论方》卷十一。

【组成】阿胶　鳖甲各六分　续断五分　龙骨一两　川芎六分　地胆四分　鹿茸五分　乌鱼骨八钱　丹参六钱　龟甲一钱

【用法】上为末，醋面糊为丸，如桐子大，每服三十丸，艾汤下，日进三四服。

【功效】化瘀止血，补肾固冲。

【主治】妇人血崩不止，或结作片。

【方解】冲任亏虚，固摄无权，加之瘀血阻滞，血不循经，故致血崩不止。急则治标，治当收敛止血，辅以化瘀，固冲之品。龙骨收敛止血，重用为君。臣以乌鱼骨（海螵蛸）收敛止血，君臣相配，止血之功著。丹参、川芎、地胆（土斑蝥）活血祛瘀，瘀血祛则出血止，且使血止不留瘀。鹿茸、杜仲补肝肾，固冲任，复其固摄之职；下血日久，阴血必虚，以阿胶补血止血，滋阴润燥；血虚生热，鳖甲、龟甲养阴退虚热，龟甲且能补血止血；艾叶温经止血，以上九药共为佐药。川芎下行血海，引药达于病所，兼以为使。本方收涩止血之功，配伍活血祛瘀，补肾固冲，滋阴养血，清退虚热之品，标本并治。

【临证提要】本方治疗冲任亏虚，固摄无权所致血崩或月经过多，或漏下不止，色淡质稀，心悸气短，神疲乏力，腰膝酸软，舌质淡，脉微弱。

～ 休息痢方 ～

【来源】《保童秘要》诸痢。

【组成】肉豆蔻　黄连各等份

【用法】上为末，煮枣肉为丸，如绿豆大，以肉豆蔻煎汤下七丸。

【功效】清热燥湿，涩肠止痢。

【主治】休息痢。

【方解】休息痢是指痢疾时止时发，久久不愈者。其病因乃正虚邪恋，湿热积滞伏于肠胃而成。方中用肉豆蔻涩肠止泻，温暖中焦脾胃，扶助正气，同时行大肠气滞，缓解里急后重症状，为君。黄连清热燥湿，泻火解毒，清肠中湿热，刘完素认为古方以黄连为治痢之最，是臣药。枣肉味甘，便于服用，同时补中气。三药合用，则正气得充，气滞得除，湿热得清，痢疾得愈。

【临证提要】休息痢多因治疗失宜，或气血虚弱，脾肾不足，以致正虚邪恋，湿热积滞伏于肠胃而成。症见痢疾时发时止，里急后重，舌红、苔黄腻，脉弦数。

～◇ 竹 笼 散 ◇～

【来源】《素问病机气宜保命集》消渴论第二十三。

【组成】五灵脂　黑豆去皮脐

【用法】上等份为细末，每服三钱，冬瓜汤调下，无冬瓜，苗叶皆可，日二服。

【功效】滋肾润燥止渴。

【主治】消渴。

【方解】黑豆补肾养阴，"能润肾燥"（《本草汇言》）；五灵脂《本草纲目》载其主"反胃，消渴"；二药为散，以冬瓜汤调服，取其除烦止渴，"主三消渴疾"（《本草图经》）。三药相合，共奏滋肾润燥止渴之效。

【临证提要】本方滋肾润燥，治疗阴虚火旺之口渴多饮，舌红少苔，脉细数。

～◇ 芎 黄 汤 ◇～

【来源】《素问病机气宜保命集》卷中。

【组成】川芎一两　黄芩六钱　甘草二钱

【用法】上㕮咀，每服五七钱，水一盏半，同煎至七分，去滓，温服。不拘时候。三服即止，再用下药。

【功效】祛风清热。

【主治】破伤风，脏腑秘，小便赤，自汗不止；因服热药，汗出不休。

【方解】风为阳邪，从阳化热，故见大便秘结，小便短赤；热蒸汗泻，故见汗出不止。方中川芎虽入血分，又能去一切风、调一切气，故走表以散风邪，为君药。黄芩苦寒，清热泻火，燥湿解毒，为臣药。甘草缓燥，调和诸药，为佐使药。三药相合，共奏祛风清热之功。

【临证提要】本方祛风清热，治疗里热炽盛，热盛动风诸证。症见肢体抽搐，小便短赤，大便干结，自汗不止，舌红，脉数。

～◈～ 如 意 散 ～◈～

【来源】《黄帝素问宣明论方》卷十五。

【组成】吴茱萸　牛蒡子　荆芥各一分　牡蛎半两　轻粉半钱　信砒二钱

【用法】上为细末，研匀，每临卧抄一钱，油调，遍身搓摩，上一半，如后有痒不止，更少许涂之，股髀之间，闻香悉愈。

【功效】清热散结，除湿止痒。

【主治】疥癣无时痛痒，愈发有时，不问久新。

【方解】疥癣多因风湿热邪郁于皮肤。治以清热散结，祛湿止痒之法。方中牡蛎咸寒，咸以软坚散结，寒以清热，清热散郁结，为君药。轻粉辛寒有毒，攻毒杀虫止痒，"杀疮疥癣虫及鼻上酒齇，风疮瘙痒"（《本草拾遗》）；砒石辛酸热有毒，蚀疮祛腐，杀虫，虽性热，但是与大量咸寒之牡蛎、辛寒之轻粉相伍，热性去，蚀疮祛腐之效存，共为臣药。牛蒡子疏散风热，清热解毒透疹，李东垣谓："治风湿瘾疹，咽喉风热，散诸肿疮疡之毒"；荆芥轻宣升散，祛风解表，宣毒透疹；吴茱萸疏肝行气，散寒除湿，三药祛风解表开腠理，阳热散湿热除而痒止。诸药合用，共奏清热散结，除湿止痒之效。

【临证提要】本方外用治疗疥癣、风疹、湿疹之瘙痒，疼痛。

∽ 地 黄 汤 ∾

【来源】《素问病机气宜保命集》眼目论第二十五。

【组成】防风　羌活　黄芩　黄连　地黄　当归　人参　茯神各等份

【用法】上为粗末，每服五七钱，水一盏半，煎至一盏，去滓温服食后。

【功效】滋阴益气，清热明目。

【主治】眼久病昏涩，因发而久不愈。

【方解】久病不愈，伤及阴血，目失所养，故觉眼干涩，瞬目频频。邪郁久化热，又阴血亏虚，虚热内生，邪热上炎，见眼灼热，白睛淡红；病久伤及气阴，可伴见神疲乏力，口干少津等。治宜滋阴益气，清热明目。方用地黄滋阴养血，使目得血而能视，为君药。人参益气健脾，脾健则气血生化有源；当归养血活血，助地黄滋阴养血，又滋而不腻，共为臣药。君臣相配，气血并补，培补正气以濡养眼目。邪郁久易于化热，诸补药亦甘温助热，故佐以黄芩、黄连清泄郁热；防风、羌活辛散上行头面，散郁热于外；茯神健脾宁心，共为佐药。诸药相合，共奏滋阴益气，清热明目之功，适用于病久不愈，阴血亏虚，邪热上攻之眼干涩症。

【临证提要】阴虚重者，加山药、山茱萸滋补肝肾；血虚生风者，酌加僵蚕、蒺藜平肝息风。

∽ 地榆芍药汤 ∾

【来源】《素问病机气宜保命集》卷中。

【组成】苍术一两　地榆二两　卷柏三两　芍药三两

【用法】上㕮咀，每服一两，水一大盏半，煎至一半，温服清，病退药止。

【功效】清热凉血，养血益阴。

【主治】泻痢脓血，乃至脱肛。

【方解】地榆凉血止血，止下痢脓血；卷柏"治脱肛"（《名医别录》），二

273

药共为君。芍药养血益阴，柔肝缓急止腹痛，为臣药。苍术燥湿运脾，为佐药。本方清热凉血燥湿以祛邪，又养血益气扶正，邪正兼顾，适用于湿热泻痢日久，阴血耗伤者。

【临证提要】本方清热凉血止痢，主治湿热泻痢日久，阴血耗伤者。症见脓血便，赤多白少，舌红、苔黄腻，脉细弱。

～ 地 榆 汤 ～

【来源】《素问病机气宜保命集》卷中。

【组成】苍术_{去皮，四两}　地榆_{二两}

【用法】上咬咀，每服一两，水一盏，煎至七分，食前。多服除根。

【功效】祛风燥湿，凉血解毒。

【主治】久病肠风，痛痒不任，大便下血。

【方解】风湿邪毒壅遏肠道，损伤脉络，则大便下血。治当祛风燥湿，清肠凉血解毒。苍术重用祛风燥湿，健脾止泻，"止水泻飧泄，伤食暑泻，脾湿下血"（《本草求原》），为君药。地榆凉血解毒，止大便下血，为臣药。

【临证提要】本方所治风湿邪毒壅遏肠道，损伤脉络之肠风，故见大便下血，颜色鲜红。

～ 地榆防风散 ～

【来源】《素问病机气宜保命集》卷中。

【组成】地榆　防风　地丁香　马齿苋_{各等份}

【用法】上件为细末，每服三钱，温米饮调下。

【功效】祛风止痉，凉血解毒。

【主治】破伤风，半在表、半在里，头微汗，身无汗，不可发汗，宜表里治之。

【方解】破伤风，头微汗，身无汗，可知风毒在半表半里，宜用表里同治法。方中君用防风祛风止痉以治表。地榆、马齿苋清热解毒凉血以治里，与防风表里通治，为臣药。丁香祛风通络，助君药祛风散邪之力，用为佐药。

【临证提要】本方表里双解，治疗破伤风。症见头微汗，身无汗，脉弦。

守 瘿 丸

【来源】《黄帝素问宣明论方》卷十五。

【组成】通草二两　杏仁二大合，去皮尖，研　牛蒡子一合，出油　吴射干　昆布去咸　诃黎勒　海藻各四两，去咸

【用法】上为末，炼蜜为丸，如弹子大，含化，咽津下，日进三服。

【功效】清热化痰，软坚散结。

【主治】瘿瘤结硬。

【方解】瘿瘤多因七情不遂，肝气郁结，气郁化火，炼液为痰，痰阻气机，痰火循经结于颈前所致。治当清热化痰，软坚散结。海藻消痰软坚散结，《本经》谓："主瘿瘤气，颈下核，破散结气"；昆布消痰软坚，利水退肿，二药软坚散结，为治瘿瘤之常用药，为方中君药。射干清热解毒，消痰利咽；诃黎勒（诃子）消痰下气，《本草图经》载："治痰嗽咽喉不利"，二药清热化痰利咽，为臣。杏仁下气祛痰；牛蒡子散风热，利咽消肿；通草清热利尿，引痰热从下而解，均为佐药。蜜调和诸药，为使。诸药合用，共奏清热化痰，软坚散结之功，含化用治痰火互结之瘿瘤。

【临证提要】本方治疗瘿瘤结硬，为痰火循经结于颈前所致。症见颈部肿物，皮色正常，不痛不溃，舌红，脉滑数。

江 鳔 丸

【来源】《素问病机气宜保命集》卷中。

【组成】江鳔半两，锉，炒　野鸽粪半两，炒　雄黄一钱　白僵蚕半两　蜈蚣一对　天麻一两

【用法】上件为细末，又将药末作三分，用二分烧饼为丸，如桐子大，朱砂为衣，后将一分入巴豆霜一钱同和。亦以烧饭为丸，如桐子大，不用朱砂为衣。每服朱砂为衣者二十丸，入巴豆霜者一丸，第二服二丸，加至利为度，再服朱砂为衣药，病愈止。

【功效】息风止痉，解毒泻下。

【主治】破伤风惊而发搐，脏腑秘涩，病在里。

【方解】方中江鳔味甘，能补肝肾，养血祛风；野鸽粪辛温，能祛风、解毒、化浊，共为君药。僵蚕、蜈蚣善于祛风止痉，攻毒散结，用为臣药。天麻息风止痉；雄黄解毒化浊；巴豆攻积导滞；朱砂安神镇静为佐药。

【临证提要】本方息风止痉之力较强，用治破伤风抽搐。

附 子 丸

【来源】《黄帝素问宣明论方》卷一。

【组成】附子炮　川乌头炮，二味通到碎，炒为末入药　官桂　川椒　菖蒲　甘草炙，各四两　骨碎补炒　天麻　白术各二两

【用法】上为末，炼蜜为丸，如桐子大，每服三十丸，温酒下，空心食前，日三服。

【功效】散寒除湿，祛风通络。

【主治】痹气中寒，阳虚阴盛，一身如从水中出。

【方解】本方以附子散寒湿，补阳气，为君药。川乌、肉桂、花椒助君药温阳散寒止痛，共为臣药。石菖蒲苦燥温通，化湿辟秽；骨碎补补肾强骨；天麻祛风通络止痛；白术健脾燥湿，用为佐药。甘草调和诸药为使。本方对寒痹证，既祛风散寒除湿，通络止痛而治标，又强筋壮骨，温补脾肾而治本。

【临证提要】本方温阳散寒、祛风化痰之力较强，用治湿痹，耳聋；出脓疼痛，耵聍塞耳；呕吐，朝食暮吐，暮食朝吐，大便不通；腰疼脚软，脚气等。

～ 附 子 汤 ～

【来源】《黄帝素问宣明论方》卷一。

【组成】附子炮 独活 防风去苗 川芎 丹参 萆薢 菖蒲 天麻 官桂 当归各一两 黄芪 细辛去苗 山茱萸 白术 菊花 牛膝酒浸 甘草炙 枳壳麸炒，去穰，各半两

【用法】上为末，每服三钱，水一大盏，生姜五片，煎至七分，去滓，温服，不计时候，日进三服。

【功效】散寒除湿，祛风止痛，行气活血。

【主治】肾脏风寒湿，骨痹腰脊疼，不得俛仰，两脚冷，受热不遂，头晕耳聋音浑。

【方解】方中附子、肉桂温阳散寒止痛，肉桂温通经脉；独活、防风、细辛祛风湿，止痹痛；萆薢、石菖蒲化湿祛浊，祛风除痹；天麻、菊花祛外风，通经络，清利头目；丹参、当归、川芎、枳壳活血行气，畅通气血；山茱萸、牛膝补益肝肾；黄芪、白术、甘草益气健脾。本方以大量辛散温通药为主，散寒除湿，祛风止痛，兼顾行气活血，且能补肾益脾，扶正固本，如此则邪正兼顾，使风寒湿外散，腰骨痛止，头清耳明。

【临证提要】本方主治肾脏风寒湿所致骨痹腰脊疼，不得俛仰，两脚冷，头晕目眩，舌苔白滑，脉沉。

～ 鸡子膏方 ～

【来源】《保童秘要》丹毒。

【组成】大黄五分 赤小豆半合，熬令紫色 硝石三分

【用法】上细为末，以鸡子白匀调涂之，干即易。

【功效】清热解毒。

【主治】丹毒。

【方解】方中大黄苦寒泻热通腑；赤小豆利湿消肿，清热解毒；硝石解毒

止痛；鸡子白清热解毒。本方以一派清热解毒之品组成，对热毒炽盛、湿热毒盛或胎火蕴毒之小儿丹毒有良效。

【临证提要】丹毒总由血热火毒为患，或有湿热火毒之邪乘隙侵入，郁阻肌肤而发。临床症见局部皮肤突然变赤，色如丹涂脂染，红热肿胀，舌红苔黄，脉数。

∽ 杏仁丸 ∽

【来源】《黄帝素问宣明论方》卷十。

【组成】杏仁 四十九个　巴豆 四十九个，去皮

【用法】上二药同烧存性，研细如泥，用蜡熔和，旋丸如桐子大，每服一二丸，煎大黄汤下，间日一服。

【功效】通腑祛邪导滞。

【主治】一切赤白泻痢，腹痛里急后重。

【方解】痢疾主要是邪毒积滞于肠间，壅滞气血，妨碍传导，致使肠道脂膜血络受伤，腐败化为脓血而成痢。故治当通腑祛邪导滞。肺与大肠互为表里，方用苦温杏仁，降肺气以通肠腑气机，下气宣滞；巴豆辛热，泻下积滞，开通肠道，二药相合，下气祛邪，攻积导滞，祛除胃肠邪气之壅滞，复其传导之职，腑气通畅，则腹痛、里急后重之症可解。方用大黄汤送下，取大黄荡涤肠胃，以增强其祛邪导滞通下之功，且其性苦寒，能缓解巴豆辛热之性，以缓其峻下之性。

【临证提要】本方通因通用，用治赤白泻痢，腹痛里急后重者。

【备考】二胜丹（《医方类聚》卷一四一引《医林方》）。

∽ 杏仁半夏汤 ∽

【来源】《黄帝素问宣明论方》卷九。

【组成】杏仁 去皮　桔梗　陈皮 去白　茯苓 去皮　汉防己　白矾　桑白皮 各三

钱 薄荷叶一钱 甘草二寸 猪牙皂角一挺 半夏三钱

【用法】上为末，作二服，水二盏，生姜三片，煎至六分，去滓，食后，温服。

【功效】宣降肺气，化痰止咳。

【主治】肺痿，涎喘不定，咳嗽不已，及甚者往来寒热。

【方解】本方证是因痰涎壅肺，肺失清肃所致。治宜宣降肺气，化痰止咳。方用杏仁主入肺经，宣降肺气，止咳平喘；半夏辛温性燥，功善燥湿化痰，二药合用，宣降肺气，燥湿化痰之功彰显，共为君药。桔梗专入肺经，宣发肺气，祛痰止咳，与杏仁一升一降，复肺脏宣降之性；陈皮理气行滞，使气化则湿化，兼能燥湿，与半夏合用，为燥湿化痰的常用组合，二药共为臣药。桑白皮泻肺平喘，与汉防己合用可利水消肿；茯苓健脾渗湿，以杜绝生痰之源；白矾、皂角善祛痰涎；薄荷叶辛散祛邪；煎加生姜，宣散水气，助半夏燥湿化痰，并制半夏毒性，以上诸药皆为佐药。甘草既可合桔梗祛痰止咳，又能调和药性，为佐使药。综合全方，共奏宣降肺气，化痰止咳之功。

【临证提要】本方所治肺痿，是指肺叶痿弱不用，临床以咳吐黏稠细沫样浊唾涎沫，气短而促，动则气喘为主症。

【备考】方中半夏原脱，据《奇效良方》补。

∽✦ 状 元 丸 ✦∽

【来源】《黄帝素问宣明论方》卷七。

【组成】巴豆五十个，取霜 神曲半两，末 半夏一两，洗 雄黄 白面各一两，炒

【用法】上研匀，酒水丸，小豆大，细米糖炒变赤色，食后，温水下，童子二丸，三四岁一丸，岁半半丸。止嗽，温齑汁下；止呕吐，生姜汤下。

【功效】祛痰消积。

【主治】膈气、酒膈、酒积，涎嗽，腹痛，吐逆痞满。

【方解】本方主治痰涎壅塞之证。治宜祛痰消积为要。方中巴豆功善祛痰消积，为君药。半夏辛温，燥湿化痰，降逆止呕，为臣药。雄黄燥湿祛痰；神曲健脾消食；白面补气健脾，以防巴豆峻下伤正，共为佐药。五药合用，

以成祛痰消积之方。

【临证提要】本方能祛痰消积，主治痰涎壅塞中焦诸证。症见脘腹痞满，不欲饮食，大便不调，或恶心呕吐，咳嗽气喘，苔腻，脉滑。

～苍术芍药汤～

【来源】《素问病机气宜保命集》卷中。

【组成】苍术二两　芍药一两　黄芩半两

【用法】上剉，每服一两，加淡味桂半钱，水一盏半，煎至一盏，温服清。

【功效】燥湿健脾，缓急止痛。

【主治】太阴脾经受湿，水泻注下，体微重微满，困弱无力，不欲饮食，暴泄无数，水谷不化，痛甚。

【方解】泻下腹痛甚者，责之肝气，刘完素认为"腹痛则宜和"。苍术燥湿健脾止泻，为君药。芍药柔肝缓急止痛，为臣药。黄芩清热燥湿，解毒止痢；肉桂通利血脉，为佐药。

【临证提要】本方所治泄泻为寒湿困脾，水湿下注。症见水样泻，脘腹冷痛，身体困重乏力，不欲饮食，完谷不化，舌苔白滑，脉弦滑。

～苍术汤～

【来源】《素问病机气宜保命集》卷中。

【组成】苍术二两　防风一两

【用法】上剉为细末，用水一碗，煎至一大盏，绞清汁。下桃花丸八十丸立愈。

【功效】祛风燥湿健脾。

【主治】泻痢久不止，脏腑虚滑，谷不化。

【方解】苍术燥湿健脾止泻，为君药。防风辛香醒脾和胃，胜湿而止泻，为臣。二药相合健脾，祛湿，止泻。

【临证提要】本方主治久泻久痢，脾胃虚寒，滑脱不禁。症见脘腹冷痛，肠滑不禁，完谷不化，日夜无度，舌苔白滑，脉沉迟。

～◇ 苍 术 汤 ◇～

【来源】《素问病机气宜保命集》卷中。

【组成】苍术四两　草乌头一钱　杏仁三十个

【用法】上为粗末，都作一服，水三升，煎至一半，均作三服，一日服尽，迎发而服。

【功效】涌吐疟气。

【主治】秋深久疟，胃中无物，又无痰癖，腹高而食少，俗谓疟气入腹。

【方解】君以苍术燥湿运脾，行气和胃。草乌祛风除湿，破积聚寒热，为臣药。杏仁降气祛痰，为佐药。三药合用行气和胃，中焦升降有序则秋深久疟自除。

【临证提要】本方所治涌吐疟气，为久患疟疾，形气俱虚，脾胃运化失司，升降失常所致。病人无痰癖（痰邪癖聚于胸胁之间所致病证）之证，故重在行气和胃，使中焦升降有序。

～◇ 苍术泽泻丸 ◇～

【来源】《素问病机气宜保命集》痔疾论第二十八。

【组成】苍术四两，去皮　泽泻二两　枳实二两　地榆一两　皂子二两，烧存性

【用法】上为细末，烧饭为丸，桐子大，每服三十丸，食前酒或米饮下。

【功效】清热利湿，疏风润燥，凉血止血。

【主治】痔疾。

【方解】"风湿邪热，攻于肠中，致使大便涩而燥，热郁血，热散而流溢，浸淫肠里，久而不愈乃作痔。"（《内经运气要旨论》）治宜清热利湿，疏风润

燥，凉血止血。苍术祛风燥湿，重用为君。臣以甘寒之泽泻渗湿泻热。地榆其性下降，泄热凉血止血，尤宜于下焦之痔血、便血；枳实宽肠行气，利血中之气，寓血止防瘀之意；皂角子祛风燥，杀虫止痒，且"通肺与大肠气"，利大便，共为佐药。诸药合用，既能清利湿热，又可疏风润燥，凉血止血，用治风湿燥热型之痔疮。

【临证提要】本方所治痔疾病机为湿热下注，结聚不散。症见便血鲜红，肛门灼热，舌苔黄腻，脉弦数。

～⌒ 妙功藏用丸 ⌒～

【来源】《黄帝素问宣明论方》卷四。

【组成】大黄　黄芩　黄连各半两　黑牵牛一两　滑石二分　荆芥穗二两　防风一分　川芎一两　木香二分　官桂三分，去皮

【用法】上为末，滴水为丸，如小豆大，每服二十丸、三十丸，生姜汤下，日三服，温水亦得。

【功效】通利三焦。

【主治】呕哕不食，痿弱难运，血溢血泄，淋闭不通，或泄利三焦壅滞，传化失常，功不可述，并宜服之。

【方解】大黄、牵牛子泻下郁积；黄芩、黄连、滑石清热祛湿；荆芥穗、防风、川芎祛风散邪，其中川芎合肉桂温通活血，合木香行气活血，生姜温胃止呕。综观本方，功可通利二便，通畅三焦，通行气血，疏风散邪，故凡邪郁所致三焦传化失常，皆有良效。

【临证提要】邪郁三焦，传化失常，症见呕哕不食，痿弱难运，血溢血泄，淋闭不通，或泄利等。

～⌒ 赤白痢方 ⌒～

【来源】《保童秘要》诸痢。

【组成】朴硝　黄连各半分

【用法】上为末，一岁儿每服一钱，日五六服，夜亦三五服。

【功效】清热燥湿，化瘀止痢。

【主治】赤白痢，血多。

【方解】痢疾乃湿热蕴结大肠，气滞血瘀而成，往往见有腹痛，下利赤白黏胨，里急后重等症，《明医指掌》云："湿热之积，干于血分则赤，干于气分则白。"方中黄连清热燥湿，泻火解毒，清肠中湿热，刘完素认为古方以黄连为治痢之最，作为君药。朴硝味咸入血分，"且咸能软坚，其性又善消，故能通大便燥结，化一切瘀滞"（《医学衷中参西录》），消肠中瘀血，为臣药。

【临证提要】本方治疗为湿热痢。症见便脓血，赤白相间，里急后重，肛门灼热，口渴喜饮，苔黄腻，脉弦数。

～◈ 赤白痢，谷道冷热痛方 ◈～

【来源】《保童秘要》诸痢。

【组成】鸡子一枚，打小头令破，出于盏中　胡粉　杏仁各等份

【用法】上以胡粉、杏仁相度多少，和调鸡子令匀，却纳壳中，以面糊粘纸糊壳头，入塘灰火煨熟啖之。

【功效】杀虫解毒止痢。

【主治】赤白痢，谷道冷热痛。

【方解】胡粉即铅粉，功能杀虫解毒，《药性论》言："治积聚不消，炒焦止小儿疳痢"，故为君药。鸡子滋阴补血，《日华子本草》载其"和光粉（铅粉）炒干，止小儿疳痢"，为臣药。杏仁润肠通便，《本草经集注》言其能"解胡粉毒"，故为佐药。

【临证提要】本方治疗痢疾伴有肛门或冷火热，疼痛。现已少用。

～◈ 赤茯苓汤 ◈～

【来源】《黄帝素问宣明论方》卷一。

【组成】赤茯苓_{去皮} 人参 桔梗 陈皮_{各一两} 芍药 麦门冬_{去心} 槟榔_{各半两}

【用法】上为末，每服三钱，水一盏，生姜五片，同煎至八分，去滓，温服，不计时候。

【功效】降逆宽胸，调和气血。

【主治】薄厥，暴怒，气逆胸中不和，甚则呕血、衄血。

【方解】薄厥多因暴怒等精神刺激，致阳气亢盛，气血逆乱，郁积头部而出现卒然厥逆、头痛、呕血等症。治宜降逆宽胸，调和气血。方中赤茯苓善破结气，渗利下行，用为君药。槟榔辛散苦泄，下气消积；桔梗宣肺上行，畅利胸膈；陈皮温通畅胸，苦降下气，助君药调畅气机以宽胸降逆，均用为臣药。芍药、麦冬滋阴清热，养血柔肝；人参补气生津，用为佐药。全方气血兼顾，共奏降逆宽胸，调和气血之功。

【临证提要】《素问·生气通天论》："阳气者，大怒则形气绝，而血菀于上，使人薄厥。"即因大怒迫使气血上逆于心胸或头部所致的突然昏厥，甚至迫血妄溢而出现衄血、呕血等症。

～ 赤茯苓汤 ～

【来源】《伤寒标本心法类萃》卷下。

【组成】陈皮 甘草_{各一两} 人参_{二两} 半夏 白术 川芎 赤茯苓_{各半两}

【用法】上五钱，姜五片，水煎。

【功效】益气健脾，行气化痰。

【主治】汗下后，胸膈满闷。

【方解】汗下太过，易伤脾胃，运化失司，湿聚成痰，气机不畅，故见胸膈满闷。治当益气健脾，行气化痰。方中人参补益脾气，以助运化，重用为君药。白术甘苦而温，既助君药补气健脾，又能燥湿；赤茯苓甘淡平和，健脾渗湿，与白术合用，为健脾祛湿的常用组合，二药共为臣药。半夏、陈皮皆辛温之品，功善燥湿化痰，其中陈皮尚能理气行滞，既可与补气药配伍使其补而不滞，又与祛湿、祛痰药相合以体现气化则湿化、气顺则痰消之意；川芎辛散，为血中之气药，合陈皮以畅行气机；煎加生姜，助半夏燥湿化痰，降逆止呕，又制约半夏之毒，共为佐药。甘草既与人参、白术、茯苓合用，取四君子汤之意，益气健脾，又能调和诸药，为佐使药。综观全方，共成益气健脾，行气化痰之剂。

【临证提要】本方有六君子汤之意，原书治疗因汗下太过，伤及脾胃，运化失司，湿聚成痰，气机不畅诸证。以胸膈满闷，食少倦怠，舌淡、苔白腻，脉虚为临证要点。

～ 羌 活 散 ～

【来源】《素问病机气宜保命集》卷中。

【组成】羌活一两半　川芎七钱　细辛根二两半

【功效】祛风散寒止痛。

【主治】伤寒头痛恶风。

【方解】羌活辛温，善于发散在上在表之风寒风湿，为君药。川芎活血行气，祛风止痛，善治头痛，用为臣药。细辛散寒祛风，止痛，用作佐药。诸药合用，共奏祛风散寒止痛之效。

【临证提要】本方治疗外感风寒所致头痛。症见偏正头疼、巅顶痛，微恶风寒，苔白，脉浮。原方加减：如身热，依前加石膏汤四钱。

～ 赤 眼 方 ～

【来源】《保童秘要》眼。

【组成】竹叶切，取半合　黄芩二分　甘草炙　升麻各一分　寒水石五分

【用法】上除寒水石研外，余并细剉一处，以水六大合，煎取二合半，去滓，二岁以下分作两服。

【功效】清热泻火。

【主治】赤眼。

【方解】本证是因热邪上攻于目所致。治宜清热泻火。方用寒水石辛咸性

寒，清热泻火，重用为君。臣以竹叶清心利尿除烦，引热毒从下走。佐以升麻、黄芩清热解毒。甘草益气和中，防诸寒凉药伤及胃气，兼能调和药性，为佐使药。诸药合用，共奏清热泻火之功。

【临证提要】热邪上攻于目所致赤眼多见目赤肿痛，口渴，小便短赤，舌红，脉数。

～◈ 利 肾 汤 ◈～

【来源】《黄帝素问宣明论方》卷一。

【组成】泽泻　生地黄　赤茯苓去皮，各一两半　槟榔　麦门冬去心　柴胡　枳壳麸炒，去穰　牛膝去苗，酒浸，各一两　黄芩去朽，一两

【用法】上为末，每服三钱，水一盏半，煎至七分，去滓，温服，不计时候。

【功效】清热，泄浊，滋肾。

【主治】解㑊春脉动，气痛气乏，不欲言。

【方解】方中泽泻利水渗湿，化浊泄热；生地黄滋肾清热，二者清热滋肾泄浊，共为君药。赤茯苓利湿行水；槟榔行气利水；牛膝化瘀下行，助泽泻下泄肾浊，共为臣药。麦冬滋阴清热，使利水不伤阴；柴胡、枳壳升降气机；黄芩清热燥湿，共为佐药。诸药使肾实得泄，肾元不余，共奏清热，泄肾浊之功。

【临证提要】本方清热，泄浊，滋肾。症见脊脉痛，短气乏力，神疲懒言。

～◈ 坠惊青金丸 ◈～

【来源】《保童秘要》惊痫。

【组成】大附子一个，炮七度，每度入酒略浸过，去皮脐

【用法】上用水银、铅结成砂子，秤与附子等份，入轻粉、龙、麝各少

许。煮枣肉为丸，如黄米大，每一岁一丸，荆芥薄荷金银汤下；水泻，龙骨煎汤下；吐逆，丁香汤下；腹胀，木香汤下。

【功效】温补脾肾，化痰开窍。

【主治】惊风。

【方解】本方用治小儿慢惊风属脾肾阳虚，痰涎壅盛者。治宜温补脾肾，化痰开窍。附子大辛大热之品，补火助阳，温肾暖脾，为君药。水银、铅丹质重，镇惊安神，为臣药。轻粉祛痰消积，《本草衍义》谓其"下涎药并小儿涎潮、瘛疭多用"；龙脑（冰片）、麝香开窍醒神，辟秽通络，三药为佐药。枣肉为丸，以其健脾益气固本，助附子温补脾肾之功，并调和药性，为佐使药。诸药合用，共成温补脾肾，化痰开窍之功。

【临证提要】方所治小儿慢惊风属脾肾阳虚，痰涎壅盛者。症见抽搐无力，嗜睡无神，面色苍白，四肢不温，时作时止，舌淡、苔白腻，脉弦细。

芦荟丸

【来源】《保童秘要》诸疳。

【组成】芦荟　天竺黄　牛黄　麝香　胡黄连各一钱　熊胆　龙脑各半钱 蟾酥半字

【用法】上件细罗为末，数内胡黄连别捣罗，用水两茶脚许，煎成膏后，方入诸药末，研匀，丸如黄米大，每服五丸至七丸，葱白煎汤下。

【功效】清肝除蒸，息风开窍。

【主治】疳积。

【方解】小儿疳积常由乳食无度，损伤脾胃，渐成积滞，致生化乏源，气血不足，脏腑肢体失养，身体日渐羸瘦，气阴耗损而成。《活幼心书》："疳之为病，皆因过餐饮食，于脾家一脏，有积不治，传之余脏。"方中芦荟杀虫清肝，"主小儿诸疳热"（《海药本草》），为君药。熊胆清热解毒，泻肝、胆、脾家之热，"主小儿五疳"（《药性论》），为臣药。胡黄连退虚热，除疳热；蟾酥解毒辟秽；天竺黄药性缓和，能化痰定惊，宜于小儿；牛黄清心凉肝；冰片、麝香开窍醒神，共为佐药。全方标本兼顾，使虫去积消，热清疳祛。

【临证提要】小儿疳积，症见发热，面色萎黄，毛发枯黄稀疏，骨瘦如柴，精神萎靡或烦躁，睡卧不宁，口渴，大便溏泄，舌淡苔薄，脉细数。

辰砂大红丸

【来源】《黄帝素问宣明论方》卷十一。

【组成】朱砂一两，一半入药，一半为衣　附子炮　没药半两　海马半钱　乳香 苁蓉　肉桂　玄胡　姜黄　硇砂各半两　斑蝥一分　生地黄一两

【用法】上为末，酒煮面糊为丸，如酸枣大，每服一丸，煎当归酒放温送下；经水不行，煎红花酒下。

【功效】补肾益精，活血止痛。

【主治】产后寒热运闷，血气块硬，疼痛不止。

【方解】乳香、没药行气活血止痛，二者并用"善治女子行经腹疼，产后瘀血作痛，月事不以时下"（《医学衷中参西录》）；延胡索、姜黄破血行气，通经止痛；硇砂、斑蝥消积软坚，破瘀散结，六药相合，活血破瘀止痛之功著。海马、肉苁蓉补肾助阳，且海马能调气活血止痛；附子、肉桂温肾助阳通脉，散寒止痛；生地黄滋阴补肾，五药合用，补肾阳，益肾阴，培元扶正。朱砂泻热泻火，镇心安神。诸药合用，共奏补肾益精，活血止痛之效。用治女子产后肾精亏虚，瘀血阻滞之疼痛。当归酒下以加强活血养血，化瘀止痛之功。

【临证提要】本方原治产后寒热运闷，血气块硬，疼痛不止。原方朱砂用量较大，临床应慎重。

辰砂丸

【来源】《黄帝素问宣明论方》卷十三。

【组成】信砒　甘草各一钱　朱砂二钱　大豆四十九粒

【用法】上为末，滴水和丸，匀分作四十九服，发日早晨日欲出，煎桃心

汤下忌热物。

【功效】清热解毒截疟，益气健脾和中。

【主治】一切脾胃虚，疟邪热毒。

【方解】脾胃素虚，感受疟邪，或疟病日久，脾胃受损，则发为本证。治当补脾胃以扶正气，清热解毒截疟以祛邪。甘草益气健脾和中；砒石解毒截疟，截止其发作，二药邪正兼顾，共为君药。大豆健脾宽中，清热解毒；朱砂解毒截疟辟秽，共为臣药。甘草调和诸药，兼为使药。四药合用，共奏清热解毒截疟，健脾益气和中之效。

【临证提要】本方原治疟邪热毒，现已少用。

灵 砂 丹

【来源】《黄帝素问宣明论方》卷三。

【组成】威灵仙　黑牵牛　何首乌　苍术各半两　香附子六两　川乌头去尖　朱砂　没药　乳香各三钱　陈皂角四钱，炙黄，去皮

【用法】上为末，把皂角打破，用酒二升半，春夏三日，秋冬七日，取汁，打面糊为丸，如桐子大，每服五丸。如破伤风，煎鳔酒下；如牙疼赤眼，捶碎，研三五丸，鼻嗫之。

【功效】祛风解痉。

【主治】破伤风，一切诸风等。

【方解】本方以祛风解痉见长。方中朱砂清心解毒，安神镇惊；威灵仙、川乌、何首乌、苍术合用，擅祛风湿，温经通络止痛；黑牵牛泻下去积，可"除风毒"（《名医别录》）；陈皂角祛顽痰，开闭祛风，"主风痹死肌，邪气"（《神农本草经》）；香附、没药、乳香行气活血，使气血通行则风邪无可留之机。故本方祛风痰，除风毒，开窍闭，定惊痉，可解一切诸风，尤善治破伤风。

【临证提要】本方善祛风解痉，治疗破伤风症见牙关紧闭、角弓反张者，亦能治疗风邪外袭所致的其他病证。

～ 吴茱萸汤 ～

【来源】《黄帝素问宣明论方》卷一。

【组成】吴茱萸_{汤淘, 炒} 厚朴_{生姜制} 官桂_{去皮} 干姜_{炮, 各二两} 白术 陈皮_{去白} 蜀椒_{出汗, 各半两}

【用法】上为末，每服三钱，水一大盏，生姜三片，同煎至八分，空心，去滓，温服。

【功效】理气散寒，除满消胀。

【主治】膜胀，阴盛生寒，腹满撑胀，且常常如饱，不欲饮食，进之无味。

【方解】本方以吴茱萸为君，善治心腹疾，温中下气，止腹痛，消冷实。厚朴下气除满，消积导滞；干姜温中散寒；白术健脾燥湿，三味药共助君药温中祛寒，除满消胀，用为臣药。佐以陈皮理气和胃；官桂、花椒散寒止痛；生姜温胃散寒。诸药配伍，使阴寒温散，胀满消除，饮食如常。

【临证提要】本方证为中焦阴盛生寒，升降失司所致。症见四肢不温，脘腹胀满，不思饮食，进之无味，舌淡，脉沉迟。

～ 吴茱萸丸 ～

【来源】《黄帝素问宣明论方》卷二。

【组成】吴茱萸_{汤洗, 炒} 干姜 赤石脂 陈麦曲_{炒熟} 当归_焙 厚朴_{各三钱}

【用法】上为末，炼蜜为丸，如桐子大，每服三十丸，温米饮下，空心服。

【功效】温阳散寒，健脾止泻。

【主治】鹜溏，泄泻不止，脾虚胃弱，大肠有寒，大便青黑或黄利下。

【方解】方以吴茱萸散寒止痛，助阳止泻，用为君药。干姜温中散寒；赤石脂温中止泻，用为臣药。神曲健脾开胃，和中止泻；当归养血和血；厚朴行气燥湿，以助运化，共为佐药。米饮和服，增强健脾养胃止泻之力。诸药合用，既温散大肠寒湿，又健脾养胃止泻。

【临证提要】本方所治鹜溏及溏泄，为脾胃虚寒，水湿下注所致。症见大便溏薄，澄彻清冷，腹胀肠鸣，四肢不温，面色萎黄，神疲乏力，舌淡苔薄，脉沉细弱。

∾ 束 胎 丸 ∾

【来源】《素问病机气宜保命集》妇人胎产论第二十九。

【组成】白术　枳壳去穰，炒，等份

【用法】上为末，烧饭为丸，如桐子大，每月一日食前服三五十丸。温熟水下，胎瘦易生也，服至产则已。

【功效】补脾顺气，束胎易产。

【方解】"束胎者，谓约束其胎，而不能纵横，使易产也。"（《女科指掌》）方用作用缓和之枳壳顺气宽中，约束其胎。白术补脾益气，健母之气，以防久服枳壳而耗伤正气，损伤胎元。二药补脾顺气，消补兼施，寓补于消，主治因肥甘凝滞，以致胎儿肥大，不能顺产者。

【临证提要】本方能促使胎儿易产，目前已少用，临床可供参考。

∾ 没 药 丹 ∾

【来源】《黄帝素问宣明论方》卷十一。

【组成】没药一钱　当归　大黄各一两　牵牛二两　轻粉一钱　官桂一分，以上同研末　硇砂一钱，同研

【用法】上研匀，醋面糊为丸，如小豆大，每服五丸至十丸，温水下。以快利取积，病下为度。虽利后，病未痊者，后再加取利。止心腹急痛，煎乳香下；未止，取大便利。

【功效】破血逐瘀，泻热攻下。

【主治】产后恶血不下，月候不行，血刺腰腹急痛；或一切肠垢沉积，坚

满痞痛，作发往来；或燥热烦渴，喘急闷乱，肢体疼倦，大小人心腹暴痛。

【方解】本方所治诸证皆由下焦有瘀所致。产后恶露不下，瘀阻胞宫，则月经不行，腰腹疼痛；瘀阻肠道，与宿便互结不下，则肚腹坚满痞痛；瘀停化热，瘀热内结，津不上承，则燥热烦渴。治当破血逐瘀，泻热攻下。方中牵牛子"以大黄引则入血"（《汤液本草》），本方与大黄伍用，泻热攻下，活血祛瘀，导瘀热从下而去，共为君药。当归，一则活血调经，润肠通便，助君药活血逐瘀之功，一则养血，使祛瘀不伤正，为臣药。没药破血逐瘀，散结止痛；轻粉泻下通利，"辛凉总除肠胃积滞热结"（《本草经疏》）；硇砂消积软坚，破瘀散结；少量官桂温通血脉，以助行血之功，且性热防大黄、牵牛子苦寒之品寒凉凝血之弊，共为佐药。醋糊为丸，加强活血散瘀之功。全方共奏破血逐瘀，泻热攻下之功。

【临证提要】本方主治瘀血阻滞下焦诸证。可用于下焦瘀阻所致产后恶露不行，小腹冷痛；瘀血阻滞所致月经不调；燥热烦渴，肢疼体倦，心腹刺痛、痛处不移，舌黯，脉涩。

～ 没 药 散 ～

【来源】《黄帝素问宣明论方》卷十三。

【组成】没药　乳香各三钱，另研　穿山甲五钱，炙　木鳖子四钱

【用法】上为细末，每服半钱一钱，酒大半盏，同煎，温服，不计时候。

【功效】活血化瘀，行气止痛。

【主治】一切心腹疼痛不可忍。

【方解】瘀血内停，阻碍气机，不通则痛，治当活血行气止痛。没药、乳香活血化瘀，行气消肿止痛，"二药并用，为宣通脏腑，流通经络之要药，故凡心胃胁腹肢体关节诸疼痛皆能治之"（《医学衷中参西录》），共为君药。臣用穿山甲，活血祛瘀，通行经络，"气腥而窜，其走窜之性，无微不至，故能宣通脏腑，贯彻经络，透达关窍，凡血凝血聚为病，皆能开之"（《医学衷中参西录》）。木鳖子疏通经络，为佐药。四药合用，共奏活血行气止痛之功。以酒水煎服，借酒辛热之性温通血脉，以助药力。

【临证提要】本方辛温之乳香、没药和寒凉之穿山甲、木鳖子相伍，寒热

并用,有寒热平调,辛开苦降之用,对瘀阻气滞之心腹疼痛,不分寒热,寒可去热能清,瘀祛气行而痛止。现代临证用于治疗急性胆囊炎,胰腺炎,肠梗阻,跌打损伤属瘀血内停者。木鳖子有毒,严格控制用药剂量及用药时间。

⌒⌒ 没 药 散 ⌒⌒

【来源】《素问病机气宜保命集》卷中。

【组成】定粉　风化灰各一两　枯白矾三钱,另研　乳香半钱,另研　没药一字,另研

【用法】上件各研为细末,同和匀,再研掺之。

【功效】止血定痛。

【主治】刀箭所伤。

【方解】外伤出血,止血定痛为第一要务。方中定粉即铅粉,风化石灰,二药善止血生肌,故为君药。枯白矾收涩止血,为臣药。乳香、没药二药活血通络止痛,使本方止血不留瘀,为佐药。诸药外用,共奏止血定痛之功。

【临证提要】本方外用治疗外伤出血,善止血定痛。临床可供参考。

⌒⌒ 没 药 散 ⌒⌒

【来源】《素问病机气宜保命集》妇人胎产论第二十九。

【组成】虻虫一钱,去足羽,炒　水蛭一钱,炒　麝香一钱　没药三钱

【用法】上为细末,用四物汤四两,倍当归、川芎,加鬼箭羽、红花、延胡索各一两,水煎调服。

【功效】活血祛瘀。

【主治】血运,血结,血聚于胸中,或偏于少腹,或连于肋胁。

【方解】本方用治瘀血内阻胸中,停于少腹、胸胁所致疼痛诸证。治当活血祛瘀。方中没药散血化瘀止痛,重用为君。水蛭、虻虫破血通经,逐瘀消瘕,为臣药。麝香开通走窜,活血通经止痛,为佐药。本方遣药较猛,药力

较强，适用于瘀结证实，体质壮实者。四物汤（地黄、当归、芍药、川芎）倍当归、川芎，加鬼箭羽、红花、延胡索功可活血祛瘀兼以养血，以之煎汤调服药末，既助其祛瘀之力，又养血扶正使活血不伤正。

【临证提要】本方破血逐瘀之力较强，以瘀血内阻较重者为宜。

～⌒ 没 药 散 ⌒～

【来源】《素问病机气宜保命集》疮疡论第二十六。

【组成】没药　乳香　雄黄各一钱　轻粉半钱　巴豆霜少许

【用法】上细末，干掺。

【功效】解毒疗疮，活血消肿，祛腐生肌。

【主治】白口疮。

【方解】本方为口疮外用方。方中没药"外用为粉以敷疮疡，能解毒消肿，生肌止痛"（《医学衷中参西录》），为君药。臣以乳香活血散瘀止痛，祛腐消肿生肌。雄黄外用解毒疗疮；轻粉外用攻毒生肌敛疮；巴豆霜外用蚀腐肉，疗疮毒，三药共为佐药。诸药相合，共奏解毒疗疮，活血消肿，祛腐生肌之功。

【临证提要】本方治疗口疮，无论寒热，外用干掺，疗效甚佳。然雄黄、轻粉、巴豆有毒，慎勿过量，不可久用。

～⌒ 羌 活 汤 ⌒～

【来源】《素问病机气宜保命集》卷中。

【组成】羌活　独活　防风　地榆各一两

【用法】上㕮咀，每服五钱，水一盏半，煎至一盏，去滓，温服。如有热加黄芩，有涎加半夏。若病日久，气血渐虚，邪气入胃，宜养血为度。

【功效】祛风散邪。

【主治】破伤风。

【方解】羌活祛风散寒，为君药。独活与羌活相配通治一身上下之风邪，并能通络止痛；防风祛风散邪，祛邪不伤正，为臣药。风为阳邪，易化火而波及血分，地榆直入血分，善凉血解毒，为佐药。四药共奏祛风散邪之效。

【临证提要】本方治疗破伤风兼有表邪者。原书加减：有热，加黄芩；有涎，加半夏。

～乳 香 散～

【来源】《素问病机气宜保命集》疮疡论第二十六。

【组成】寒水石烧，一两　滑石一两　乳香　没药各五分　脑子少许

【用法】上各研细，同和匀，少掺疮口上。

【功效】清热泻火解毒，活血消肿止痛。

【主治】疮口痛大。

【方解】热毒内盛，气血凝滞，阻塞不通故疮口大痛。治疗当清热泻火解毒，活血消肿止痛。方中寒水石清热泻火，善治热毒疮疡，为君药。滑石清热收湿敛疮，为臣药。佐以乳香活血消痈，散瘀止痛，《珍珠囊》谓其"定诸经之痛"；没药散血祛瘀，消肿定痛；脑子（冰片）清热解毒，消肿止痛。诸药研细，清热泻火解毒，活血消肿止痛。

【临证提要】本方外掺于疮口用治疮疡之阳证红肿痛甚者。

～乳 香 散～

【来源】《素问病机气宜保命集》疮疡论第二十六。

【组成】乳香　没药各一钱　白矾飞，半钱　铜绿少许

【用法】为细末，掺用。

【功效】解毒消肿，活血止痛。

【主治】赤口疮。

【方解】乳香调气活血，定痛追毒，为君药。臣以没药活血止痛，消肿生

肌，君臣"皆能止痛消肿生肌，故二药每每相兼而用"（《本草纲目》）。白矾解毒收湿；铜绿祛腐敛疮，共为佐药。

【临证提要】赤口疮症见疮口红肿疼痛，本方外用掺于局部，药力直接作用于患处，以收速效。

～⌘ 鸡屎醴散 ⌘～

【来源】《黄帝素问宣明论方》卷一。

【组成】大黄　桃仁　鸡屎醴干者，各等份

【用法】上为末，每服一钱，水一盏、生姜三片，煎汤调下，食后，临卧服。

【功效】活血利水除胀。

【主治】臌胀，旦食不能暮食，痞满。

【方解】臌胀乃气、血、水淤积于腹内。治当活血利水除胀。方中大黄活血化瘀，攻积导滞；桃仁养血活血，润肠通便；鸡屎白泄热利水，通小便。三药相合，既可活血祛瘀，又可通利二便，导瘀、导水以下行。

【临证提要】本方用药寒凉，尤为适用于水瘀互结之臌胀属热者。

～⌘ 麦门冬饮子 ⌘～

【来源】《素问病机气宜保命集》妇人胎产论第二十九。

【组成】麦门冬　生地黄各等份

【用法】上各等份，剉，每服一两，煎服。又衄血，先朱砂、蛤粉，次木香、黄连。大便结，下之。大黄、芒硝、甘草、生地黄；溏软，栀子、黄芩、黄连，可选用。

【功效】清热凉血止血。

【主治】衄血不止。

【方解】"衄者，阳热怫郁，干于足阳明而上，热甚则血妄行为鼻衄也。"

治疗当清热凉血止血。方中麦冬苦甘寒，善养肺胃阴，清肺胃热，《用药心法》载其"治血妄行"，用治肺胃有热之吐血、咳血、衄血等，为君药。臣以生地黄苦甘寒，为清热凉血止血之要药，以增麦冬之功。

【临证提要】本方二药配伍有较好清热养阴，凉血止血之功，用治肺胃阴虚有热之鼻衄、齿衄等；功能清养肺肾，亦可用治肺肾阴虚之干咳痰少。

【备考】门冬饮子（《洁古家珍》）、麦冬饮（《赤水宝珠》卷九引《济生》）、麦门冬饮（《重订严氏济生方》）、麦地煎（《仙拈集》卷二）、二神汤（《疡医大全》卷十二）。

麦门冬饮子

【来源】《黄帝素问宣明论方》卷一。

【组成】麦门冬_{二两，去心} 瓜蒌实 知母 甘草_炙 生地黄 人参 葛根 茯神_{各一两}

【用法】上为末，每服五钱，水二盏，竹叶数片，煎至一盏，去滓，温服，无时。

【功效】滋阴润肺，清心除烦。

【主治】膈消，胸满烦心，津液燥少，短气，久为消渴。

【方解】膈消者，以膈上焦烦。故又名上消，源于心移热于肺。治宜甘寒辛润，滋阴润肺，清心除烦。麦冬养阴生津，清心除烦，善养肺阴，清肺热，为君药。生地黄、知母助君药清热滋阴，润燥生津；人参补心脾肺之气，生津安神，共为臣药。瓜蒌甘寒清润，清热润燥，宽胸散结；茯神宁心健脾安神；竹叶清心除烦，生津止渴；葛根生津止渴，升发脾阳，使脾气上升，散精于肺，用为佐药。甘草益气和中，调和诸药，用为佐使。本方大能滋阴润燥，又清心除烦安神，清滋并用，心热祛，肺热清，燥热除，消渴止。

【临证提要】本方用治上消因心肺膈热所致者，见烦渴多饮，口干舌燥，尿频量多。小便频数者，加山茱萸；热邪较甚，口渴者，加石膏。

【方论选录】

《医略六书》：虚阳内郁，灼烁肺金，不能生肾水以上朝，故消渴不止矣。

人参扶元补脑虚，生地壮水滋真阴，花粉清热润燥，知母滋肾退热，五味收肺气之虚耗，茯神安心神之虚烦，干葛升清阳以解郁，竹叶疗膈热以凉心，炙草缓中和胃也。水煎温服，使金水相生，则津液上奉，而肺气自雄，水精四布，何患上消之不瘳哉。此保肺生津之剂，为虚阳内郁上消之专方。

【备考】门冬饮子（《医学纲目》卷二十一）、生津麦冬汤（《杏苑》卷五）、麦冬饮子（《医略六书》卷二十二）。

补 中 丸

【来源】《黄帝素问宣明论方》卷十二。

【组成】厚朴生姜制香　干姜炮　陈皮　白茯苓去皮　甘草炙紫，各等份

【用法】上为末，炼蜜为丸，如樱桃大，每服一丸，空心，白汤化下，细嚼亦得。

【功效】温中健脾，行气止痛。

【主治】一切气疾，肚腹疼痛，呕吐气逆，不思美食。

【方解】脾胃虚寒则肚腹凉痛，呕吐气逆，不思美食。治当温中散寒，健脾止痛。方中干姜，温脾暖胃，散寒止痛，为君药。茯苓健脾渗湿，与君相合，温补并行。陈皮、厚朴行气燥湿止痛，为佐药。甘草、茯苓益气健脾，并能缓急止痛，调和药性，为佐使之用。

【临证提要】本方温中健脾，行气止痛，用治中焦虚寒兼有气滞所致肚腹疼痛，呕吐气逆等证。脘腹痛甚者，加高良姜；呕吐甚者，加半夏、生姜。

补 真 丹

【来源】《黄帝素问宣明论方》卷十五。

【组成】黑附子一两，煨　阳起石火烧，酒淬，三钱　海马二对　乳香　雄黄为衣　血竭各三钱　石莲子去壳、皮心　黑锡炒成砂子，半两　石燕子一对，烧以醋淬　麝香一分

【用法】上为细末，面糊。为丸，每服二十丸，用五香汤空心下。

【功效】固肾补虚兴阳。

【主治】男子元脏虚冷。

【方解】男子元脏虚冷，治当兴阳固肾补虚。方中黑附子辛甘大热，温肾补火助阳，为君药。阳起石、海马补肾壮阳，共为臣药。肾虚寒凝，腰膝疼痛，乳香、血竭、麝香调气活血止痛；石莲子涩精止遗泄；黑锡降逆浮阳，《本草纲目》认为其有"明目固齿乌须发"之功；元脏虚冷，水泛生湿化痰，以石燕子除湿利水通经；雄黄燥湿祛痰，共为佐药。以调神益气之五香汤送服，共奏固肾补虚之功。

【临证提要】男子元脏虚冷，命门火衰，症见腰疼脚软，畏寒肢冷，阳痿，滑精，小便清长或泄泻，水肿，癃闭或夜尿频数，脉沉迟而弱。

芙 蓉 膏

【来源】《黄帝素问宣明论方》卷十五。

【组成】料炭灰　桑柴灰　荞麦秸灰各半升，上灰用热汤淋取升，熬至五分　独角仙一个，不用角　红娘子半钱，不去翅足　糯米四十九粒　煅石一两，风化者

【用法】上为末，将前项灰汁调如面糊相似，在瓷合子内，于土底埋五七日，取出使用。取瘢痕靥内刺破，用细竹签子点之放药，用湿纸揿药，再点至三上，见瘢痕时，冷水淋洗。忌姜、醋、鱼、马肉。

【功效】蚀恶肉。

【主治】遍满头面大小诸靥子，或身体者。

【方解】料炭灰、桑柴灰、荞麦秸灰蚀恶肉；独角仙破瘀止痛，攻毒；红娘子活血化瘀，攻毒散结；煅石（石灰）蚀恶肉，"去黑子息肉"（《本经》）；糯米益气和中。诸药相合，活血攻毒，蚀恶肉，外用治疗以去靥子。

【临证提要】本方外用腐蚀恶肉，用治皮肤赘生物、黑痣等。

∽ 豆 蔻 散 ∾

【来源】《黄帝素问宣明论方》卷二。

【组成】肉豆蔻五个　甘草炙　厚朴各等份

【用法】上为末，每服二钱，米饮一盏调下，食前，白汤亦得。

【功效】温中止泻，行气止痛

【主治】濡泄不止，寒客于脾胃，伤湿腹痛，滑利不止。

【方解】濡泄乃寒客于脾胃，湿浊下注。治当温中散寒，祛湿止泻，行气止痛。方以肉豆蔻为君，温中行气，涩肠止泻，"主温中消食，止泄，治积冷心腹胀痛"（《开宝本草》）。厚朴为臣，燥湿理气，宽中除满，"主温中……治霍乱及腹痛，胀满，胃中冷逆，……泻痢"（《名医别录》）。甘草益气和中，兼调和诸药，用为佐使。三药合用，温中止泻，燥湿理气，使寒湿祛，气机畅，脾胃和，泻止痛除。

【临证提要】濡泄乃寒客于脾胃，湿浊下注。症见腹痛泄泻，肠鸣漉漉，呈水样泻，滑利不止，小便不利，身体困重，脉迟而缓。

∽ 定 子 药 ∾

【来源】《伤寒标本心法类萃》卷下。

【组成】白矾一两，火煅，同信一处　信五钱　乳香二钱　没药二钱　辰砂五分

【用法】面糊为锭。

【功效】解毒疗疮，活血行气。

【主治】邪毒壅聚，气血不畅所致之证。

【方解】白矾性燥酸涩，外用长于解毒疗疮，燥湿止痒，重用为君。信石（砒石）大毒，外用以毒攻毒，蚀疮祛腐，为臣药。乳香、没药活血散瘀，消肿止痛，祛腐生肌；朱砂性寒，清热解毒，共为佐药。五药合用，共奏解毒疗疮，活血行气之功。

【临证提要】本方具活血散瘀，消肿止痛，祛腐生肌之功，外用治疗疮

疡肿毒。

∽◈ 定 命 散 ◈∽

【来源】《黄帝素问宣明论方》卷十四。

【组成】藜芦　川芎　郁金各等份

【用法】上研为细末，鼻中嗜之。如哭可医。

【功效】祛风痰，散郁热，调气血。

【主治】小儿天吊惊风，不能哭泣。

【方解】藜芦善治诸风痰饮，"大吐上膈风涎，暗风痫病"（《本草图经》）；川芎活血行气解郁，能去一切风、调一切气；郁金行气清心解郁。三药合用去风痰，散郁热，调气血。以药嗜鼻，郁热散、风痰去则肺气宣通，经络通畅，气血调和，则哭泣自出，天吊惊风可治。

【临证提要】小儿天吊惊风，发作时，头向后仰，眼目上翻，壮热惊悸，手足抽掣，甚则爪甲青紫。原书言服药后小儿能哭则可以治好，可供临床参考。

∽◈ 定 痛 丸 ◈∽

【来源】《黄帝素问宣明论方》卷十三。

【组成】❶ 乳香一分　川椒　当归　没药　赤芍药　川芎　自然铜　玄胡

【用法】上为末，熔蜡为丸，如弹子大，细嚼，酒下一丸。骨碎者，先用竹夹夹定，三五日，依旧小可与服。

【功效】活血散瘀，消肿止痛。

【主治】打扑损伤，筋骨疼痛等。

【方解】跌打损伤，瘀血阻滞经脉则筋骨疼痛。治当活血散瘀，消肿止

---

❶ 本方药物剂量缺。

痛。乳香、没药活血化瘀，行气消肿止痛，共为君药。延胡索辛散温通，为活血行气止痛之良药，能"行血中气滞，气中血滞，故能专治一身上下诸痛"（《本草纲目》）；自然铜散瘀止痛，接骨续筋，为治跌打损伤之要药，二药助君化瘀止痛，共为臣药。佐用川芎行气活血止痛；赤芍凉血散瘀止痛；当归活血养血，与诸活血之品相伍，祛瘀而不伤正；花椒味辛能散，助他药散瘀滞之血，破积聚之气。诸药合用，共奏活血散瘀，消肿止痛之功。本方配伍特点为活中寓养，活血破瘀而不耗伤阴血，瘀去气行络通，则疼痛自止。

【临证提要】本方治疗跌打损伤，瘀血阻滞经脉所致筋骨疼痛。

～～〆 金刀如圣散 〆～～

【来源】《伤寒标本心法类萃》卷下。

【组成】茅山苍术六两，米泔浸一日一夜　白芷二两　川乌四两，去皮脐，生用　防风四两，净，生用　细辛三两，去土，净　白术二两五钱　草乌四两

【用法】本方用两头尖，无则以川芎四两、雄黄五两，另研细末入药。上件俱各生用，晒干为末用。一切金疮及多年恶疮，用自己小便洗过，贴药立效。破伤风紧急，用好酒调药半钱或一钱服之。蛇伤，入枯白矾少许，调药敷之。蝎蜇伤，用吐服，盖之汗也；如汗不出再服，或涎出亦验，伤处敷药可。疯狗咬伤处，口嚼水洗净，将药贴伤处。汤火烫伤者，以新汲水调药敷之。雷头风并干湿癣、麻痹，每服半钱，服之立效。

【功效】祛风解毒，疗疮止痛。

【主治】金疮、破伤风，蛇、蝎、疯狗咬伤，汤火烫伤，雷头风，干湿癣，麻痹。

【方解】本方所治多因皮肉破损，风寒湿毒之邪侵及肌腠、经脉所致，当以祛风解毒，疗疮止痛为法。方用川乌、草乌辛热苦燥，功善祛风除湿，温经散寒，止痛之功显著，共为君药。白芷、细辛疏风散寒，除湿止痛，以助君药之力，为臣药。防风长于祛风，亦能胜湿止痛；苍术辛散苦燥，燥湿健脾，祛风散寒；白术甘苦而温，补气健脾，兼能燥湿，共为佐药。加用两头尖善祛风湿；如无则用川芎活血行气止痛；雄黄温燥有毒，以毒攻毒以解毒疗疮，亦为佐药。诸药合用，共成祛风解毒，疗疮止痛之剂。

【临证提要】本方既可外用，又可内服，治疗金疮、破伤风，蛇、蝎、疯狗咬伤，汤火烫伤，雷头风，癣疥等病证。

～∾ 金 圣 散 ∾～

【来源】《黄帝素问宣明论方》卷十五。

【组成】地胆半两，去足、翅，微炒　滑石一两　朱砂半钱

【用法】上为末，每服二钱，用苦杖酒调下，食前服。

【功效】清热利湿。

【主治】小肠膀胱气痛不可忍。

【方解】小肠膀胱气痛即疝气，《杂病源流犀烛·膀胱病源流》曰："膀胱气，膀胱经病也。其症小腹肿痛，必小便秘涩。"多由湿热蕴结下焦所致，故治以清热利湿。滑石甘寒，清热利水通淋以祛湿热，使湿热从小便而解，《本草经疏》云："滑石，滑以利诸窍，通壅滞，下垢腻，……是为祛暑热，利水除湿，消积滞，利下窍之要药"，为君药。地胆又名土斑蝥，《名医别录》谓其"散结气石淋"，用其活血通络以止痛，为臣药。朱砂清心镇惊，清心以泄小肠火，为佐药。三药合用，共奏清热利湿之效。

【临证提要】本方治疗疝气为湿热下注所致。症见睾丸重坠肿痛，阴囊潮湿，舌红、苔黄腻，脉滑数。

～∾ 金 花 丸 ∾～

【来源】《素问病机气宜保命集》卷中。

【组成】半夏汤洗，一两　槟榔二钱　雄黄一钱半

【用法】上为细末，姜汁浸，蒸饼为丸，如桐子大，小儿另丸，生姜汤下，从少至多，渐次服之，以吐为度。

【功效】燥湿祛痰，下气降逆。

【主治】呕吐。

【方解】痰浊中阻，胃气不降，故致呕吐。方中半夏燥湿化痰，降逆和中，为君药。槟榔下气消痰，为臣药。雄黄祛痰解毒，为佐药。姜汁浸饼为丸，有和胃之功，为使药。诸药合用，重在祛中焦之痰，气机有序，胃气自降，呕吐自止。

【临证提要】痰浊中阻，胃气不降则发为呕吐，苔白腻，脉滑。方中雄黄有毒，临床应注意。

～ஃ⌒ 金 丝 膏 ⌒ஃ～

【来源】《黄帝素问宣明论方》卷十四。

【组成】宣黄连半两，锉碎，水一盏，浸一宿，取汁，再添水半盏浸淬，经半日许，取汁，与前汁和，别用，水半盏　蜜一两　白矾一字　井盐一分，如无以青盐代之　山栀子二钱，好者，捶碎，与黄连淬同煮五十沸，取尽汁子，滤去淬，与前黄连汁一处，入余药

【用法】上用银瓷器内，同熬十余沸，用生绢上细纸数重，再滤过，用时常点。

【功效】清热燥湿明目。

【主治】一切目疾，昏暗如纱罗所遮，或疼或痛。

【方解】黄连善清上焦火热之邪，清热燥湿，为君药。栀子清泻三焦之火，通利小便，导湿热下行，为臣药。白矾燥湿解毒；井盐清火解毒，"明目"（《本草拾遗》），共为佐药。蜂蜜解毒消疮，调和药性，为佐使药。五药合用，共奏清热，燥湿，明目之效。外用点眼治疗火热上攻，或湿热上蒙于目窍之视物不清。

【临证提要】本方外用点眼，治疗火热上冲所致眼疾，现已少用。

～ஃ⌒ 金针丸 亦名陆神丸 ⌒ஃ～

【来源】《黄帝素问宣明论方》卷十三。

【组成】丁香　木香　乳香　阿魏　轻粉　骨碎补去毛　槟榔　官桂　桂

心　巴豆_{去皮}　杏仁_{去皮}　不灰木　肉豆蔻　阳起石　朱砂_{各等份}

【用法】上为细末，水面糊为丸，如小豆大，每服一丸，针穿作孔子，小油内滚过，灯焰内燎遍，于油中蘸死，嚼生姜汤下，不计时候，日三服，虚实加减。

【功效】温阳祛寒。

【主治】阳绝，痃气，心腹不忍。

【方解】本方用治阳虚阴寒内盛之虚痃及心腹疼痛。治宜温阳散寒。方中官桂、桂心、骨碎补、丁香、阳起石补肾助阳，祛寒救逆。巴豆"导气消积，去脏腑停寒"（《医学启源》），增温阳祛寒之力，且可"破心腹积聚结气"（《药性论》），用治心腹积聚，痃满等证。肉豆蔻、木香、槟榔、杏仁调畅气机，散结消痃止痛；乳香行气活血止痛，"定诸经之痛"（《珍珠囊》）；阿魏辛温行散，化癥消痃；方中诸药多为温热之品，故辅以轻粉、朱砂、不灰木寒凉之品，防诸药温燥太过，耗伤阴液，助热生火。如《本草纲目》言："不灰木，性寒，而同诸热药治阴毒。刘河间《宣明方》，治阳绝心腹痃痛，金针丸中亦用服之，盖寒热并用，所以调停阴阳也。"诸药相合，共奏温阳祛寒之效。

【临证提要】阳虚阴寒内盛，症见心腹疼痛，脘腹痃满，四肢不温，舌淡苔白，脉沉细弱。

∽ 金 黄 丸 ∾

【来源】《黄帝素问宣明论方》卷七。

【组成】京三棱　香附子_{各半两}　泽泻_{二钱半}　巴豆_{四十九粒，出油}　黍米粉牵牛_{各二钱半}

【用法】上为末，用栀子煎汤和丸，如绿豆大，每服三丸至五丸，如心痛，艾醋汤下七丸。

【功效】消积散结，行气活血，祛湿化痰。

【主治】酒积、食积，诸积面黄，疸积硬块。

【方解】本方所治因于酒食内停，导致气血痰湿阻滞。治宜消积散结，行气活血，祛湿化痰。方中三棱辛散苦泄，长于破血散瘀，消癥化积，行气止痛，为君药。香附辛温，理气止痛，宽中消食；巴豆辛热，泻下逐水，祛痰消积，共为臣药。君臣合用，能消散酒食积滞，调畅气血运行，祛除痰湿壅滞。泽泻利水渗湿；牵牛子攻逐水湿；黍米粉益气和胃，以防破血、逐水之品败伤脾胃；用栀子煎汤和丸，取其清热利湿之效，既防积滞日久化热，又可使邪从小便而走，共为佐药。诸药相合，以成消积散结，行气活血，祛湿化痰之剂。

【临证提要】本方所治因于酒食内停，导致气血痰湿阻滞。症见脘腹痞满，不思饮食，甚至癥瘕积聚，舌黯，脉涩。

∽◦ 金 露 丸 ◦∽

【来源】《素问病机气宜保命集》卷中。

【组成】大黄二两　枳实五钱，麸炒　牵牛头末，二两　桔梗二两

【用法】上同为细末，烧饼为丸，如桐子大，每服三五十丸，食后温水下，如常服，十丸、二十丸甚妙。

【功效】攻积导滞。

【主治】天行时疾，内伤饮食，心下痞闷。

【方解】食积内停，阻遏气机，腑气不通。故治当攻积导滞。方中大黄攻积泻热，为君药。臣以苦辛性微寒之枳实，行气化滞，以增强大黄荡涤肠腑之功。牵牛子通便泻热，引邪下行，为佐药。桔梗开宣肺气，肺与大肠相表里，清气生则浊阴自降，为使药。诸药相合，共成攻积导滞之剂。

【临证提要】本方攻积导滞之力较强，治疗食积内停，阻遏气机，腑气不通。症见脘腹痞满，不思饮食，脉滑。

∽◦ 金露紫菀丸 ◦∽

【来源】《黄帝素问宣明论方》卷七。

【组成】草乌头去皮尖，生　黄连各半两　官桂　桔梗　干地黄　干生姜　川

椒　芫荑　紫菀去皮　柴胡　防风　厚朴　甘草　人参　川芎　鳖甲醋浸　贝母　枳壳去穰　甘遂各一两　巴豆三两，醋煮半日，出油　硇砂三钱

【用法】上为末，水煮面糊为丸，如桐子大，每服五丸，空心临卧，米饮汤下。或微疏动。详虚实加减。

【功效】行气化痰，健脾祛湿。

【主治】一切脾积，两胁虚胀，脐疼痛。

【方解】脾积，亦称痞气，指脘腹部有状如复杯的痞块。本方所治之证，是因脾胃虚寒，健运无力，聚湿成痰，阻滞气机所致。治当行气化痰，健脾祛湿。方用人参、甘草补气健脾，培土制水；草乌温肾暖脾；官桂、花椒、芫荑、生姜温中散寒；甘遂、巴豆攻逐水饮；紫菀、桔梗、贝母化痰；柴胡、厚朴、枳壳行气止痛，其中厚朴又能燥湿；川芎活血行气；防风胜湿止痛；中焦气机不畅，易于滞血化热，故用鳖甲味咸，软坚散结；硇砂消积软坚，破瘀散结；黄连、干地黄寒凉清热。综观全方，以成行气化痰，健脾祛湿之方。

【临证提要】脾积为古病名，五积之一，症见脘腹如复杯的痞块，腹满呕泄，肠鸣，四肢沉重，足胫肿厥，不能平卧。

～◎ 金鏁丹 ◎～

【来源】《黄帝素问宣明论方》卷十二。

【组成】龙骨水飞　菟丝子各一两　补骨脂　韭子　泽泻　牡蛎各半两　麝香少许

【用法】上为末，酒面糊为丸，如桐子大，每服三十丸，温酒下，空心，食前，日三服。

【功效】温肾助阳，镇静安神。

【主治】男子本脏虚冷，夜梦鬼交。

【方解】肾寄藏命门之火，为元阴、元阳之脏，素体阳虚，或年老肾亏，或久病伤肾，或房劳过度等致肾阳虚衰，则腰膝酸软而痛，或阳痿、精冷、夜梦鬼交等。治当温肾壮阳，镇惊安神。菟丝子补肾益精；龙骨镇静安神，二药标本并治，共为君药。补骨脂、韭菜子补肾助阳；牡蛎平肝潜阳，镇惊

安神，助君补肾镇静之功，共臣药。佐以泽泻行水泻肾，使肾中浊阴得泻；麝香走窜，通诸窍之不利，开经络之壅遏，二药与诸温补之品相合，使补而不滞。诸药合用，共奏温肾助阳，镇静安神之效。

【临证提要】本方补泻兼施，标本并治，以治本补肾阳为主。临证以腰膝酸软，畏寒肢冷，不寐为辨证要点。

～ 和 中 丸 ～

【来源】《黄帝素问宣明论方》卷四。

【组成】牵牛一两　官桂一分　大黄　红皮　黄芩　茴香各半两　木香一分　滑石二两

【用法】上为末，滴水丸，如小豆大，每服二十丸，煎生姜汤下，温水亦得，日三服。

【功效】宽膈美食，消痰止逆。

【主治】口燥舌干，咽嗌不利，胸胁痞满，心腹痛闷，小便赤涩，大便结滞，风气怫郁，头目晕眩，筋脉拘急，肢体疼倦，一切风壅。

【方解】方中牵牛子、大黄泻下除积，通导大便；黄芩清热燥湿；滑石清热利湿，通利小便；陈皮祛风除湿，理气止痛；茴香、肉桂温经散寒，行气止痛；木香、生姜醒脾和胃，行气降逆。故本方既理气和中，祛风散邪，又清热燥湿，通利二便，使邪气祛除，中气调和，气机得通，诸症自除。

【临证提要】脾虚胃弱者慎用。

【备考】崔宣武和中丸　大黄一两　茴香炒　外七味同

～ 和气地黄汤 ～

【来源】《黄帝素问宣明论方》卷十二。

【组成】木香一字　楝桂去皮　茯苓去皮　白芥子各一钱，炒香　白术　干山药　川芎　当归各一分，焙　桂花　缩砂仁各半钱　甘草半两，炙

【用法】上为细末，入麝香少许，研匀，用数重油纸或瓷器内密封起。每用，蜜二斤、饧饴一斤，温好甜水五升，化匀开，抄前药，并杏仁十枚（去皮尖，洗净，炒香焦，捶碎），湿地黄根长约寸许，切，取汁半盏，温服。

【功效】调养荣卫，补顺阴阳。

【主治】沉积气结不散。

【方解】炙甘草补气健脾，化生气血，补后天之本，为君药。茯苓健脾渗湿；肉桂通阳扶卫；地黄滋阴生津；芥子利气豁痰，温中开胃；木香醒脾和胃，共为臣药。川芎、当归、地黄补血行血；白术、山药益气健脾；砂仁醒脾和胃，行气化滞；杏仁宣利肺气；桂花散寒祛痰；麝香走窜，能通诸窍之不利，开经络之壅遏，《仁斋直指方》云其"能化阳通腠理，能引药透达"，共为臣药。饧饴、蜜甘温，补中缓急，生津润肺，调和诸药，为使药。本方补气养血与行气活血祛痰之品相合，使补而不滞，滋而不腻。数药合用，气血双补，阴阳并补，俾阴血充盛，气充阳复，则沉积结气散，血脉畅通。本方滋而不腻，温而不燥，药性平和，长期服用使气血充足，阴阳调和。

【临证提要】本方药性平和，补泻兼施，使气充阳复，气血自畅，则沉积结气自散。

连 翘 汤

【来源】《素问病机气宜保命集》瘰疬论第二十七。

【组成】连翘二斤　瞿麦一斤　大黄三两　甘草一两

【用法】上㕮咀一两，水两碗，煎至一盏半，早食后已时服。在项两边，是属少阳经，服药十余日后，可于临泣穴灸二七壮，服药不可住了，至六十日决效。有一方加大黄不用甘草，更加贝母五两、雄黄七分、槟榔半两，同末，热水调下三五钱。

【功效】清热解毒，消散肿结。

【主治】马刀。

【方解】马刀即马刀疮，系指耳之前后，忽有疮状似马刀，如杏核，大小不一。刘完素谓"形表如蛤者为马刀"，乃由少阳胆经气郁有热，热毒蕴结而成。治当清热解毒，消散肿结。连翘，《本经》载其"主寒热，鼠瘘，瘰疬，痈肿"，因"此药正清胆经之热，其轻扬芬芳之气又以解足少阳之郁气，清其热，散其郁"（《本草经疏》），本方重用以清热解毒，消散肿结，为君药。瞿麦苦寒降泄，清热散结，导热下行，为臣药。佐以大黄清热解毒，凉血消肿。甘草，清热解毒，调和诸药，为佐使药。诸药相合，共奏清热解毒，消肿散结之功。

【临证提要】本方亦可加贝母以清热解毒，散结消痈；雄黄解毒疗疮；槟榔行气消积，以增其解毒散结之力。

【备考】连翘散（《明医指掌》卷八）。

和胃白术汤

【来源】《素问病机气宜保命集》卷中。

【组成】❶ 白术　茯苓

【功效】和胃止渴。

【主治】伤寒食少发渴。

【方解】方中白术补气健脾，茯苓利水渗湿。二药合用则脾气健、水湿去，膀胱蒸腾水液，上承于口，共奏和胃止渴之力。

【临证提要】本方所治渴实乃湿阻中焦，清气不升，津液无以上承所致。是以方中虽无止渴之品，自能止渴。

治风虫牙疼方

【来源】《伤寒标本心法类萃》卷下。

【组成】防风去芦　草乌去尖　细辛去叶　巴豆去壳油

【用法】上各味等份，为细末，擦牙痛处，涎出立止，切勿咽下。如饮食，以盐汤灌漱，饮无碍。

---

❶ 本方药物剂量及用法缺。

【功效】祛风杀虫止痛。

【主治】牙痛。

【方解】本方主治风虫牙疼，治宜祛风杀虫止痛。方中防风、草乌、细辛、巴豆皆辛热温燥之品，长于祛风止痛，另巴豆亦可杀虫。四药合用，祛风杀虫止痛之功彰显。用时研细末擦患处，可使药物直达病所以快速起效。因方中细辛、巴豆、草乌皆有毒之品，故特嘱勿令咽下。

【临证提要】方中所用药物皆为温热之品，临证可酌情配伍寒凉之品如石膏等以制约温热之性。本方既可内服也可外用。方中有毒药物较多，应用时须注意防止中毒。

～∾ 鬼 代 丹 ∾～

【来源】《黄帝素问宣明论方》卷十五。

【组成】无名异研　没药研　乳香研　自然铜醋淬，研　地龙去土　木鳖子去壳，各等份

【用法】上为末，炼蜜为丸，如弹子大，温酒下一丸，打不痛。

【功效】化瘀通络，消肿止痛。

【主治】打着不痛。

【方解】跌打损伤主要因瘀血壅滞，血闭气阻，故疼痛、肿胀。"通则不痛"，以没药、乳香活血消肿止痛，为君药；自然铜散瘀止痛，接骨续筋，为治跌打损伤常用药；木鳖子散结消肿止痛，共为臣药。佐以地龙清热通络；无名异活血止血，消肿定痛，《开宝本草》载："主金疮折伤内损，止痛，生肌肉"。以蜜为丸，调和药性，为使。温酒送下，用酒行瘀助药力。诸药合用化瘀通络，消肿止痛，血活络通，则通则不痛。

【临证提要】活血通络之品组成本方，古代应用于刑罚之前，以减轻伤痛，亦可用于治疗跌打损伤。方中木鳖子有毒，用时须注意用量。

～ 知母茯苓汤 ～

【来源】《黄帝素问宣明论方》卷九。

【组成】茯苓去皮　甘草各一两　知母　五味子　人参　薄荷　半夏洗七次　柴胡　白术　款冬花　桔梗　麦门冬　黄芩各半两　川芎三钱　阿胶三钱，炒

【用法】上为末，每服三钱，水一盏半，生姜十片，同煎至七分，去滓，稍热服。

【功效】清泻肺热，益气养阴。

【主治】肺痿，喘咳不已，往来寒热，自汗。

【方解】本方所治肺痿盖由外感风热，久羁于肺，耗伤气阴而致。治当清泻肺热，益气养阴。方用知母苦寒质润，主入肺经，长于清泻肺热，润肺止咳，为君药。黄芩善清肺热；款冬花、桔梗宣降肺气，止咳化痰，共为臣药。君臣配伍，尤能清肺泻热，化痰止咳。热邪最易耗气伤津，故用人参、白术、茯苓、甘草合用，即四君子汤以补气健脾，培土生金；麦冬、阿胶养阴润肺；五味子敛肺止咳；半夏燥湿化痰；柴胡、薄荷疏风散热；川芎辛温发散，以助散邪；煎加生姜宣肺止咳，并监制半夏之毒，以上诸药皆为佐药。甘草调和药性，兼为使药。全方合用，共奏清泻肺热，益气养阴之效。

【临证提要】本方所治肺痿乃气阴两虚兼有风热外感。临证以喘咳不已，往来寒热为辨证要点。

～ 厚朴枳实汤 ～

【来源】《素问病机气宜保命集》卷中。

【组成】厚朴一两　枳实一两　诃子一两，半生半熟　木香半两　黄连二钱　甘草三钱，炙　大黄二钱

【用法】上为细末，每服三五钱，水一盏半，煎至一盏，去滓温服。

【功效】理气燥湿。

【主治】虚滑久不愈。

【方解】厚朴苦辛而温，理气除满；枳实理气消痞；诃子苦酸涩，涩肠止泻，三药合用，散敛并用，相反相成，共为君药。木香行气健脾；黄连、大黄燥湿解毒，"通因通用"，为臣药。炙甘草调和诸药，补益中气，为佐使药。

【临证提要】本方所治虚滑久不愈乃湿热所致，是以散敛并用。固涩之品较少，临证可酌加涩肠之品。

～◆ 厚 朴 汤 ◆～

【来源】《素问病机气宜保命集》卷中。

【组成】厚朴_{姜制，一两}　白术_{五两}　半夏_{二两}　枳实_{一两，炒}　陈皮_{去白，二两}　甘草_{三两，炙}

【用法】上为粗末，每服三五钱，水一盏半、生姜五片、枣三枚，煎至一盏，去滓温服，空心。

【功效】理气健脾。

【主治】胃虚而秘者，不能饮食，小便清利。

【方解】气秘乃中气不足，运化无力，气机壅滞，通降失职，使糟粕内停所致。治宜行气健脾通导。方中厚朴下气宽中，消积导滞；运用大剂白术以益气健脾，复脾运，助运化，共为君药。半夏辛开散结，消痞除满；陈皮理气健脾；枳实行气消积，三药助厚朴以行气导滞，共为臣药。生姜温中和胃止呕；大枣益气和中，二药调和脾胃，为佐药。炙甘草调和诸药，兼补中益气，为佐使药。

【临证提要】本方所治便秘乃中气不足，运化无力所致。临证以排便困难，不能饮食，面白神疲，肢倦懒言为辨证要点。

～◆ 厚 朴 散 ◆～

【来源】《黄帝素问宣明论方》卷十四。

【组成】厚朴　诃子皮各半两　使君子一个　拣丁香十个　茯苓　吴白术　青皮各二钱　甘草一寸，炒

【用法】上为末，每服一字一岁，加减，用清米汤下。

【功效】涩肠止泻，健脾祛湿。

【主治】小儿虚滑，泻痢不止。

【方解】本方用治脾虚挟湿之小儿泄泻。治当健脾祛湿以治本，涩肠止泻以治标。方中诃子涩肠固脾止泻；厚朴行气化湿除满，二药相合涩肠止泻，化湿行气，共为君药。臣以茯苓、白术健脾祛湿止泻，以治病求本。丁香暖脾胃，行气滞；使君子消积健脾，《本草经疏》云："使君子，为补脾健胃之要药"；青皮理气消胀，气化湿化，共为佐药。甘草健脾和中，缓急止痛，为佐使药。用清米汤下，有补中养胃之益。本方涩中有补，补中有行，标本兼顾，共收涩肠止泻，健脾祛湿之效。

【临证提要】本方所治小儿泄泻乃脾虚挟湿所致。胃纳呆滞者，可酌加焦山楂、陈皮以消食助运；大便清稀夹不消化物者，加炮姜、煨益智仁温中散寒，暖脾助运。

～⌒ 松 花 膏 ⌒～

【来源】《黄帝素问宣明论方》卷九。

【组成】❶ 防风　干生姜　野菊花　芫花　枸杞子　甘草　苍术　黄精

【用法】上为末，取黄精根熬成膏子，和药末，如弹子大，每服细嚼一丸，冷水化下，临卧不吃夜饭，服药一粒。

【功效】养阴润肺，祛痰止咳。

【主治】三二十年劳嗽，预九月间，宣利一切痰涎，肺积喘嗽不利。

【方解】本方所治劳嗽是因肺中伏火，灼津为痰，耗伤肺阴，日久而成。治宜养阴润肺，祛痰止咳。方用黄精甘平入肺，功善养阴润肺，为君药。枸杞子主入肾经，滋补肾阴，金水相生，协助君药补养肺阴；苍术燥湿运脾以助祛痰，共为臣药。防风、生姜辛而微温，疏散外邪；芫花祛痰止咳；野菊

---

❶ 本方原书无药物剂量。

花清热解毒，共为佐药。甘草调和药性，为使药。诸药合用，共奏养阴润肺，祛痰止咳之效。

【临证提要】本方所治久咳伤肺，为阴虚痰火之证。症见咳嗽气喘，痰少而黏不易咳出，甚者痰中带血，五心烦热，舌红少苔，脉虚细数。方中芫花有毒，用时须注意用量。

～◇ 青 龙 散 ◇～

【来源】《黄帝素问宣明论方》卷二。

【组成】地黄　仙灵脾　何首乌去黑皮，泔浸一宿，竹刀子切，焙，各一分　防风去苗，一分　荆芥穗一两

【用法】上为末，每服一钱，沸汤点调下，食后，每日三服。

【功效】祛风除湿，清热凉血，滋阴生津。

【主治】风气，邪传化腹内，瘀结而目黄。风气不得泄为热中，烦渴引饮。

【方解】本方证为风气不得泄，热结于内，而致瘀热发黄，热邪伤津，又烦渴引饮。治当祛风除湿，清热生津。方中重用防风、荆芥穗疏风散邪，为君。仙灵脾（淫羊藿）、何首乌祛风除湿，补益精血，为臣。地黄清热凉血，滋阴生津，为佐。全方祛邪不伤阴，共奏祛风除湿，清热凉血，滋阴生津之效。

【临证提要】本方善祛风气，而东方青龙主之，故名青龙散。风气不得泄，瘀热内结，症见面目一身俱黄，口渴喜饮，舌红、苔黄腻，脉弦滑数。

～◇ 青橘皮丸 ◇～

【来源】《黄帝素问宣明论方》卷二。

【组成】青皮　京三棱　黄连　蓬莪术炮，各一两　巴豆霜一分

【用法】上为末，面糊为丸，如绿豆大，每服三丸至五丸，茶酒下，食

后，少与之，不可多也。

【功效】行气活血，清胃泻下。

【主治】胃热肠寒，善食而饥，便溺小腹而胀痛，大便或涩。

【方解】胃肠寒热不和，胃热则善食而饥，肠寒则便溺小腹而胀痛。治宜调和寒热，清胃温肠，通行气血，通利大便。方中青皮气味峻烈，辛散温通，苦泄下行，可散结止痛，疏肝破气，消积化滞，可谓"削坚积之药也"（《本草汇言》），用为君药。黄连苦寒清胃，燥湿解毒，"能泄降一切有余之湿火"（《本草正义》），用为臣药。三棱、莪术行气活血，消积止痛；巴豆霜可峻下冷积，开通闭塞，三味合用，使胃肠气血通畅，用为佐药。全方寒热并用，气血并调，清泻之力较著。

【临证提要】本方行气攻逐之力较强，胃热肠寒，胃肠积滞实证较宜。原书用法指出："食后少与之，不可多也。"临床应注意。

【备考】立通丸（《圣济总录》卷四十七）。

～⁓🙣 软 金 丸 🙢⁓～

【来源】《黄帝素问宣明论方》卷七。

【组成】当归半两　干漆二钱　红花一钱半　轻粉　硇砂　粉霜各一钱　三棱二钱

【用法】上同研匀，枣肉为膏，和丸绿豆大，新水下一丸。病甚者加，得利后减。

【功效】破血散瘀。

【主治】心胸腰腹急痛，或淋闭，并产后经病，血刺腹痛。

【方解】本方所治为瘀血凝滞引起。治宜破血散瘀。方用三棱为君，药性峻猛，破血散瘀，消癥化积，行气止痛。臣以红花辛散温通，活血通经，祛瘀止痛；当归补养阴血，使活血而不伤血，且能活血调经止痛。佐用干漆、硇砂破血消积；轻粉、粉霜逐水退肿。诸药合用，以成破血散瘀之方。

【临证提要】本方用瘀血阻滞所致心腹刺痛，产后，经病，淋闭等。破血逐瘀之力较强，应注意用量。

∽ 软 金 丸 ∽

【来源】《黄帝素问宣明论方》卷四。

【组成】大黄 牵牛 皂角 各三两 朴硝 半两

【用法】上为末，滴水和丸，如桐子大，每服三十丸，白汤下，自十丸服至三十丸。食后。

【功效】清热泻下。

【主治】一切热疾。

【方解】本方可治一切热疾。如诸气膹郁，肠胃干涸，皮肤皱揭，胁痛，寒疟，喘咳，腹中鸣，注泄骛溏，胁肋暴痛，不可反侧，嗌干面尘，肉脱色恶，及丈夫癞疝，妇人少腹痛，带下赤白，疮疡痤疖，喘咳潮热，大便涩燥，及马刀扶瘿之疮，肝木为病；老人久病，大便涩滞不通者。方中大黄清热泻火，凉血解毒；牵牛子清热泻下，消痰利尿，二药合用清热泻下，共为君药。臣以皂角搜风化痰，开窍托毒；芒硝助大黄泻热通便。君臣相合，共奏清热泻下之功。

【临证提要】因方中多苦寒降泄之品，易伤正气，故体虚或寒证者不宜使用。亦应中病即止，不可过服久服。

【备考】四生丸（原书目录卷四）、润肠丸（《儒门事亲》卷十二）。

∽ 软金花丸 ∽

【来源】《黄帝素问宣明论方》卷十一。

【组成】当归 半两，焙 干漆 二钱，生 轻粉 斑蝥 生，全用为末 硇砂 粉霜 各一钱 巴豆 二钱，去油

【用法】上为末，同研细，枣肉为膏，旋丸如绿豆大，每服一丸，新水下。病甚者加服。看虚实。

【功效】破瘀利水。

【主治】心胸腰腹急痛，或淋病，并产前后经痛刺痛，干呕气劳，往来寒

热，四肢困倦，夜多盗汗，兼治血积、食积。

【方解】瘀血内结，则心胸腰腹急痛，或并产前后经痛刺痛；"血不利则为水"（《诸病源候论》），血与水结，气化不利，则发为淋病；病久气血不和，则干呕气劳，往来寒热，四肢困倦，夜多盗汗。治当破瘀利水。当归，《本草正》载其"补中有动，行中有补，为血中之气药，亦血中之圣药"，本方用其补血活血，调经止痛，为君药。干漆辛温，破血祛瘀；巴豆峻泻逐水，《本经》云其"破癥瘕结聚坚积，留饮痰癖，大腹水肿"，二者共为臣药，破瘀利水。斑蝥、硇砂逐瘀散结；轻粉、粉霜利水通便，共为佐药。枣肉补虚养血以扶正，调和诸药，为使药。诸药合用，攻邪为主，兼以补虚，共奏破瘀利水之效，用治水瘀互结之证。

【临证提要】本方较软金丸逐瘀之力更强，视病情轻重增减用量。

～⌢ 泥 金 丸 ⌢～

【来源】《黄帝素问宣明论方》卷七。

【组成】黄柏　大黄　巴豆　五灵脂各半两　猪牙皂角一分　轻粉　铅霜各一钱　硇砂各一分　干漆二分

【用法】上研匀，炼蜜拌得所，杵千下，丸绿豆大，新水下一丸。未利更加服。

【功效】逐瘀泻热，祛痰消积。

【主治】心腹急痛，及久新沉垢积滞。

【方解】本方证是因痰热壅滞，久而成瘀而致。治当逐瘀泻热，祛痰消积。方中大黄苦寒降泄，泻热通便以荡涤积滞，且能活血逐瘀；巴豆通利二便以泻下逐水，兼能祛痰消积，二者共为君药。黄柏清热燥湿，以助大黄清热泻火；轻粉通利二便，逐水退肿，助巴豆逐水之功；五灵脂苦泄温通，活血化瘀止痛，均为臣药。铅霜，《本草纲目》言其"坠痰、去热、定惊、止泻，盖有奇效"；硇砂、干漆破瘀消积；猪牙皂角味咸，软坚化痰，以上俱为佐药。诸药配伍，共奏逐瘀泻热，祛痰消积之功。

【临证提要】本方用治痰热壅滞，久而成瘀而致心腹疼痛，甚至癥瘕积聚等证。

〜 参苓丸 〜

【来源】《黄帝素问宣明论方》卷一。

【组成】人参　菖蒲　远志　赤茯苓　地骨皮　牛膝_{酒浸，各一两}

【用法】上为末，炼蜜为丸，如桐子大，每服十丸至十五丸，米饮下，不计时候。

【功效】祛湿清热，健脾和胃。

【主治】食㑊，胃中结热，消谷善食，不生肌肉。

【方解】食㑊证，善食而瘦，责之与大肠移热于胃，或胃热移于胆，木胜克土，脾失运化。治当祛湿清热，健脾和胃。方中人参功可补气健脾，扶土抑木；赤茯苓清热利湿，合用为君。石菖蒲、远志化湿开胃，用为臣药。地骨皮善清肺泻火；牛膝通利下行，活血利尿，为佐。本方强健脾胃，祛湿开胃，并能清利结热，防移热于胃，木胜乘土。

【临证提要】本方清热健脾，用治中消多食而形体消瘦属胃热所致者。

〜 泽泻散 〜

【来源】《黄帝素问宣明论方》卷十四。

【组成】泽泻_{一分}　蝉壳_{全者，二十一个}　黄明胶_{手掌大一片，炙令焦}

【用法】上为细末，每服一大钱，温米汤调下，日进二服。未愈再服。

【功效】清热化痰。

【主治】小儿龟胸，膈上壅热涎潮。

【方解】《医学传灯·龟喘》："龟喘之病……因误啖盐酱咸物，搏结津液，熬煎成痰，胶黏固结，聚于肺络，不容呼吸出入，而呼吸正气反触其痰，所以喘声不止也"。治宜清热化痰。泽泻甘寒，泄热利水渗湿，使痰热从小便而解，如《本草正义》云："泽泻，最善渗泄水道，专能通行小便…其兼能滑痰化饮者，痰饮亦积水停湿为病，惟其滑利，故可消痰"，为君药。蝉壳（蝉蜕）散风除热，宣肺散邪，为臣药。热盛伤津，黄明胶滋阴润燥，养血活血，"补肺清金，滋阴养血"（《医林纂要》）。诸药合用，共奏泄热消痰之功，热去痰消则嗽止、涎消。

【临证提要】 本方治疗痰涎壅盛于肺，肺失宣降。症见小儿胸满气促，痰多食少，舌红、苔黄腻，脉滑数。

郁 金 散

【来源】《黄帝素问宣明论方》卷十四。

【组成】 郁金—枚，大者　巴豆七个，去皮，不出油

【用法】 上研为细末，每服一字，煎竹叶汤放温下。把药抄盏，唇上放，以汤充下咽喉为妙。

【功效】 清心开窍逐痰。

【主治】 小儿急慢惊风等疾。

【方解】 刘完素云："小儿惊风者，皆由心火暴甚而制金，金不能平木，故风火相搏，而昏冒惊悸潮热。"方中郁金能清心热，解郁开窍，为君药。热灼津为痰，以巴豆逐痰通窍，为臣。二药共奏清心开窍逐痰之功。竹叶清心除烦，助郁金之功。诸药合用则热去痰消，惊风自止。

【临证提要】 本方清心开窍逐痰，治疗小儿急慢惊风，应中病即止。

败 毒 散

【来源】《黄帝素问宣明论方》卷十五。

【组成】 大黄　黄药子　紫河车　赤芍药　甘草各等份

【用法】 上为末，每服一钱，如发热，冷水下，如发寒，煎生姜、瓜蒌汤乘热调下。

【功效】 清热泻火，凉血化瘀。

【主治】 男子往来寒热，妇人产后骨蒸血运。

【方解】本方所治诸证乃瘀热互结下焦所致。故治宜清热泻火，凉血化瘀。大黄清热凉血，活血化瘀，导瘀热下行，为君药。紫河车补肾益精，益气养血，"能峻补营血，用以治骨蒸羸瘦，喘嗽虚劳之疾，是补之以味也"（《本经逢原》），以补产后之血虚，扶助正气，为臣药。黄药子解毒凉血；赤芍凉血化瘀；瓜蒌清热润肺止渴，宽胸散结，三药助君清热凉血活血，为佐药。甘草清热解毒，补中益气，调和药性，为佐使。诸药合用共奏化瘀凉血，清热泻火之功。

【临证提要】本方补泻兼施，治疗瘀热互结下焦，兼精血不足。症见男子往来寒热，妇人产后骨蒸潮热，头晕目眩。

〜 泻痢不止方 〜

【来源】《保童秘要》诸痢。

【组成】黄连　法曲炒　厚朴炙　诃子皮各等份

【用法】上为末，米饮调下一钱。如痢色白及乳食不消者，加肉豆蔻少许。

【功效】燥湿健脾止痢。

【主治】泻痢不止。

【方解】黄连清热燥湿，解毒止痢，为治痢要药，为君药。神曲消食助脾运；厚朴行气除胀，正所谓"调气则后重自除"，兼能燥湿，共为臣药。诃子皮涩肠止痢；肉豆蔻温中涩肠，行气消食，为佐药。诸药相合，邪正兼顾，既清热燥湿，又健运脾胃。

【临证提要】本方治疗湿热蕴结，泻痢不止。远方用法：如痢色白及乳食不消者，加肉豆蔻少许，可供临床参考。

〜 苦葶苈丸 〜

【来源】《黄帝素问宣明论方》卷八。

【组成】人参二两　苦葶苈四两，于锅内铺纸上炒黄色为度

【用法】上二味，同为细末，用枣肉和丸。如桐子大，每服十五丸，煎桑白皮汤下，日进三服，空心食前。

【功效】清泻肺热，利水消肿。

【主治】一切水湿气，通身肿满，不可当。

【方解】本方证是因邪热闭肺，肺失通调，水湿停聚所致。治宜清泻肺热，利水消肿。方中重用葶苈子为君药，苦辛大寒，清泻肺热，泄降肺气，通调水道而利水消肿。臣以人参，补气健脾，脾旺则水湿得化。以枣肉和丸，取其健脾益气，与人参相合以培土制水；煎加桑白皮，以助君药泻肺热，消水肿之力，二药共为佐药。诸药合用，共奏清泻肺热，利水消肿之功。

【临证提要】本方利水消肿，治疗水湿壅盛于肺之咳喘，水饮溢于肌肤之通身肿满，舌苔白滑，脉滑。

～◎ 苦楝丸 ◎～

【来源】《素问病机气宜保命集》妇人胎产论第二十九。

【组成】苦楝碎，酒浸　茴香炒　当归

【用法】上等份为细末，酒糊丸，如桐子大，每服三五十丸，空心，酒下。

【功效】清热除湿，开通郁结。

【主治】妇人赤白带下。

【方解】本方用治湿热郁结下焦、带脉之妇人赤白带下，"原其本也，皆湿热结于脉，故津液涌溢……结热屈滞于带"（《素问病机气宜保命集附带下》）。治疗宜清热除湿，开通郁结。苦楝子"苦寒性降，能导湿热下走渗道"（《本经逢原》），为君药。当归辛温，养血荣经脉，开通郁结，为臣药。小茴香、酒辛温（热）助当归开郁结，并制苦楝子苦寒之性，为佐使药。三药辛温苦寒并用，使郁结开通，湿祛热除而诸症自除。

【临证提要】方中苦楝子有毒，当中病即止，不宜过量或持续服用。腰腿痛疼，四物四两，加羌活防风各一两。

【方论选录】

《医略六书》：寒湿伤于带脉，而收引无权，不能约束一身，故带下淫溢

不已。苦楝子泻湿热以清带脉；小茴香温经气以祛寒湿；当归养血活血以荣经脉也。酒以丸之，酒以下之，使寒湿顿化，则经脉清和，而带脉完固，带下无不止矣。

∽◦ 青 镇 丸 ◦∽

【来源】《素问病机气宜保命集》卷中。

【组成】柴胡二两，去苗　黄芩七钱半　甘草半两　半夏汤洗，半两　青黛二钱半　人参半两

【用法】上为细末。姜汁浸，蒸饼为丸，如桐子大，每服五十丸，生姜汤下，食后服。

【功效】和解少阳，清热止呕。

【主治】上焦吐，头发痛，有汗，脉弦。

【方解】少阳郁热，横犯脾胃，上逆作呕。治宜和解少阳，清热止呕。柴胡清透少阳邪热，为君药。黄芩清泻少阳郁热，为臣药。君臣相合，和解少阳之邪。半夏降逆止呕；人参益气，扶正以助祛邪；青黛凉肝泻热，共为佐药。甘草益气和中，调和诸药，为使药。以姜汁为丸，姜汤送服，增和胃止呕之效。

【临证提要】生姜被誉为"止呕圣药"，本证以呕吐为主症，临证宜以姜汁送服，亦防病人呕吐拒药。

∽◦ 面上生疮，黄水出方 ◦∽

【来源】《保童秘要》头面。

【组成】鲫鱼一个，烧作灰

【用法】上以酱汁匀调，每日两度，取少许涂于疮上。

【功效】健脾利水。

【主治】面上生疮，出黄水。

【方解】方中鲫鱼甘平入脾，健脾利水，外用烧灰可治疮疡，"烧灰以敷恶疮"（《日华子本草》），《名医别录》亦云："主诸疮，烧，以酱汁和敷之"。

【临证提要】鲫鱼有一定的食疗价值，其性平味甘，入胃、肾经，具有和中补虚，除羸温胃，促进饮食之功效。有文献记载烧灰涂于各种恶疮上，可杀虫止痛；烧灰调酱汁涂抹，治疗诸疮久不收敛。

∽ 牵 牛 丸 ∽

【来源】《黄帝素问宣明论方》卷八。

【组成】黑牵牛　黄芩　大黄　大椒　滑石各等份

【用法】上为细末，酒煮面糊和丸，如桐子大，每服五丸至七丸，生姜汤下，食后，虚实加减。

【功效】泄热逐水。

【主治】一切湿热肿满等疾。

【方解】本方所治肿满为湿热内蕴所致。治宜泻热逐水。方用苦寒降泄之黑牵牛泻下逐水，为君药。滑石甘寒，清热利水，为臣药。大黄苦寒泄热通便，可导湿热从大便而下；黄芩苦寒，清热燥湿，共为佐药。方选大量寒凉之品，恐有凉遏之弊，故佐以辛行温散之大椒（即花椒），以防寒凉太过。诸药合用，共奏泄热逐水之功。

【临证提要】水证属实者，可用下法。本方效专力猛，乃逐水泄热之剂。"通可去塞"，水热内壅，形气俱实者方可放胆使用，但应中病即止。

∽ 祛 风 丸 ∽

【来源】《黄帝素问宣明论方》卷三。

【组成】绿豆粉　川乌头炮　草乌头炮　天南星　半夏各一两　甘草　川芎　藿香叶　零陵香　地龙　蝎梢各三钱　白僵蚕淘米泔浸，去丝，半两　川姜半两，炮

【用法】上为末，一两用绿豆粉一两，又一法用药一两，以白面二两，滴

水为丸，如桐子大，量人虚实加减，细嚼，茶酒下五丸至七丸，食后。初服三丸，渐加。

【功效】祛风化痰，通络止痛，散寒辟秽。

【主治】中风偏枯，手足战掉，语言謇涩，筋骨痛。

【方解】方中绿豆清热解毒；川乌、草乌祛风湿，温经止痛；天南星、半夏、僵蚕祛风痰；川芎活血止痛；地龙、蝎梢通络止痛；炮姜、藿香、零陵香祛风寒，辟秽浊。甘草调和诸药。综观全方，尤以祛风通络止痛之效为佳。

【临证提要】"风为虫"，同气相求，则搜风透邪全在虫药，蠲寒行经以破滞，"通则痛止"。

～∞ 追风托里散 ∞～

【来源】《伤寒标本心法类萃》卷下。

【组成】❶ 甘草　黄芪　当归　芍药　白芷　防风　川芎　官桂　瓜蒌仁　金银花　桔梗

【用法】每服水酒共二钟，煎至一钟，空心服。

【功效】益气养血，托里排脓。

【主治】风邪袭表，入里化热，加之气血不足，热毒内壅，血败肉腐之证。

【方解】方用黄芪、甘草、当归、芍药益气养血；金银花、瓜蒌子清热解毒；白芷、防风、桔梗祛风解表；川芎活血行气，兼能解散表邪；官桂辛散入血，温经通脉以畅气血运行；加酒煎煮，活血散瘀，并使药力布散周身。诸药合用，共奏益气养血，托里排脓之功。

【临证提要】正气足则邪鼓于外，营血充则风无隙入。营卫和，经络畅，肌腠密，不囿寒热，扶正祛邪。

---

❶ 剂量缺。

～ 追 毒 散 ～

【来源】《黄帝素问宣明论方》卷十五。

【组成】螺儿青　拣甘草各一两　白矾二钱半

【用法】上为细末，每服一钱，新汲水调下，立止。

【功效】清热利湿，止逆和中。

【主治】生疮发闷，吐逆霍乱。

【方解】生疮发闷乃湿热内扰，气机逆乱，升而不降，或吐逆霍乱。治当清热利湿，止逆和中。君用螺儿青，甘咸，性寒，清热利水解毒，引热下行从小便而解，《本草纲目》载："利湿热，治黄疸；捣烂贴脐，引热下行，止噤口痢，下水气淋闭；取水搽痔疮胡臭，烧研治瘰疬癣疮"。甘草清热解毒，缓急和中止吐逆为臣。白矾消痰燥湿，解毒止泻，其酸涩之性，又能助收敛逆乱之气，为佐药。诸药合用清热利湿，止逆和中。

【临证提要】此方性寒利水，使湿热俱解于下，气机通畅于里，湿热一祛，诸恙悉除。

～ 秋末冷痢方 ～

【来源】《保童秘要》诸痢。

【组成】蜀椒三分，去目汗

【用法】上为末，蜜和为丸，如梧子大，每三岁以下，平旦以煮面汤研化十丸与服之。

【功效】温阳除湿止痢。

【主治】秋末冷痢。

【方解】冷痢因肠胃虚弱，寒湿乘之所致。花椒辛温，可温中除湿，《名医别录》言其"疗肠癖下痢"。

【临证提要】寒痢之专方。"寒得温散而证愈"，花椒兼备温散。

宣 风 散

【来源】《素问病机气宜保命集》眼目论第二十五。

【组成】川芎 甘菊各二钱 乳香 没药各一钱

【用法】上和匀，再研极细，少许鼻内嗜之。

【功效】疏风清热，活血消肿。

【主治】眼风毒发肿，鼻中欲嚏，嚏多，大损而生疮。

【方解】风热邪毒上攻，搏结局部，气血凝滞则见眼肿痒涩，或上下睑红肿赤烂，鼻生疮肿。治当疏风清热，活血消肿。菊花"平肝疏肺，清上焦之邪热，治目祛风"（《本草便读》），本方以之疏散肝经风热，清泻肝热明目，两善其功，为君药。川芎祛风散邪，助菊花疏散之力，又活血止痛，为臣。乳香、没药活血散瘀消肿以退目赤肿痛之证，为佐药。四药为末，嗜鼻取嚏以宣散邪毒。

【临证提要】"肝开窍于目"，疗目疾责之足厥阴。疏肝风清肝热，肝复如常，则目和。

宣 毒 散

【来源】《素问病机气宜保命集》眼目论第二十五。

【组成】盆硝 雄黄 乳香 没药各等份

【用法】上为极细末，以少许鼻内嗜之。

【功效】清热解毒。

【主治】眼发赤肿，毒瓦斯侵睛，胀痛。

【方解】外感疫毒，攻于眼目，则眼发赤肿。治宜清热解毒。盆硝（芒硝）清热消肿为君药。臣以雄黄解毒"疗目痛"（《名医别录》）。乳香、没药活血散瘀以退目赤肿之证，为佐药。诸药为末，嗜鼻取嚏宣散邪毒以祛邪辟秽，通关开窍。

【临证提要】"诸窍相接"，探嚏之法，药石嗅以鼻中，嚏而窍通，秽邪得散。

神 圣 散

【来源】《黄帝素问宣明论方》卷二。

【组成】麻黄去节　细辛去苗　干蝎一半生，一半炒　藿香叶各等份

【用法】上为末，每服二钱，煮荆芥、薄荷酒调下，茶亦得，并血风。

【功效】疏风散寒，通络止痛。

【主治】脑风，邪气留饮不散，顶背怯寒，头疼不可忍。

【方解】方中细辛辛香走窜，通利九窍，善解表散寒，祛风止痛，为君药。麻黄助君解表散寒；全蝎助君搜风通络止痛，二者合用为臣药。藿香、荆芥、薄荷芳香疏风发表，合用为佐药。本方以风药组成，疏风散寒止痛，对外感风寒所致头痛、头风有良效。

【临证提要】风气循风府而上，为脑风。又方，治脑风，邪气留饮，头疼不可忍者，用远志末不以多少，于鼻中嗂，与痛处揉之，相兼前药可用也。

神圣代针散

【来源】《黄帝素问宣明论方》卷十三。

【组成】乳香　没药　当归　香白芷　川芎各半两　芫青一两，去翅足

【用法】上为细末，更研，每服一字，病甚者半钱，先点好茶一盏，次掺药末在茶上，不得吹搅，立地细细急呷之。

【功效】活血破瘀止痛。

【主治】心惊欲死者，小肠气搐得如角弓，膀胱肿硬；一切气刺虚痛，并妇人血癖、血迷、血晕、血刺、血冲心，胎衣不下，难产，一切痛疾。

【方解】乳香调气活血定痛；没药活血消肿止痛，"二药并用，为宣通脏腑、流通经络之要药，故凡心胃胁腹肢体关节诸疼痛皆能治之。又善治女子行经腹疼，产后瘀血作痛，月事不以时下。其通气活血之力，又善治风寒湿痹，周身麻木，四肢不遂及一切疮疡肿疼，或其疮硬不疼"（《医学衷中参西

录》），共为君药。当归、川芎行气活血止痛，当归并能养血，活血而不伤正，为臣药。芫青破瘀散结；白芷辛散温通，长于止痛，共为佐药。诸药合用，共奏活血破瘀止痛之效，用治瘀血阻滞疼痛诸证。

【临证提要】 补血以荣身宁心，行血以祛瘀止痛，本方主疗妇人血瘀新久诸病。

～～ 神圣饼子 ～～

【来源】《黄帝素问宣明论方》卷十五。

【组成】 乌鱼骨一两, 五月五日前先准备下　莴苣菜一握　韭菜一握　青蓟草一握, 约一虎口，人手取团丸是也　石灰四两

【用法】 上以五月五日，日未出，本人不语，将取三味同杵烂，次后下余药味，杵得所，搏作饼子，晒干，用时旋刮，敷之。此药上，无脓退痂便愈。

【功效】 敛疮止血。

【主治】 一切打扑伤损，金石刀刃，出血不止。

【方解】 本方君用石灰，解毒蚀腐，敛疮止血。乌鱼骨，即海螵蛸，收敛止血，除湿敛疮，《本草纲目》云："研末敷小儿疳疮，痘疮臭烂，丈夫阴疮，汤火伤，跌伤出血"，为臣药。莴苣菜清热解毒，《医林纂要》载："泻心，去热，解燔炙火毒"；韭菜散血行气，解毒；青蓟草清热凉血，祛瘀止血，共为佐药。诸药合用，共奏敛疮止血之效，外敷局部发挥疗效。

【临证提要】 方中莴苣菜、韭菜、青蓟草俱用鲜品以清热凉血解毒以治本，乌贼骨以收涩止血敛疮治标。

～～ 神效追虫取积感应丸 ～～

【来源】《伤寒标本心法类萃》卷下。

【组成】❶ 槟榔半斤　樟柳根半斤　贯众半斤　大黄半斤　三棱四两，醋煮　雷丸四两，醋煮　莪术二两，醋煮　使君子四两，取肉　木香二两　芫花一两　苦楝根皮八两　黑牵牛二斤半，取头末，十两为衣　皂角　茵陈　藿香

【用法】自槟榔至牵牛为末外，用皂角等三味浓煎汁为丸，如梧桐子大。每服三钱重。

【功效】杀虫消积。

【主治】虫积。

【方解】本方所治为虫积证。治当杀虫消积为要。方中槟榔、黑牵牛、贯众、雷丸、使君子、苦楝根皮皆能杀虫消积；大黄苦寒降泄，借其泻下通便以排除虫体。虫积内阻，气血瘀滞，津液不布，水湿壅滞，故用莪术、三棱活血行气，消积止痛；木香行气导滞，三药合用，以畅行气血；芫花、樟柳根（商陆）苦寒性降，通利二便以泻下逐水；皂角通利气道，软坚化痰；藿香、茵陈芳香化湿。综观全方，共奏杀虫消积之效。

【临证提要】集大剂杀虫消积药于一方，力专效宏，兼顾诸证。此方中病即止，药后当调补脾胃。

～∽ 神效越桃散 ∽～

【来源】《素问病机气宜保命集》卷中。

【组成】大栀子三钱　高良姜三钱

【用法】上和匀，每服三钱，米饮或酒调下，其痛立效。

【功效】解郁止痛。

【主治】诸下痢之后，小便利而腹中虚痛不可忍。

【方解】此证病机，刘完素认为是"此阴阳交错，不和之甚也"。故用栀子苦寒入肝，解郁并清利湿热，为君药。高良姜辛温，温中止痛，并防止栀子苦寒太过。二药合用，相反相成。

【临证提要】寒温并用，如有制之师。以酒调服，温散止痛，效验如神。

---

❶ 原文部分药物剂量缺。

～ 聤耳汁不止方 ～

【来源】《保童秘要》耳。

【组成】黄连三分　龙骨二分　乌贼鱼骨半枚，去甲，炙令黄

【用法】上捣罗为末，更细研，以生麻油调，每日三度点之，每度点一小豆许。

【功效】清热收湿敛疮。

【主治】聤耳汁不止。

【方解】方以黄连清热燥湿，泻火解毒，泄降有余之湿火，用为君药。龙骨、乌贼鱼骨收敛固涩，且乌贼鱼骨善收湿敛疮，治"耳聤"（《玉楸药解》），二味用为臣药。三药合方，清、敛并用，外用以治聤耳汁不止。

【临证提要】黄连苦寒清无形之湿热，二骨收涩以敛有形之疮疡。

～ 神仙楮实丸 ～

【来源】《黄帝素问宣明论方》卷十二。

【组成】楮实子一升，淘去泥，微炒　官桂四两，去皮　牛膝半斤，酒浸三日　干姜三两，炮

【用法】上为末，酒面糊为丸，如桐子大，每服二十丸，温酒空心食前，盐汤亦得。

【功效】补肾散寒，益精明目。

【主治】积冷气冲心胸，及胃有蛔虫疼痛，痔瘘，痃癖气块，心腹胀满，两胁气急，食不消化，上逆气奔于心，并疝气下坠，饮食不得，吐水呕逆，上气咳嗽，眼花少力，心虚健忘，冷风遍风等疾，坐则思睡，起则头眩，男子冷气，腰痛膝痛，冷痹风顽，阴汗盗汗，夜多小便，泄利阳道衰弱，妇人月水不通，小便冷痛，赤白带下，一切冷疾，无问大小。

【方解】方中楮实子甘寒，滋肾益精，清肝明目，《药性通考》载："楮实

331

子，阴痿能强，水肿可退，充肌肤，助腰膝，益气力，补虚劳，悦颜色，壮筋骨，明目……补阴妙品，益髓神膏"，为君药。官桂纯阳燥烈，补肾阳，善暖中下二焦而散寒止痛，为臣药。干姜温中散寒，回阳通脉，《药性论》云其能"治腰肾中疼冷，冷气，破血，去风，通四肢关节，开五脏六腑，去风毒冷痹，夜多便"；牛膝滋补肝肾，强健筋骨，共为佐药。全方温肾散寒，益精明目，久服而有延年益寿之功。

【临证提要】本方温肾散寒，益精明目，常用治肝肾虚寒诸证。

神 芎 散

【来源】《黄帝素问宣明论方》卷十四。

【组成】川芎　郁金各二钱　荆芥穗一分　薄荷叶一分　盆硝二钱　红豆一钱，以上为细末后，入盆硝

【用法】上研匀，鼻内嗡三两剜耳，力慢加药。病甚者，兼夜嗡之。凡热多风少，随症选用诸药。

【功效】祛风清热止痛。

【主治】风热上攻，头目眩痛，上壅鼻塞眼昏，并牙齿闷痛。

【方解】本方证病机乃风热上攻。治当祛风清热止痛。川芎，上行头目，祛风活血而止痛；郁金"上达高巅"（《本草汇言》），化瘀行气止痛，二药合用祛风活血止痛之功佳，共为君药。盆硝（芒硝）清热泻下攻积，并善"治齿痛"（《本草求原》）；红豆清热利水，二药引热下行，为臣。佐以荆芥穗祛风散邪；薄荷叶疏散风热，清利头目。诸药合用，共奏祛风清热止痛之效。

【临证提要】风药为主祛风散热，邪去则痛止。方效之奥妙全在剂量、服法之变化。

神 应 丹

【来源】《黄帝素问宣明论方》卷九。

【组成】薄荷叶 甘草_{各四钱} 巴豆_{灯烧存性} 盆硝_{各二钱} 轻粉_{二钱} 豆豉_{一两，慢火炒} 五灵脂_{二钱}

【用法】上为末，炼蜜为丸，如桐子大，每服一丸，温齑汁下，续后空咽津三五次，禁饮食少时，觉咽喉微暖效；心腹急痛，温酒下二丸，未效再服，得利尤良，带下，以温酒下二丸。或大便流利再服。

【功效】祛风化痰，止咳平喘。

【主治】涎嗽喘满上攻，心腹卒痛，及利下血，兼妇人带下病，一切肋胁痛满。

【方解】本方证因风痰壅滞所致。治宜祛风化痰，止咳平喘。方用巴豆、轻粉祛痰消积；芒硝软坚润下，消痰破结，通导大便，使痰从大便而下；淡豆豉、薄荷叶辛凉透散，轻宣风邪；痰浊阻滞，气血不畅，五灵脂活血止痛；甘草祛痰止咳，兼调和药性。诸药配伍，共奏祛风化痰，止咳平喘之功。

【临证提要】风痰相因，祛风则痰无流窜之弊，化痰则风无依附之所，方中克伐急下，邪从魄门出。药到病除，故名神应。

〜〜 神砂一粒丹 〜〜

【来源】《黄帝素问宣明论方》卷十三。

【组成】附子_{一两，炮} 郁金 橘红_{等附子用}

【用法】上为末，醋面糊为丸，如酸枣大，以朱砂为衣，每服一丸，男子酒下，妇人醋汤下，服罢又服散子。

【功效】温阳通脉，化瘀止痛。

【主治】一切厥心痛，小肠、膀胱痛，不可止。

【方解】本方用治寒凝气血郁滞所致诸痛证。经曰："寒气客于脉外则脉寒，脉寒则蜷缩，蜷缩则脉绌急，脉绌急则外引小络"，卫气不得流通，故卒然而痛，得热则痛止。治当温阳通脉，化瘀止痛。附子辛热，气雄行散，补火助阳，散寒止痛，为君。郁金辛苦寒，活血行气止痛，与辛热之附子相配，寒凉之性减而活血止痛之功存；橘红苦温理气，《药品化义》云："橘红，辛能横行散结，苦能直行下降，为利气要药"，二药行气活血，气血运行通畅，通则不痛，共臣药。朱砂重镇，镇心安神以缓心痛之恐，为佐药。醋糊为丸，增强活血化瘀之功。诸药合用，共奏温阳通脉，化瘀止痛之功。

【临证提要】血得寒则凝，得温则行，是方辛散温通，驱寒行瘀，以达通则不痛之效，服时以酒或醋为引。

～❀ 保 安 丸 ❀～

【来源】《黄帝素问宣明论方》卷七。

【组成】川大黄三两，新水浸一宿，蒸熟，切片子，焙　干姜一两，炮　大附子半两，去皮脐　鳖甲一两半，好醋一升，伏时炙令焙干炒

【用法】上为末，取三年米醋一大升，先煎四五合，然后和药丸，如桐子大，每服十丸至二十丸，空心，醋或酒、米饮下。后取积，如鱼肠脓血烂肉汁青泥当下。

【功效】活血逐瘀。

【主治】癥积，心腹内结如拳，渐上不止，抢心疼痛，及绕脐腹痛，不可忍者。

【方解】本方所治癥积为血瘀所致。治宜活血逐瘀。方中大黄用量最重，功善活血逐瘀，通导大便，使瘀血下行，邪有出路，为君药。鳖甲味咸，长于软坚散结，与君药合用，活血化瘀之功增强，为臣药。然大黄为寒凉之品，恐有凉遏凝血之弊，故用附子、干姜辛热散寒以助活血之力，共为佐药。用米醋和丸，取其散瘀止痛之效。诸药相合，共奏活血逐瘀之效。

【临证提要】癥者，有形之物，日久而成。疗沉疴以悍利之剂，此方虚者不可用。

～❀ 保安半夏丸 ❀～

【来源】《黄帝素问宣明论方》卷九。

【组成】半夏　天南星各半两　牵牛一两　大黄半两　黄柏一两半　蛤粉一两
巴豆四个

【用法】上为末，水为丸，如小豆大，每服十丸、十五丸，温水下，食后，日三服。孕妇不可服。又方无巴豆，有干姜一钱半。

【功效】泻火逐痰。

【主治】久新诸嗽，或上逆涎喘，短气痰鸣，咽干烦渴，大小便涩滞，肺痿劳劣，心腹痞满急痛，中满膈气，上实下虚，酒食积聚不消。

【方解】本方所治诸证乃痰热壅盛，内阻于肺，阻塞气机，腑气不通所致。治宜泻火逐痰为要。方用蛤粉，性寒入肺，长于清肺化痰；牵牛子苦寒，泻肺逐痰，导痰热从大便而下，共为君药。半夏、天南星辛温，燥湿化痰，与苦寒之黄柏配伍，化痰散结，清热降火，既相辅相成，又相制相成，共为臣药。大黄苦寒，荡涤实热，协助牵牛通导大便，以逐痰热下行；巴豆祛痰消积，共为佐药。诸药相伍，共奏泻火逐痰之效。

【临证提要】肺与大肠相表里，二者生理上息息相关，病理上相陈相因。是方清肺化痰，复肺宣降之能，通积下滞，行大肠使道之职。相关脏腑如常，诸恙悉除。

～⁂ 重 舌 方 ⁂～

【来源】《保童秘要》口舌。

【组成】鹿角末

【用法】细筛，涂舌下，日三度。

【功效】活血散瘀。

【主治】重舌。

【方解】本证是因瘀血阻于舌下所致。治当以活血散瘀为要。方中独用鹿角末，功善活血散瘀消肿，《日华子本草》记其疗"小儿重舌鹅口疮，炙熨之"。

【临证提要】鹿角，《本经》谓之"主恶疮痈肿"，忝列中品，用时以生品为佳，方可散热行血，熟者反助热不可用。

～ 重 明 散 ～

【来源】《黄帝素问宣明论方》卷十四。

【组成】川独活　川羌活　川芎　吴射干　仙灵脾　防风　甘草　井泉石
苍术 各半两　丹参　白术　石决明 各三分

【用法】上为末，每服二钱，水一盏半，煎至一盏，温服，日进三服，
食后。

【功效】祛风清热明目。

【主治】一切风热，内外障气眼疾。

【方解】本方用治风热邪毒侵袭所致眼疾。治宜祛风清热明目。羌活性辛
烈，善祛头面之风，《本草汇言》："羌活功能条达肢体，通畅血脉，攻彻邪气，
发散风寒风湿……目证以之治羞明隐涩，肿痛难"，为君药。防风乃风药之润
剂；独活气香温通；仙灵脾（淫羊藿）辛温祛风胜湿，三药助君祛风之功，
共为臣药。川芎上达头目，活血行气，祛风止痛；丹参活血祛瘀，二药寓
"治风先治血，血行风自灭"之意；风邪入里化热，伍用大寒之井泉石、射干
清泄里热，《证类本草》载井泉石"主诸热，治眼肿痛"；苍术、石决明明目
退翳；白术补脾益气固外，表固则外邪不侵，共为佐药。甘草清热解毒，调
和药性，为使药。诸药合用，共奏祛风清热明目之功。

【临证提要】风热邪毒侵袭目疾，表里同解，祛在表之邪毒，清入里之
热，兼理气分、血分，扶正固本。方以祛风药、清热药为主，气分、血分分
理，表里同治，治目疾，复明如常，故名"重明散"。

～ 荆 芥 丸 ～

【来源】《保童秘要》惊痫。

【组成】浮萍　荆芥子 净择，洗，各等份

【用法】上为末，用水为丸，如芥子大，每服一丸，出汗亦得。

【功效】疏风解表。

【主治】急慢惊风，出汗。

【方解】小儿肌肤薄弱，卫外不固，易于感受风邪，邪气入里化热，热极生风，甚或引动肝风，内陷心包，则发为惊风；外感风邪，卫外不固，则多见汗出。治当疏风解表。浮萍辛寒，《本草纲目》云"其性轻浮，入肺经，达皮肤，所以能发扬邪汗也"，用之疏风散邪；荆芥子辛温，发表散风，药性和缓，与辛寒之浮萍配伍宣散透邪之效增，以子质重，性主沉降，升散风邪之中又有沉降之效，不致发散太过。二药合用祛风解表散邪，风邪祛，肌表固，则汗出止。

【临证提要】升降并用，取类比象，叶以轻浮，子以沉降，暗合肺宣发肃降之能，肺复常，则风散表解汗止。

荆 芥 散

【来源】《素问病机气宜保命集》妇人胎产论第二十九。

【组成】荆芥穗一两三钱　桃仁五钱，去皮尖，炒

【用法】上为细末，温水调服三钱。

【功效】化瘀祛风。

【主治】产后风虚血眩，精神昏昧。

【方解】妇人产后血晕，血瘀又感风邪，见头晕且痛，时或昏闷，微有寒热等。治当化瘀祛风。方中荆芥穗辛香清芳，疏里达表，以祛风散邪，作用平和，疏邪不伤正，为君药。臣以桃仁活血祛瘀，不仅化瘀，且寓"医风先医血，血行风自灭"之义。二药共奏化瘀祛风之效。

【临证提要】本方所治之证为产后胞宫空虚，寒邪乘虚内侵，血为寒凝，瘀血内停，气机逆乱，扰及心神而致精神昏昧。微喘加杏仁去皮尖、炒，甘草炒，各三钱。

荆 黄 汤

【来源】《素问病机气宜保命集》卷中。

【组成】荆芥穗一两　人参五钱　甘草二钱半　大黄三钱

【用法】上为粗末，都作一服，水二盏，煎至一盏，去滓，调槟榔散二钱，空心服。

【功效】下气止呕，清热益气。

【主治】上焦气热所冲，暴吐，脉洪而浮。

【方解】荆芥穗味辛，微温，轻清走上，宣散上焦郁火，为君药。大黄苦寒泻下，荡涤中焦邪热，使之下行，为臣药。人参补气健脾，扶助正气，为佐药。甘草益气和中，调和诸药，为使药。四药相合，散热益气，下气止呕，以之调服槟榔散，助下气消积之功。

【临证提要】本方清上彻下，调理中枢，三焦并治。病虽在上焦，邪蕴三焦，三焦气调，邪去正自安。

∽ 香 壳 丸 ∾

【来源】《黄帝素问宣明论方》卷十三。

【组成】木香　黄柏各三钱　枳壳去穣，炒　浓朴各半两　黄连一两　刺猬皮一个，烧　当归四钱　荆芥穗三钱

【用法】上为末，面糊为丸，如桐子大，每服二三十丸，温水，食前，日三服。

【功效】清热燥湿，调血行气。

【主治】湿热内甚，因而饱食，肠癖成痔，久而成瘘。

【方解】湿热下注于大肠，气血失调，壅滞不通，则肛门肿满，结如梅李核，久肠癖成痔。治宜清热利湿，行气活血。黄连苦寒为君，善清热燥湿，《本草正义》云："黄连大苦大寒，苦燥湿，寒胜热，能泄降一切有余之湿火……如吐衄溲血，便血淋浊，痔漏崩带等证，及痈疡斑疹丹毒，并皆仰给于此"。黄柏善泻下焦湿热，助君药清理湿热，泻火解毒，为臣药。佐用木香、枳壳、厚朴行气消积，调中导滞；当归养血活血，且可兼顾湿热邪毒熏灼肠络，伤耗阴血之虑；荆芥穗辛温，和血顺气，以上五药相伍用以调和气血；刺猬皮化瘀止痛，收敛止血。诸药合用，共奏清热燥湿，调血行气之功。本方配伍特点是：气血并治，寒热共投，侧重于热者寒之。

【临证提要】湿热壅结，生肠癖，病机总在气机不利，以连、柏清热燥湿治标，余诸药并理气血治本，气血通畅，则无滞塞之虞也。

香 壳 散

【来源】《黄帝素问宣明论方》卷十三。

【组成】舶上茴香川盐炒　枳壳各一两　没药半两

【用法】上为末，每服一钱，温热酒下，不计时候，并二三服。

【功效】行气活血，散寒止痛。

【主治】小肠气，脐腹搅痛急，阴股中疼闷，不省人事。

【方解】本方用治寒凝气滞之小肠疝气。治宜行气活血，散寒止痛。方用茴香温经散寒，行气止痛，为君药。枳壳理气行滞除满，张元素谓"凡气刺痛用枳壳，看何经分以引经药导之"，为臣药。佐以没药活血化瘀止痛。温热酒送下，温散以助药力。三药合用，共奏行气活血，散寒止痛之效。

【临证提要】气行则血行，是方一派辛香温燥，用时谨防耗伤气血。

香 药 丸

【来源】《黄帝素问宣明论方》卷十五。

【组成】硇砂　乳香　没药　半夏　轻粉　赤石脂各等份

【用法】上为末，糯米粉为丸，如桐子大，每服十丸，加至二十丸，皂角子汤下，临卧。

【功效】活血化痰散结。

【主治】瘰疬疮。

【方解】瘰疬多因痰瘀互结于颈项而成。治当活血化痰散结。半夏燥湿化痰，消肿散结为君药。硇砂消积软坚，破瘀散结；轻粉逐水祛痰消积为臣药。痰阻气机，瘀滞不通，以乳香、没药活血化瘀，行气化滞，增消肿散结之效；

赤石脂收湿敛疮，为佐药。糯米粉为丸，取其益气和中，祛邪不伤正。以皂角子汤送服，加强祛痰散结作用。诸药合用，共奏活血化痰散结之效。

【临证提要】 丸者，缓也。瘰疬所结非一日之力，疗疾亦非一日可铸，行气活血化痰散结，三途分消，徐徐图之。

～ 枳实饮子 ～

【来源】《黄帝素问宣明论方》卷九。

【组成】 枳壳—两　吴半夏—两，汤洗七次，以生姜汁浸三日，火炒黄色，用半夏　红芍药　柴胡各—两　黄芩—两半

【用法】 上为末，每服二钱，水一盏，入生姜三片、枣二枚，同煎至八分，去滓，温服。及治五心烦热，及身体壮热、潮热，续服桃仁煎丸。又治月经不调，阻滞不通。

【功效】 行气解郁，疏肝理脾，兼以清热。

【主治】 妇人手足烦热，夜卧多汗，肌肉黄瘁，经候不调，四肢烦倦，心腹满闷，状似劳气。

【方解】 本方证是因肝脾气滞，郁而化热所致。治宜行气解郁，疏肝理脾，兼以清热。方中柴胡主入肝经，长于疏肝理气；枳壳入脾胃经，善行脾胃气滞。其中，柴胡主升，重在疏肝气，枳壳主降，偏于理脾气，二药合用，升降结合，肝脾同调，共为君药。气郁化热，故用黄芩苦寒以清热，为臣药。气机不畅，血行瘀滞，方用赤芍清热凉血，兼能活血散瘀；半夏辛散温通，降逆和胃，为佐药。煎加姜、枣以调和脾胃，亦为佐药。诸药合用，共奏行气解郁，疏肝理脾，兼以清热之效。

【临证提要】 此方暗合四逆散及小柴胡汤方义，小柴胡汤加芍药枳实。诸证蜂起皆在阳气内郁，启阳气外达，阳气通，诸症皆除。用时辨证当详细，拨开云翳，直握病机。

～ 枳实槟榔丸 ～

【来源】《黄帝素问宣明论方》卷十一。

【组成】枳实　槟榔　黄连　黄柏　黄芩　当归　阿胶_{灰炒，细研}　木香_{各半两}

【用法】上为末，水和丸，如小豆大，温米饮下三十丸，不计时候，日进三服。

【功效】行气和血，清热泻火，兼宽膈美食。

【主治】癥瘕痞块，有似妊孕。

【方解】枳实苦而微寒，破气除痞，消积导滞；槟榔破积，降气行滞，二者合用行气以除胸腹胀满，畅通气机，气行则血行，共为君药。木香行气止痛；当归活血养血，一则与枳实、槟榔、木香配伍以行气活血，二则与阿胶相伍以养血滋阴，防破气化瘀药耗气伤血，共为臣药。黄连、黄柏、黄芩清热泻火。诸药合用，共奏行气和血，清热泻火之效。

【临证提要】本方常用治瘀热互结，气机阻滞之证。临证以癥瘕痞块，脘腹胀满为辨证要点。

【备考】枳实连槟丸（《医略六书》卷二十八）。《医略六书》：白蜜为丸，用蟹爪汤送下。

～ 胆 矾 丸 ～

【来源】《黄帝素问宣明论方》卷十五。

【组成】土马骔_{烧存性}　石马骔_{烧存性}　胡桃_{十个}　真胆矾_{半两}　川五倍子_{一两}

【用法】上为末，和作一块，绢袋子盛，如弹子大，热酒水各少许，浸下药汁，淋洗头发，一月神效。

【功效】清热凉血，补肾乌发。

【主治】男子年少，而鬓发斑白。

【方解】"发为肾之华，血之余"，男子年少，而鬓发斑白，多为先天不足，又血分伏热所致。治当清热凉血，补肾乌发。五倍子酸涩，滋肾降火，令发黑，《本草易读》载其"乌须发而止肿毒"，为君药。石马骔即石马鬃，清热利湿解毒，外用乌发，"烧灰沐头，长发令黑"；胆矾清热燥湿，外用可固色，共为臣药。土马骔（鬃）清热解毒，凉血止血；胡桃为滋补肝肾、强健筋骨之要药，为其能补肾，故能固齿牙、乌须发，共为佐药。诸药合用外洗，染发迅速以治标，又能补肾乌发以固本，标本兼治。

【临证提要】 方中用马鬃"以发养发"，同类相从，颇蕴传统医学观点。此方外用相当于中医的染发剂。

～ 茯苓川芎汤 ～

【来源】《黄帝素问宣明论方》卷二。

【组成】 赤茯苓　桑白皮　防风　官桂　川芎　麻黄　芍药　当归　甘草炙，各等份

【用法】 上为末，每服二钱，水二盏、枣三枚，同煎至一盏，去滓，空心，温服。如欲出汗，以粥投之。

【功效】 祛湿通痹，疏散风寒。

【主治】 著痹，留注不去，四肢麻，拘挛浮肿。

【方解】 湿气胜者为著痹，以血气受湿则濡滞，见肢体沉重，疼痛顽木，留著不移。治宜祛湿通痹，疏散风寒，温通经脉。方中赤茯苓利水通窍，导湿下行；川芎辛散温通，活血行气，祛风止痛，共为君药。麻黄祛风散寒，发汗解表，使水湿之邪从毛窍外散，并可通调水道，使水湿下输膀胱；官桂温经散寒，通血脉，共为臣药。桑白皮泻肺利水消肿；防风祛风散寒，胜湿止痛；当归、芍药养血和血通脉，为佐药。大枣、甘草益气和中，培土制水，调和诸药，为佐使药。诸药相合，共奏祛湿通痹，疏风散寒，温通经脉之功。

【临证提要】 此方颇类麻黄加术汤，以桑白皮易杏仁，宣肃肺气，更增祛风化湿，行气和血之品，且以粥助药力，合仲景"治风湿，发其汗"之旨。

茯苓半夏汤

【来源】《黄帝素问宣明论方》卷六。

【组成】茯苓_{一分，去皮} 半夏_{一钱} 生姜_{一分，取汁} 一方加黄芩_{一分，去腐} 红皮_{一分，去穰}

【用法】上剉，如麻豆大，水一盏，煎至四分，绞汁，下生姜汁，温服，不计时候。

【功效】燥湿化痰，降逆散饮。

【主治】伤寒杂病，一切呕吐，或喘咳疼痛，痞满头痛。

【方解】本方证是因痰饮内停所致。治宜燥湿化痰，降逆散饮。方中重用半夏为君，辛温而燥，功善燥湿化痰，降逆和胃。臣以茯苓，淡渗水湿，兼以健脾，以杜生痰之源。佐以生姜，降逆化痰，和胃止呕，既助半夏以止呕，又制半夏之毒，取"小半夏汤"之意。三药合用，成燥湿化痰，降逆散饮之方。另有一方加黄芩、红皮者，黄芩苦寒以清热泻火，红皮辛散以理气宽中。

【临证提要】是方组方与二陈相似，又入黄芩清热制方中温燥之性，为除湿良方。

茯苓散

【来源】《黄帝素问宣明论方》卷八。

【组成】芫花_{醋拌炒} 泽泻 郁李仁 甜葶苈 汉防己_{各二钱半} 陈皮_{去白} 白槟榔 瞿麦_{各半两} 藁本_{二钱半} 滑石_{三分} 大戟_{炒，三分} 白茯苓_{半两}

【用法】上为细末，每服一钱，取桑白皮浓煎汤，空心调下，取下碧绿水，如烂羊脂即瘥；如未尽，隔日又服。肿消如故，不用服，忌盐百日。

【功效】利水消肿，兼以行气。

【主治】诸般气肿等疾。

【方解】肺为水之上源，可通调水道，脾为制水之脏，能运化水湿，故脾肺二脏功能失调，津液不得输布而致水肿；水湿停聚，易阻滞气机，而气机不畅，又可加重水肿。故治当利水消肿行气。方用茯苓、泽泻利水渗湿；葶苈子、防己、郁李仁利水消肿；瞿麦、滑石通利小便，导邪下行；芫花、大戟通利二便，攻逐水湿；藁本除湿散邪；陈皮、槟榔理气行滞，既能调畅气机，又可使气化则湿化。煎加桑白皮，亦取利水消肿之意。诸药合用，重在利水消肿，辅以行气，可治诸般气肿等疾。

【临证提要】 重在肺脾二脏，魄门、溺口并行，疗诸气肿。不可久用，且大戟、芫花过于攻伐并具毒性，用时当慎重。另，调护方法注意忌口。

【备考】 槟榔散（《普济方》卷一九二引《医方集成》）。方中茯苓原脱，据《袖珍》补。

～～ 茯 神 散 ～～

【来源】《黄帝素问宣明论方》卷十五。

【组成】 茯神去皮　麦门冬　地骨皮　茯苓各一两　白鲜皮　酸枣仁　沙参　甘草炙,各半两

【用法】 上为末，每服三钱，水二盏，煎至六分，去滓，食后服。

【功效】 健脾化痰，宁心安神，清热养阴。

【主治】 胆热多睡，神思不安，昏闷。

【方解】《灵枢·大惑》论胆曰："其气不清则欲瞑，故多卧矣。"胆为清净之府，喜宁谧，恶烦扰，喜柔和，恶抑郁，胆失其常则郁而不达，影响脾胃运化，脾失健运，痰湿由生；痰浊内阻，胆气郁滞，失其生发之令，则胆热，内扰心神，见多睡、神思不安。治当健脾化痰，宁心安神，清热养阴。茯神甘淡，利水化痰而长于宁心安神；茯苓健脾渗湿，杜生痰之源，宁心安神，二药健脾化痰，宁心安神，共为君药。麦冬润肺清心；肝胆互为表里，地骨皮滋阴泻肾火，有滋水涵木之意，二药为臣。白鲜皮清热解毒祛湿；酸枣仁养肝，宁心安神，《本经逢原》："酸枣仁，生则导虚热"，故疗胆热好眠，神昏倦怠之证；沙参清胃祛痰，三药清热祛痰，宁心安神，共为佐药。炙甘草益气和中，调和药性，为佐使药。诸药合用，共奏健脾化痰，宁心安神，清热养阴之效。

【临证提要】 方中诸药各理脏腑，所治甚众，其总要不过清胆热、宁心神

六字而已，余如养脾化痰等皆为佐助之法。

❦ 胜 金 丸 ❧

【来源】《黄帝素问宣明论方》卷三。

【组成】白僵蚕　细辛　天南星　皂角_{炙黄}　川乌头_生　乌蛇_{真者，好酒浸，}_{去骨}　白矾_枯　桔梗　威灵仙　何首乌　草乌头_{各一两}　荆芥穗　川芎_{各二两}

【用法】上为末，酒面糊为丸，如桐子大，每服十丸，食后，温酒下。

【功效】祛风止痉，化痰通络。

【主治】痫病。风热惊骇，不时旋运潮搐，口吐痰沫，忽然倒地，不省人事。

【方解】僵蚕、天南星、皂角、白矾除顽痰，祛风解痉；细辛、荆芥穗、川芎祛风活血；川乌、草乌、乌蛇、威灵仙祛风散寒，除湿通络，止痛止痉；桔梗宣肺祛痰；何首乌祛风，王好古谓其"泻肝风"。综观本方以祛风痰，通经络为长，善治风痰痫病。

【临证提要】方中药分两途，即祛风，化痰。痰邪盘踞经络，风引其行，流窜各处，制方总应祛风痰，风痰除，经络自复如常。

❦ 胜 金 膏 ❧

【来源】《黄帝素问宣明论方》卷十。

【组成】巴豆皮　楮实叶_{同烧存性，等份}

【用法】上为末，熔蜡丸，如绿豆大，每服五丸，煎甘草汤下。

【功效】止泻痢。

【主治】一切泻痢不已，胃脉浮洪者，反多日不已，微小者立止。

【方解】巴豆皮（巴豆壳）"消积滞，止泻痢"（《本草纲目》）。楮实叶"主水痢"（《药性论》），"赤白下痢"（《本草图经》）。二药配伍有较好的止泻痢之功。以甘草汤下，取其益气补中，调和药性之效。

【临证提要】《本经》记载巴豆"开通鼻塞，利水谷道"，但取皮用，则功止泻痢，与楮实叶同用。用法着眼在甘草汤补中益气治本。

～ 茴 香 丸 ～

【来源】《黄帝素问宣明论方》卷十三。

【组成】茴香炒　良姜　官桂各半两　苍术一两，泔浸

【用法】上为末，酒面糊和丸，如桐子大，每服十丸，生姜汤；止痛，温酒下，空心食后。

【功效】温阳散寒止痛。

【主治】男子、妇人脐腹疼痛，刺胸膈不止。

【方解】本方用治寒性腹痛，或由感受寒邪，或由阳虚失温。治当温阳散寒止痛。茴香辛温，温肝肾，暖脾胃，散寒止痛，为方中君药。臣以官桂辛甘大热之品，纯阳燥烈，善暖中下二焦而散寒止痛。高良姜辛散温通，能散寒止痛，为治胃寒脘腹冷痛之常用药；苍术性温散，祛风散寒，共为佐药。酒面糊丸，借其辛热之性，化瘀助药力行周身，为使药。生姜汤送服，取其温胃散寒之效。诸药合用，共成温阳散寒止痛之剂。

【临证提要】辨证要点全在把握病机"寒邪腹痛"，寒为阴邪，得温则缓，是方全在温热而已。药少理明，辨证清晰。

～ 茴香楝实丸 ～

【来源】《黄帝素问宣明论方》卷二。

【组成】茴香炒　楝实麸炒，去核　吴茱萸　马楝花醋炒，各一两　陈皮一两　芫花半两，醋炒

【用法】上为末，醋面糊为丸，如桐子大，每服十九丸至二十丸，空心，食前。

【功效】行气止痛。

【主治】小肠病结上而不下，痛冲心肺。小肠控睾证。

【方解】方中茴香温肾暖肝，散寒止痛，理气开胃，可"主一切诸气"（《唐本草》）；川楝子行气止痛，可导小肠之热，对"心腹痛及疝气为要药"（《本草纲目》），二者合用为君，功擅行气止痛。吴茱萸散寒止痛，可开郁化滞，善治"阴毒腹痛，疝气"（《本草纲目》）；马蔺花可"通小肠"（《日华子本草》），用为臣药。陈皮理气和胃，"主胸中瘕热，逆气"，可"下气"（《神农本草经》）；芫花泻下逐饮，"主咳逆上气……疝瘕"（《神农本草经》）。诸药合用，共奏行气止痛，下气通肠之功。

【临证提要】《灵枢·邪气脏腑病形》"小肠病者，小腹痛，腰脊控睾而痛"，又名"小肠气"。是方主治小肠气，"小肠者，受盛之官，化物出焉"，通利小肠气机，恢复小肠功能。

茴 香 散

【来源】《素问病机气宜保命集》消渴论第二十三。

【组成】❶ 茴香炒　苦楝炒

【用法】上细末，酒调二钱，食前服。

【功效】温阳补肾。

【主治】肾消病，下焦初证，小便如膏油。

【方解】本方用治消渴以阳虚为主者。肾阳不足，水液失于蒸化，津不上承，则口渴不已；肾虚失于固摄，清者不升，反而直趋于下，则小便频数量多，甚则尿如膏油。治宜温肾补阳。茴香辛温，温肾散寒，李杲谓其"补命门之不足"，为君药。川楝子清湿热，利水道，其性苦寒防茴香温燥太过以伤阴，为佐药。本方寒热并投，助阳而不伤阴，使肾阳振奋，气化复常，固摄有权，则诸症自除。

【临证提要】此方之消乃阳不化气而现膏淋者，初期阴伤不甚，故以助肾阳以化气利肾浊，祛湿热以通利水道。

---

❶ 本方原书无药物剂量。

∽∾ 珍珠粉丸 ∾∽

【**来源**】《素问病机气宜保命集》消渴论第二十三。

【**组成**】黄柏一斤，于新瓦上烧令通赤为度　真蛤粉一斤

【**用法**】上为细末，滴水丸，如桐子大。每服一百丸，空心酒下。

【**功效**】滋肾降火。

【**主治**】白淫梦泄遗精，及滑出而不收。

【**方解**】本方证病机为阴虚火旺。肾阴不足，相火偏盛，扰动精室，使封藏失职而出现遗精，梦泄。治宜壮水制火。方中黄柏苦寒泻相火，坚真阴；蛤粉味咸入肾，滋肾燥，《本草纲目》明言"止遗精白浊"，二药配伍，共奏滋肾降火之功。另黄柏苦寒沉降，善于清泄下焦湿热；蛤粉亦可清热利湿，二药相合，具有较好清下焦湿热之功，亦可用治湿热下注，扰动精室之遗精，白淫，苔黄腻，脉濡数等症。如朱丹溪云："精滑专主湿热，黄柏、知母降火；牡蛎粉、蛤粉燥湿。"

【**临证提要**】是方用药组方简洁，治疗目的明确，清相火，坚真阴，宗内经理论"壮水之主，以制阳光"。

∽∾ 洗 眼 药 ∾∽

【**来源**】《素问病机气宜保命集》眼目论第二十五。

【**组成**】诃子二两　黄丹四两　蜜八两　柳枝四十寸

【**用法**】上以河水二碗，熬至半碗，用一钱，热水化洗之，石器内熬。

【**功效**】解毒消肿，明目止痛。

【**主治**】眼内云翳，无问远年不退者，及诸般眼疾昏花。

【**方解**】黄丹解热拔毒，生肌止痛，善治目翳，为君药。诃子"肉炙治眼涩痛"（《海药本草》），为臣药。佐以柳枝消肿止痛。蜂蜜解毒止痛，"明耳目"（《名医别录》），调和药性，为佐使药。诸药相合，共奏解毒消肿，明目止痛之功。煎汤外洗，药物直接作用于局部，有利于药效发挥。

【临证提要】黄丹又名铅丹，为纯铅加工成的四氧化三铅。辛，微寒，有毒，入心、脾、肝经。外用可拔毒生肌，杀虫止痒；内服小量可坠痰镇惊，攻毒截疟，因其毒性，现代临床不宜内服。《广雅》云："翳，障也。"何物以障目？风、热、湿、火及邪毒也；何以解翳除障？祛邪则翳退肿消。故方中以黄丹拔毒攻毒，余药解毒消肿，用以洗目，颇有云开月明之妙义。

【备考】重明膏（《普济方》卷八引《瑞竹堂方》）、紫金膏（《袖珍》卷三引《瑞竹堂方》）。

胡黄连散

【来源】《黄帝素问宣明论方》卷十四。

【组成】胡黄连　槟榔各半两　麝香少许，别研

【用法】上为细末，研细点之。如口疮，每服半钱，麝香一字，匀口疮大小贴之。忌食鱼猪油腻物。

【功效】清热燥湿，活血行气。

【主治】一切久新赤目疼痛，不能坐卧，并大小人口疮。

【方解】肝胆湿热，循经上扰，致经脉闭阻，血壅气滞，发为赤目疼痛或口舌生疮。治当清热燥湿，活血行气。胡黄连苦寒，清热燥湿、泻火解毒之品，《唐本草》谓其"主骨蒸劳热，补肝胆，明目……以人乳浸点目甚良"，为君药。槟榔，行气利水，宣行通达，有助于散邪，且外用可"生肌肉止痛"（《唐本草》），为臣。佐以麝香辛香行散，活血散结，消肿止痛。三药合用清热燥湿，活血行气止痛，外点用治目赤及口疮。

【临证提要】本方证治在清湿热，活气血。胡黄连清热明目之效药也。方中麝香价贵，可以乳香、没药代替。

绛雪散

【来源】《黄帝素问宣明论方》卷十。

【组成】汉防己　瓜蒌实　黄芩　黄丹_{各等份}

【用法】上为细末，每服二钱，汤浆水调下，临卧时并进三二服，即止。

【功效】清肺润燥止渴。

【主治】消渴，饮水无度，小便数。大有神效。

【方解】"燥热郁甚，而成消渴，多饮而数小便。"本证因肺中燥热内郁，不能敷布津液而致烦渴饮多，小便频数量多。治疗宜清肺润燥止渴。瓜蒌清润肺燥，润肠通便，《本草衍义补遗》有"栝楼实……又洗涤胸膈中垢腻，治消渴之神药也"，以之为君。黄芩善于清泻肺热，助君以清肺中燥热，为臣药。佐以汉防己泄热行水，导热下行；黄丹即铅丹，《药性论》载其治"消渴"，《名医别录》亦云"止小便利，除毒热"，本方用其清热解毒。汤浆水开胃止渴，为使药。本方诸药相合，共奏清肺润燥止渴之效。

【临证提要】《证治准绳》谓："渴而多饮，为上消"，此方清肺热，布津液。然消渴"原其本则一，推其标有三"，且"治上者，润其肺，清其胃"，方中亦可随症佐入清胃、滋肾、养阴等药，以标本兼治，不遗有失。

～◈ 除 湿 丹 ◈～

【来源】《黄帝素问宣明论方》卷七。

【组成】槟榔　甘遂　威灵仙　赤芍药　泽泻　葶苈_{各二两}　乳香　没药_{各一两，别研}　黑牵牛_{半两}　大戟_{二两，炒}　陈皮_{四两，去白}

【用法】上为末，面糊为丸，如桐子大，每服五十丸至七八十丸，温水下，后食。如服药前后，忌酒一日，药后忌湿面，食温粥补暖。

【功效】祛除水湿。

【主治】诸湿客搏，腰膝重痛，足胫浮肿，筋脉紧急，津液凝涩，便溺不利，目赤癜疹，痈疽发背，疥癣，走疰，脚气，无首尾疮疖。

【方解】本方主治水湿壅盛之证。治宜祛除水湿。方用甘遂、大戟通利二便以攻逐水湿，共为君药。黑牵牛协君药峻下逐水；槟榔行气利水，共为臣药。泽泻、葶苈子利水消肿；威灵仙祛湿通络止痛；水湿壅盛，阻滞气血，故用陈皮辛温，既助槟榔理气行滞，又体现"气化则湿化"之意；乳香、没药、赤芍活血散瘀，以上皆为佐药。诸药合用，共奏祛除水湿之效，故名

"除湿丹"。

【临证提要】甘遂、大戟苦寒泻下，攻逐力大，通水达气，易戕伐胃气，苦寒败胃，且具有毒性，用时需谨慎。

【备考】《普济方》引《经验良方》有青皮，无葶苈。

～⌒ 热 痢 方 ⌒～

【来源】《保童秘要》诸痢。

【组成】黄连六分　甘草炙　阿胶生用　犀角各二分　黄芩三分　蓝叶一分　乌梅肉二枚

【用法】上细剉，以水七合，煎取三合，去滓，一岁儿一日连夜与三合服之。

【功效】清热解毒，凉血止痢。

【主治】热痢，症见壮热多渴。

【方解】热痢，由肠胃酝热所致的痢疾（《备急千金要方》卷十五）。治疗宜清热解毒，凉血止痢。方中黄连清热燥湿解毒，治痢要药，为君药。黄芩清热燥湿；犀角清血分热毒；阿胶益阴滋水，补血清热，《药性论》载其"益气止痢"，共为臣药。蓝叶（大青叶）善凉血解毒；乌梅涩肠止痢，为佐药。甘草调和诸药，为使。

【临证提要】是方专治热痢，剂有苦寒，而无伤脾胃之虞。唯原著量少，成人宜倍之。

～⌒ 赴 筵 散 ⌒～

【来源】《黄帝素问宣明论方》卷二。

【组成】密陀僧　黄柏　青黛各等份

【用法】上同研，为细末，每用干掺于疮上，不过三二日即便愈。

【功效】清热燥湿，凉血解毒。

【主治】口疮不已。

【方解】本证口疮乃火热上攻。治当清热燥湿，凉血解毒。方用密陀僧拔毒生肌，化腐收湿，善治恶疮肿毒；黄柏清热燥湿，泻火解毒疗疮；青黛清热解毒，"亦摩敷热疮恶肿"（《开宝本草》）。三药为末，外用于疮上，可行清热燥湿，凉血解毒，拔毒疗疮之功。

【临证提要】密陀僧含铅，不可长期使用，谨防病人误食内服。

～∞ 荜澄茄丸 ∞～

【来源】《黄帝素问宣明论方》卷十二。

【组成】荜澄茄半两　良姜二两　神曲炒　青皮去白　官桂去皮，各一两　阿魏半两，醋面裹，煨熟

【用法】上为末，醋面糊为丸，如桐子大，每服二十丸，生姜汤下，不计时候。

【功效】温中散寒，消食除痞。

【主治】中焦痞塞，气逆上攻，心腹疼痛，吐逆下痢。

【方解】嗜食生冷寒凉之品，或过用苦寒之剂，克伐太过，损伤中阳，致脾胃失和，升降失常则痞塞不通，吐逆下痢，不思饮食。治当温中散寒，消食除痞。荜澄茄既能散寒温胃降气以除胃脘寒气胀痛，又能消痰化食，止干呕，为君药。高良姜温胃散寒止痛；官桂补肾壮阳，暖脾胃，散寒止痛，二药助君温胃散寒止痛，共为臣药。神曲健脾和胃，消食调中；青皮理气散结，《本草图经》谓："主气滞，下食，破积结及膈气"；阿魏消积散痞，三药为佐。生姜汤送服以加强温胃散寒止呕之功。诸药合用温中散寒，消食除痞。

【临证提要】《诸病源候论》曰："由腑脏虚，寒冷之气客于肠胃膜原之间，结聚不散，正气与邪气交争，相击故痛。"故暖脾胃，温肾阳，使釜底有火，方可运化腐熟水谷，散寒降逆，是方佐入补气之品用时更效。

～ 脑干无涕方 ～

【来源】《保童秘要》鼻。

【组成】升麻　栀子　防风各三分

【用法】上为末，取青羊脑髓和为丸，如梧子大，每一岁儿一服五丸，温水研化下，日再服。

【功效】疏风清热益脑。

【主治】脑干无涕。

【方解】栀子清热泻火，凉血解毒；防风祛风解表，可"散头目中滞气，除上焦风邪"（《药类法象》）；升麻合栀子清热解毒，合防风解表升阳；青羊脑髓补髓益脑。诸药合用，清、散、补并用，邪正兼顾，以奏疏风清热益脑之功。

【临证提要】病类头风，外邪侵袭郁于头面为其机理。法当补髓益脑，疏风清热，疏风则火有发越，补髓则邪无据处。此证若兼血虚加以四物；兼痰湿配以二陈。

～ 桃仁丸 ～

【来源】《黄帝素问宣明论方》卷三。

【组成】草乌头生用　五灵脂各三两　桃仁取霜一两

【用法】上为末，酒煮面糊丸，如桐子大，以青黛为衣，嚼胡桃仁，以温酒下五丸，食后加减。

【功效】祛风活血。

【主治】一切风毒，遍身疼痛，四肢拘急。

【方解】风毒诸证。治可祛风活血。本方以桃仁活血祛瘀，可泄血滞，使血行通畅而风自灭。草乌辛散温通，有较强的祛风温经止痛之功；五灵脂活血化瘀止痛，对"血滞经脉，气不得行，攻刺疼痛等证，在所必用"（《本草经疏》），二药可助君药活血祛风，尤可加强止痛之效，用为臣药。青黛凉血解毒，用为佐药。本方活血凉血，祛风止痛，对风毒证，既可祛风解毒，又可使血行风自灭。

【临证提要】《小品方》谓："风性善行而数变，在人肌肤中，内不得泄，外不得散。"祛风全凭风药辛散，息风重在血分充盛。

～⌒∽ 桃 花 散 ∽⌒～

【来源】《素问病机气宜保命集》妇人胎产论第二十九。

【组成】新石灰一两　黄丹半钱

【用法】上细末，渴时冷浆水调一钱服。

【主治】产后不烦而渴。

【方解】新石灰"暖水脏"（《日华子本草》）；黄丹（铅丹）可治"消渴"（《药性论》）；冷浆水善"止渴"（《嘉佑本草》），既可加强二药之效，又可调中和胃，使邪祛正不伤。

【临证提要】此方少用，不渴则止，妇人新产其气血虚而身体羸弱，不堪任受。

～⌒∽ 桃 花 散 ∽⌒～

【来源】《黄帝素问宣明论方》卷十五。

【组成】白及　白蔹　黄柏　黄连　乳香别研　麝香别研　黄丹各等份

【用法】上为细末，掺于疮上。二三日生肌肉满。

【功效】清热解毒，化瘀生肌。

【主治】一切疮。

【方解】"疮疡皆为火热，而反腐出脓水者，犹谷肉果菜，热极则腐烂，而溃为污水也。"治当清热解毒，活血生肌。黄连苦寒，清心泻火解毒为君药。黄柏清热燥湿，善泻下焦之浮火；白蔹苦寒疏利，泻肝胆之郁火；白及苦寒性涩，能消肿，生肌敛疮，《本草经疏》："白及，苦能泄热，辛能散结，痈疽皆由荣气不从，逆于肉里所生；败疽伤阴死肌，皆热壅血瘀所致，故悉主之也"，三药助君泻火解毒，为臣药。乳香活血行气，消肿生肌止痛，为痈疽疮疡、心腹痛之要药；麝香活血通经，消肿止痛；黄丹（铅丹）解毒祛腐，生肌敛疮，三药解毒化瘀通滞为佐药。诸药合用清热解毒，化瘀生肌。麝香、乳香淡黄色或棕红色，又芳香清幽，与诸黄色药末混合，黄中透红似桃花，故名桃花散。

【临证提要】外治之法，病机全在火热，清热敛疮，诸症得除。

〜 调 中 丸 〜

【来源】《黄帝素问宣明论方》卷十二。

【组成】青皮　红皮各一两　大黄一两　牵牛三两

【用法】上为细末，滴水和丸，如桐子大，每服二三十丸，温水下，空心，食前。

【功效】消积行气，消痰逐饮。

【主治】脾胃虚，呕吐，胸膈不利。

【方解】脾胃素虚，湿聚成痰生饮，致胃失和降，则气逆而为呕吐。正如《症因脉治·呕吐》所说："痰饮呕吐之因，脾气不足，不能运化水谷，停痰留饮，积于中脘，得热则上炎而呕吐，遇寒则凝塞而呕吐矣。"治当消积行气，消痰逐饮，邪去则正安。牵牛子泻水通便，消痰涤饮，为君药。大黄荡涤肠胃，泻下攻积，助牵牛子消痰涤饮，为臣药。青皮疏肝破气，消积化滞，《本草图经》谓其"主气滞，下食，破积结及膈气"；红皮（化橘红）化痰理气，健脾消食，为佐药。四药相合，共成消积行气，消痰逐饮之剂，治疗痰饮内停中焦之呕吐。本方为攻逐痰饮之峻剂，不可久服，俾痰饮消呕吐止，当以补脾胃药以治本。

【临证提要】中气本虚，痰饮滋生，胃失和降，气逆作呕，此方理气攻伐，当佐培补脾胃之品，参以四君子，可谓调中。

～ 调 胃 散 ～

【来源】《黄帝素问宣明论方》卷八。

【组成】半夏制　甘草炙　厚朴去皮　陈皮去白　藿香各等份

【用法】上为末，每服一钱，生姜三片、枣二枚，水一盏，同煎，温服，食前。

【功效】化湿醒脾，和胃止呕。

【主治】胸膈痞闷，不思饮食，胁肋硬痛；哕逆恶心，气不下降。

【方解】本方证病机为湿滞脾胃。治宜化湿醒脾，和胃止呕。藿香芳香化湿，和中止呕，为君药。厚朴芳化苦燥，行气除满，兼能化湿，与君药合用，化湿之力增强，为臣药。半夏燥湿和胃，降逆止呕；陈皮理气燥湿和胃，使气化则湿化，俱为佐药。煎加姜、枣调和脾胃，其中生姜宣散水气，和胃降逆；大枣补益脾气，培土制水，亦为佐药。甘草调和药性，为使药。诸药相合，共成化湿醒脾，和胃止呕之方。

【临证提要】本方可参半夏厚朴汤、平胃散、二陈汤调理脾胃痰湿气阻之法。病因湿滞脾胃，法应化湿醒脾，理气开胃，调入藿香辛香化浊，更能醒脾开胃。又方中佐少许茯苓，效果更佳。

【备考】厚朴煮散（《圣济总录》卷四十七）。

～ 积 气 丹 ～

【来源】《黄帝素问宣明论方》卷七。

【组成】槟榔二个　芫花一两　硇砂二钱　巴豆二钱半，生　青皮去白　陈皮各三两　蓬莪术　鸡爪黄连　京三棱　章柳根　牛膝各一两　肉豆蔻三个　大戟　川大黄　甘遂　白牵牛　干姜　青礞石　干漆各半两　木香二钱半　石菖蒲三钱

【用法】上为末，醋面和为丸，如桐子大，每服一丸，临卧，烧枣汤下，每夜一丸，服后有积者肚内作声，病退为度。

【功效】行气活血，攻逐水饮。

【主治】一切新久沉积气块，面黄黑瘦，诸气无力，癥瘕积聚，口吐酸水。

【方解】本方证是因气滞血瘀，水湿壅盛所致。治宜行气活血，攻逐水饮。方用青皮、陈皮、木香辛散温通，行气止痛；莪术、三棱、牛膝活血化瘀，其中莪术、三棱尚能行气止痛；芫花、章柳根（商陆）、大戟、甘遂、白牵牛、巴豆通利二便以祛除水湿；槟榔行气兼能利水；硇砂、干漆破瘀消积；石菖蒲气味芳香，化湿开胃；青礞石消食攻积；气血水湿停滞，日久易化热，故用苦寒之大黄、黄连，清热燥湿，大黄兼能活血逐瘀。方中多为苦寒之品，恐有败伤脾胃之弊，故选干姜、肉豆蔻以温中散寒，顾护脾胃。诸药合用，共奏行气活血，攻逐水饮之功。

【临证提要】方中用药虽多，不过行气、活血及逐水三途，其中行气最为重要，气畅则血行、湿化。

～ 浆 水 散 ～

【来源】《素问病机气宜保命集》卷中。

【组成】半夏二两，汤洗　附子半两，炮　干姜五钱　良姜二钱半　桂五钱　甘草五钱，炙

【用法】上为细末，每服三五钱，浆水二盏，煎至一盏，和滓热服。甚者三四服，微者三服。

【功效】燥湿止泻，回阳救逆。

【主治】暴泄如水，周身汗出，一身尽冷，脉微而弱，气少而不能语，其甚者加吐。

【方解】暴泄如水，阳气虚衰甚则欲脱，治宜燥湿止泻，回阳救逆。方中半夏苦温燥湿以止泻；附子温壮元阳，破阴逐寒，回阳救逆，共为君药。干姜温中祛寒，助阳通脉；桂枝温通血脉，为方中臣药。佐以高良姜温阳散寒。炙甘草益气助阳，调和诸药，缓和附子、干姜峻烈之性，为佐使药。浆水功可利小便，《嘉佑本草》载："主调中引气，宣和强力，通关开胃，止渴，霍乱泄痢"，增全方祛湿止泻之功。

【临证提要】《素问·阴阳应象大论》认为"湿胜则濡泻"，《景岳全书》

认为肾中阳气不足，则洞泄不止。故暴泄因由阳虚，重在温补脾肾，法当急治。病情缓解后可以附子理中丸缓调止泻。

刘完素喜用煮散剂，近代名医蒲辅周深得其中奥妙，认为"煮散方法，疗效很好"，煮散从病情而灵活多变，本方具有代表意义。

通 天 散

【来源】《黄帝素问宣明论方》卷十四。

【组成】赤芍药　川芎　黄连　黄芩　玄胡索　草乌头　当归　乳香别研，各等份

【用法】上为细末，每服少许，纸捻子蘸药，任之鼻嗅，神效。

【功效】祛风清热，活血止痛。

【主治】偏正头疼，并挟脑风。

【方解】风热之邪，上入于脑，阻遏清阳之气，故头痛，视物模糊；若风邪稽留不去，头痛剧烈，日久不愈，休作无时，甚发为头风。故当祛风清热，活血止痛。方中川芎辛温香窜，上行头目，为治诸经头痛之要药，善于祛风活血而止头痛，长于治少阳、厥阴经头痛（头顶或两侧头痛），为君药。黄连、黄芩清热泻火解毒；赤芍清热凉血，化瘀通络止痛；延胡索能行血中气滞，气中血滞，专治一身上下诸痛，以上四药清热化瘀止痛，共为臣药。草乌辛热有毒，祛风除湿，散寒止痛，与芩、连寒热相伍，阴阳相济；当归养血活血；乳香活血行气止痛，均为佐药。诸药合用，共奏祛风清热，活血通络止痛之功。

【临证提要】探嚏法是中医外治法的重要组成部分，纸捻蘸药入鼻中，当贴近鼻上壁，因鼻腔上壁毛细血管丰富，能吸收药力，以使刺激加强。

秘方茶酒调散

【来源】《黄帝素问宣明论方》卷二。

【组成】石膏_{另为细末} 香附_{去须，炒} 菊花 细辛_{去苗，各等份}

【用法】上为末，每服二钱，温茶、酒调下，食后，日三服。

【功效】祛风清热。

【主治】一切诸风，痰壅目涩，晕眩头疼，心愦烦热，皮肤瘙痒，并风毒壅滞，清爽神志，通和关窍，消恶汗。

【方解】本方主治风热诸证，可祛风清热。方中石膏辛甘大寒，清热泻火，用为君药。菊花疏风清火明目，用为臣药。香附行气解郁；细辛祛风开窍止痛，用为佐药。诸药合用，可祛风清热，解郁开窍。

【临证提要】石膏质重而寒，偏于下趋；加以细辛引药上行，通达诸窍，以助药力，用时宜遵循"细辛不过钱"。

铅白霜散

【来源】《黄帝素问宣明论方》卷十五。

【组成】铅白霜_{二钱} 铜绿_{二钱} 白矾_{一块大许}

【用法】上为末，以翎羽扭疮上，以温浆水漱之。

【功效】解毒敛疮止血。

【主治】大小人口疮，牙齿腐蚀，气臭出血。

【方解】铅白霜解毒敛疮，止血；铜绿酸涩，有毒，解毒祛腐敛疮，《本经逢原》载："为散疗喉痹牙疳"；白矾外用解毒杀虫，"治耳卒肿出脓，目赤，目翳，胬肉，口舌生疮，牙齿肿痛出血，历久碎坏欲尽"（《医学入门》），三药合用，外用以解毒敛疮止血。外用治口疮，牙疳。

【临证提要】肌肉腐烂，可知其证已深，不可缓图，法当急治，故多以石药，以毒攻毒。

铅 红 散

【来源】《黄帝素问宣明论方》卷三。

【组成】舶上硫黄　白矾灰各半两

【用法】上为末，少许入黄丹染，与病人面色同，每上半钱，津液涂之。洗漱罢，临卧，再服防风通圣散，效速。

【功效】解毒疗疮，燥湿止痒。

【主治】风热上攻阳明经络，面鼻紫色，风瘾疹。

【方解】风热上攻所致皮肤病证。治以解毒疗疮，燥湿止痒之品外用。硫黄外用有解毒杀虫疗疮，燥湿止痒之功；白矾外用可解毒杀虫，燥湿止痒；黄丹（铅丹）拔毒生肌，化腐收湿，杀虫止痒。三药合用，共奏解毒疗疮，燥湿止痒之功，外用对风湿热证以痒为主者尤宜。

【临证提要】皮肤病证宜采用内外合治之法，内可以防风通圣散驱散阳明经热，又以本方外治，用时以水调和即可。

～〜 桂枝石膏汤 〜～

【来源】《素问病机气宜保命集》卷中。

【组成】桂枝五钱　石膏一两半　知母一两　半黄芩一两

【用法】上为粗末，分作三服，每服水一盏，温服清，迎发而服之。

【功效】解表清里。

【主治】疟无他证，隔日发，先寒后热，寒少热多。

【方解】隔日疟为邪气深舍所致。故桂枝解肌散寒，温通血脉，为君药。臣以石膏、知母，有清热泻火，生津止渴之用。黄芩清热泻火，内清深舍之邪热，为佐药。

【临证提要】石膏、知母、黄芩清中上二焦之热；桂枝开腠理，通血脉。表和里彻，邪无所遁形。现此方治疟较少，多用于表郁里热者。

～〜 桂枝芍药汤 〜～

【来源】《素问病机气宜保命集》卷中。

【组成】桂枝三钱　黄芪二两　知母一两　石膏一两　芍药一两

【用法】上为粗末，每服五七钱至半两，水煎，温服清，迎发而服之。

【功效】解肌清热，益气固表。

【主治】疟寒热大作；太阳、阳明合病，阳盛阴虚，内实外虚，寒热大作，不论先后。

【方解】太阳、阳明合病，太阳宜汗，阳明宜清。君以桂枝，解肌发表。芍药益阴和营，为臣，君臣相合调和营卫。黄芪益气固表以治外虚；石膏、知母有清热泻火，生津止渴，内清阳明，共为佐药。

【临证提要】本方为桂枝石膏汤去黄芩加芍药、黄芪。法遵桂枝汤调和营卫，白虎汤清泻里热。加黄芪补中固表，扶正助解表。

～ 桂 枝 汤 ～

【来源】《素问病机气宜保命集》卷中。

【组成】桂枝　白术　芍药各半两　甘草二钱，炙

【用法】上剉，每服半两，水一盏，煎至七分，去滓取清，宜温服之。

【功效】温中健脾止泻。

【主治】大肠经动，下痢为鹜溏，小便多清者，春夏宜服。

【方解】方中白术健脾燥湿；桂枝温通脾阳而止泻，合为君药，温补中焦。芍药缓急止痛，合桂枝调和阴阳，为臣药。炙甘草补中益气，合芍药缓急止痛，又调和诸药，为佐使药。

【临证提要】可谓经方桂枝汤之变化方，白术补益脾胃，燥湿止泻。是方补中气、协阴阳而止泻痢，法出仲景，意会经方。

～ 桂苓白术丸 ～

【来源】《黄帝素问宣明论方》卷九。

【组成】楝桂　干生姜各一分　茯苓去皮　半夏一两　白术　红皮去白　泽泻

各半两

【用法】上为末，面糊为丸，如小豆大，生姜汤下二三十丸，日三服，病在膈上食后，在下食前，在中不计时候。或一法更加黄连半两、黄柏二两，水丸，取效愈妙。

【功效】燥湿化痰，温阳化饮。

【主治】无问寒湿、湿热，呕吐泻利；肺痿劳嗽，水肿腹胀，泻利不能止者。

【方解】肺脾气虚，水津不布，则湿停痰聚。下渗肠间，故见泻利；外溢肌肤，发为水肿；水湿痰饮内停，气机阻滞，胃气不降，则腹胀、呕吐；痰饮内停，肺失宣肃，发为咳喘；日久不愈，肺气虚冷，甚或发为肺痿。治宜燥湿化痰，温阳化饮。方中半夏辛温而燥，长于燥湿化痰，散结除痞；茯苓淡渗水湿，兼能健脾，以杜绝生痰之源，二药合用，既祛已生之痰，又防痰之复生，重用共为君药。白术甘苦性温，健脾燥湿，与茯苓相须为用，增健脾祛湿之力；桂枝辛温，温阳化气以行水，与茯苓一温一利，以助痰饮消除，均为臣药。方用干姜，温肺化饮；红皮理气行滞，气机通畅则痰湿易祛；泽泻协助茯苓利水渗湿，使邪从小便而出，上三药俱为佐药。综合全方，燥湿化痰，温阳化饮之功显著。

【临证提要】脏腑辨证乃肺脾功能失调，变生诸证。法当恢复二脏功能，各从脏腑特性而用药。

～⌇ 桂枝黄芩汤 ⌇～

【来源】《素问病机气宜保命集》卷中。

【组成】柴胡一两二钱　黄芩四钱半　人参四钱半　半夏四钱　甘草四钱半　石膏五钱　知母五钱　桂二钱

【用法】上为粗末。每服五七钱至半两，水煎，温服清，迎发而服之。服药已，如外邪已罢，内邪未已，再诠下药：从卯时至午时发者，宜以大柴胡汤下之；从午时至酉时发者，知其邪气在血也，宜以桃仁承气汤主之。

【功效】和解表里。

【主治】疟疾。太阳、阳明、少阳三阳合病，服桂枝芍药汤后，寒热转大者。

【方解】本方寓桂枝汤、小柴胡汤、白虎汤三方之意，以治疟疾三阳合病者。桂枝解肌发表，散太阳之邪；柴胡、黄芩相伍以和解少阳；石膏内清阳明之热；人参、甘草益气扶正；半夏燥湿化痰，和胃降逆；甘草兼和诸药。

【临证提要】此论合病，指伤寒病二经或三经同时受邪，起病即同时出现各经主症。治当各个击破。

消 饮 丸

【来源】《黄帝素问宣明论方》卷七。

【组成】天南星　半夏　芫花　自然铜各等份，生用

【用法】上为末，醋煮面糊为丸，如桐子大，每服五七丸，食前，温水下。良久，葱粥投之。

【功效】祛痰消饮。

【主治】一切积聚，痃癖气块，及大小结胸，痛不能仰。

【方解】本方证是因痰饮壅盛所致。治当以祛痰消饮为法。方用天南星、半夏辛温燥烈，功善燥湿化痰，半夏兼能消痞散结；芫花通利二便以攻逐水饮，使邪有出路；痰饮内聚，易致血瘀，故用自然铜辛行苦泄，散瘀止痛，《开宝本草》言其能"散血止痛，破积聚"。四药等份为丸，以求祛痰消饮之效。

【临证提要】天南星、半夏为燥湿化痰散结常用对药。积聚者，气滞、血瘀、痰结，多所互存，化痰、理气所当正治，行血之力有所不逮。

桔 梗 汤

【来源】《素问病机气宜保命集》卷中。

【组成】桔梗一两半　半夏曲二两　陈皮一两，去白　枳实一两，麸炒　白茯苓一两，去皮　白术一两半　厚朴一两，姜制，炒香

【用法】上咬咀，每服一两，水一盏，煎至七分，取清温服，调木香散二钱，隔夜空腹食前服之。

【功效】和中止吐。

【主治】上焦气热上冲，食已暴吐，脉浮而洪。

【方解】胃气为上焦气热上冲，气上而不下，故吐。治宜和中止吐。方中桔梗宣利肺气，《本草蒙荃》谓其"开胸膈，除上气壅"，使胃气自降，为君药。半夏曲、陈皮、茯苓燥湿化痰，行气和胃，去中焦之闭塞，为臣药。枳实破气消痞；姜厚朴下气除满；白术补气健脾，使行气而不耗气，共为佐药。诸药相合，和中气，止呕吐。

【临证提要】《灵枢·四时气论》谓："胃气逆，则呕苦。"呕吐之治，全在和胃降逆。方中白术后天资生之品，气热上冲者不可随便以参、芪代之。

～ 秦艽汤 ～

【来源】《素问病机气宜保命集》妇人胎产论第二十九。

【组成】秦艽八钱　人参三钱　防风四钱半　芍药半两　柴胡八钱　黄芩四钱半　半夏三钱　甘草四钱，炙

【用法】上为粗末，每服五七钱，水一盏，煎至七分，温服清，无时。

【功效】和解少阳，祛风散邪。

【主治】产后感于异证。

【方解】产后外感，乃产妇血弱气尽，腠理常开，邪气因入，见寒热发作，经水适断。寒热发作有时，为邪在少阳之证，故用和解之法。以小柴胡汤去生姜、大枣加秦艽、防风、芍药成方。其中柴胡、黄芩配伍和解少阳之邪；半夏和胃止呕，散结消痞；人参、甘草益气扶正；另加秦艽、防风皆风药之润剂，正虚外感者尤宜，用其祛风散邪；芍药养血和营，补产后阴血之亏损。诸药合而成方，于和解、疏风祛邪之中，辅以益气、养血之品，邪正兼顾。

【临证提要】若外感风邪较重，可酌加荆芥以助其祛风散邪之功。二三日经水复行，前症退，宜服荆芥散、小柴胡，小料中加荆芥穗五钱、枳壳五钱、麸炒去穰，同小柴胡汤煎服。

∽ 消痞丸 ∾

【来源】《黄帝素问宣明论方》卷四。

【组成】黄连 干葛各一两 黄芩 大黄 黄柏 栀子 薄荷 藿香 厚朴 茴香炒,各半两 木香 辣桂各一分 青黛一两,研 牵牛二两

【用法】上为细末,滴水丸,如小豆大,每服十丸,新水下,温水亦得。小儿丸如麻子大。病本湿热内甚。本自利者,去大黄、牵牛。忌发热诸物。

【功效】清热燥湿,泻下行气。

【主治】积湿热毒甚者,身体面目黄,心胁腹满,呕吐不能饮食,痿弱难以运动,咽嗌不利,肢体焦瘅,眩悸膈热,坐卧不宁,心火有余而妄行,上为咳血、衄血,下为大小便血,肠风痔瘘,三焦壅滞闭痒,热中消渴,传化失常,小儿疳积热。

【方解】湿热毒盛之候,治宜清热燥湿,泻下行气。方中黄连、黄芩、黄柏、栀子清热燥湿,泻火解毒;薄荷、葛根辛凉疏表,寓有"火郁发之"之义;藿香芳化湿浊,温中快气;厚朴、木香燥湿理气,消满除胀;茴香、肉桂温经活血,行气止痛;青黛清肝泻火,解毒凉血;大黄、牵牛子泻下积热,釜底抽薪。本方清热除湿,泻火解毒之功显著,对积湿火热毒盛之证可气血两清,三焦兼顾。

【临证提要】以黄连解毒汤为基础,佐入燥湿之品,湿热积聚日久,消散愈难,故又参入攻下逐邪,以助药力。本自利者,去大黄、牵牛子。

∽ 润肺散 ∾

【来源】《黄帝素问宣明论方》卷九。

【组成】瓜蒌实一枚,去子,用瓤

【用法】上为末,以寒食面和为饼子,炙黄为末,每服一钱,温水化乳糖

下，日三服，效乃止。

【功效】润肺清热，化痰止咳。

【主治】小儿膈热，咳嗽痰喘，甚者久不瘥。

【方解】肺为娇脏，燥热之邪最易伤肺，灼津成痰，痰浊阻肺，肺失清肃，故见咳嗽痰喘。治宜润肺清热，化痰止咳。方中独用瓜蒌一味，甘寒质润，尤善润肺清热，化痰止咳，诚如《本草纲目》曰本品能"润肺燥，降火，治咳嗽"。

【临证提要】肺乃五脏六腑之华盖，最易受邪，且最不耐邪，邪来易感，感之易伤，一药兼备宣降之力，润而不燥，恢复肺的正常生理功能。

涤昏膏

【来源】《黄帝素问宣明论方》卷十四。

【组成】好崖蜜—个　黄连—两　没药半两　黄丹—两，炒紫色

【用法】上入蜜同熬黑，煎黄连成稠汁，入二味药内，煎熬稠，更入没药末，同熬数沸，滤去滓，洗甚妙，后更用通天散㗜鼻。

【功效】清热解毒止痛。

【主治】一切风眼，疼痛不可忍。

【方解】《诸病源候论》认为："由冒触风日，风热之气伤于目，而眦睑皆赤烂，见风弥甚，世亦云风眼。"治当清热活血消肿。黄连清热泻火解毒，为君药。黄丹（铅丹）外用能解热拔毒，止痛生肌，为臣药。陶弘景谓："石蜜即崖蜜也，高山岩石间作之"，功能解毒止痛明目，《本草拾遗》载其"主牙齿疳疮，目肤赤障"；没药活血消肿止痛，共为佐药。四药合用清热解毒止痛，外洗患眼，药物直接作用于局部，更有利于药效发挥。

【临证提要】是方洗目，功可涤昏。蜜之润，连之苦，没药之行，黄丹之伐，互为助力，且有制约。

～◎ 换 骨 丹 ◎～

【来源】《黄帝素问宣明论方》卷三。

【组成】❶ 麻黄_{煎膏} 仙术 香白芷 槐角子_{取子} 川芎 人参 防风 桑白皮 苦参 威灵仙 何首乌 蔓荆子 木香 龙脑_研 朱砂_研 麝香_研 五味子

【用法】上为末，桑白皮单捣细，称以麻黄膏和就，杵一万五十下，每两分作十丸，每服一丸，以硬物击碎，温酒半盏浸，以物盖，不可透气，食后临卧，一呷咽之。衣盖覆，当自出汗即瘥。以和胃汤调补，及避风寒。茶下半丸，盖出汗。

【功效】祛风除湿，通络开窍。

【主治】瘫痪中风，口眼㖞斜，半身不遂，并一切风痫、暗风。

【方解】方中麻黄、苍术、白芷、川芎、防风、威灵仙、蔓荆子祛风活血，散寒胜湿，通络止痛；槐角、桑白皮、苦参清降泻热；何首乌补益精血，亦可"疗头面风疮"（《开宝本草》）；冰片、麝香醒脑开窍；人参、五味子补气宁心安神，合重镇之朱砂，安神之效益佳；木香行气止痛，且芳香醒脾开胃，利于药物运化吸收。全方寒热并用，邪正兼顾，共奏祛风除湿，通络开窍之功。

【临证提要】《素问·调经论》谓："血之与气并走于上，则为大厥，厥则暴死，气复返则生。"方中药味多驳杂，然细细思索，风病除了治风，不过生气行气、养血活血与安脏腑三途而已。临床用方，立法明理，执简驭繁。还要重视用法和调护，和胃汤调补，避风寒，覆出汗。

～◎ 柴 胡 散 ◎～

【来源】《素问病机气宜保命集》卷中。

【组成】柴胡根_{一两} 半夏_{五钱，洗}

---

❶ 本方原书无药物剂量。

【用法】加生姜，水煎服。

【功效】解肌退热。

【主治】伤寒，往来寒热而呕。

【方解】柴胡解表退热，善去往来寒热，为君药。半夏降逆止呕，为臣药。煎加生姜，既助柴胡解表，又能和胃止呕，杀半夏毒，故为佐药。

【临证提要】如心下痞，加枳实一钱；如有里证，加大黄，初一服一钱，次二钱，又三钱，邪尽则止。法取小柴胡汤，删繁就简，小方疗重疾。若以柴胡退热用量亦稍大，以9g以上为宜。

海 蛤 丸

【来源】《黄帝素问宣明论方》卷十一。

【组成】海蛤　半夏　芫花醋炒　红娘子去翅足　诃子炒　玄胡索　川楝子面裹煨，去皮　茴香炒，各一两　乳香三钱　硇砂半两　朱砂半入药，半为衣　没药各一两，研　当归一两半

【用法】上为末，醋煮面糊为丸，如小豆大，每服五丸至十丸，醋汤下，量人病虚实加减。

【功效】化痰利水，逐瘀散结。

【主治】妇人小便浊败，赤白带下，五淋，脐腹疼痛，寒热，口干舌涩，不思饮食。

【方解】水湿停聚，湿停酿痰，壅阻气血致瘀，痰湿瘀结蕴结下焦，则妇人小便浊败，赤白带下，五淋，脐腹疼痛等；痰湿瘀蕴结下焦，气化不利，津液不行则口干舌涩。治以化痰利水，逐瘀散结。海蛤咸寒，禀水中之阴气而生，清热利水，软坚化痰，善治白浊、带下，为君药。芫花辛温，泻水逐饮；半夏辛温，燥湿化痰。湿为阴邪，海蛤之咸寒恐助湿生痰；芫花、半夏与海蛤相伍，寒热相伍，互相制约，助君逐水化痰；当归养血活血，三药共为臣药。乳香、没药、延胡索行气活血，祛瘀止痛；红娘子，虫类善行，通瘀破积；硇砂消积软坚，破瘀散结，五药相合，活血破瘀散结之功显。川楝子疏肝行气止痛；茴香温中理气止痛，二药行气止痛，气行则血行。诃子收涩止带，《日华子本草》认为其能"消痰，下气，除烦，治水，……肠风泻血，

崩中带下"。朱砂镇心安神,《名医别录》谓"通血脉,止烦满",以上共为佐药。诸药相合,共奏化痰利水,逐瘀散结之效。

【临证提要】乳香、没药为临床常用的行气活血对药。除此之外,方中虫类药及行气活血药颇多,然诃子为制。心主血脉,疗血宜用入心经之品,朱砂虽有毒,然不可去,当少用,短期使用。

∽ 海蛤玉粉散 ∾

【来源】《黄帝素问宣明论方》卷十。

【组成】海蛤二十个,炒焦研末

【用法】上为末,每服二钱,入蜜少许,冷水调下,不拘时候。

【功效】清热解毒止痢。

【主治】血痢。

【方解】海蛤咸平,清热利水,《本草纲目》云:"清热利湿,化痰饮,消积聚,除血痢";《纲目拾遗》亦谓:"治赤痢,风痰",炒焦研粉加强其止泻痢之效,较为适宜治疗热毒内盛之痢疾便血。

【临证提要】用时必以炒焦或炙,切忌生用,本取固涩之用,生者固涩不足。

∽ 脑疳方 ∾

【来源】《保童秘要》诸疳。

【组成】波斯青黛　龙胆　蜀升麻　茯神　大黄各二分　甘草炙　黄连　蓝子仁各一分　蜀漆半分

【用法】上为末,蜜和为丸,如麻子大,每一岁儿一服七丸,温水研与服之。

【功效】清利湿热,健脾宁心。

【主治】脑疳。

【方解】脑疳者，是胎热所致。青黛清肝泻火，"解小儿疳热、消瘦，杀虫"（《药性论》）；茯神渗湿健脾，宁心安神，为君。蓝子仁（蓝实）为蓼蓝的果实，能"解毒除疳"（《本草求真》）；黄连清热泻火，燥湿解毒；龙胆草清利肝胆湿热，为臣药。大黄泻下积滞；蜀漆消痰散结；升麻升举脾胃清阳，并能载药上行，为佐药。炙甘草补中益气，调和诸药，为使。

【临证提要】全在升麻引经药。炙甘草量大，以培补中气，防止苦寒败胃，适用于小儿湿热上郁者。"疳者，甘也"，饮食当禁忌肥甘。

∽ 脊 疳 方 ∽

【来源】《保童秘要》诸疳。

【组成】地骨 龙胆 海蛤研如粉 紫苏 青木香 芍药 猪苓各一分 紫参 黄芪 大黄各二分 枳壳二枚，炙 郁李仁五分，别捣如泥

【用法】上为末，蜜和为丸，如麻子大，每日一岁儿一服七丸，温水化破与服之，亦宜每十日与一服牛黄丸服之。

【功效】祛湿消积，补中益气。

【主治】脊疳。

【方解】脊疳者，渐渐黄瘦，拍背如鼓响，脊骨高是也，乃疳疾日久，消耗骨肉所致。治宜以消疳，补益之法。方中地骨皮凉血除蒸，除疳热；黄芪补中益气，培补后天之本，以资气血生化，二者消疳补虚共为君药。海蛤粉化痰利湿，软坚消积；紫苏芳香化湿，行气宽中；芍药缓急止痛，为臣药。猪苓渗利水湿；龙胆草清热燥湿，泻肝定惊；紫参（拳参）清热利湿；大黄清湿热，泻下积滞；枳壳、青木香行气止痛；郁李仁润肠通便，共为佐药。

【临证提要】"疳者，干也"，钱乙亦云："疳皆脾胃病，亡津液之所作也。"疳疾日久耗血伤气，气血损伤，更助湿热猖獗，理应培补之法，醒脾胃而消疳积。

桔梗丸

【来源】《素问病机气宜保命集》眼目论第二十五。

【组成】桔梗—斤　牵牛头末，三两

【用法】上二味为末，炼蜜为丸，如桐子大，每服四五十丸，加至百丸，食前温水下，日二服。

【功效】宣肺祛湿。

【主治】太阳经卫虚血实，肿人脸，重头，中湿淫肤脉，睛痛肝风盛，眼黑肾虚。

【方解】肺为水之上源，故方选桔梗为君，主入肺经，开宣肺气，以利祛湿。臣以牵牛子亦入肺经，泻肺气，逐痰饮。二药合用，以奏宣肺祛湿之效。

【临证提要】肺通调水道，桔梗利肺气，为临床常用理肺药；肺主皮毛，牵牛子入肺经，《本草纲目》谓其"走气分，通三焦"，祛一身之水湿。本方可使上源宣畅，水道通调。

透膈宽肠散

【来源】《黄帝素问宣明论方》卷七。

【组成】白牵牛—两　芒硝三两　川大黄二两　甘遂半两

【用法】上为细末，食后，温蜜水调下一钱，虚实加减，疏动止。

【功效】泻热逐水。

【主治】肠上壅实，膈热难行。

【方解】本方证是因水热内壅所致。治当泻热逐水。方中甘遂、牵牛子苦寒，长于通利二便以泻下逐水；大黄、芒硝泻热通便，其中芒硝味咸，又能软坚散结。诸药合用，共奏泻热逐水之功，可使水热壅实之邪从二便分消。药虽四味，皆为峻猛之品，恐伤及正气，故用温蜜水调下，味甘性缓，以制诸药峻烈之性。

【临证提要】是方用于急症，诸药峻烈，不宜轻易使用。或可入少许顾护中气之品如白术，虽甘温，亦不会助热。且应中病即止。

～ 粉 霜 丸 ～

【来源】《黄帝素问宣明论方》卷八。

【组成】粉霜　硇砂　海蛤　玄精石　寒水石烧粉　白丁香　头白面各一钱
轻粉三钱　海金砂一钱

【用法】上研匀，着纸裹数重，上使面裹，又纸裹，冷酒蘸了，桑柴火烧
面熟为度，宿蒸饼和丸，如桐子大，每服三丸，生姜汤下，一日三服。二日
加一丸，至六日不加即止，以补之妙。

【功效】清热利水消肿。

【主治】病水臌满不食，四肢浮肿，大小便闭，不进饮食。

【方解】本方治证为虫积于内，郁而化热，又阻滞气机，水湿停聚所致。
治当攻毒杀虫，清热利水为要。方用粉霜攻毒杀虫以治其本；海蛤清热利水
消肿以治其标，标本兼顾，二药合而为君。玄精石、寒水石清热泻火消肿，
共为臣药。硇砂散结破瘀，祛痰消积；白丁香消积化食；轻粉辛寒，祛痰消
积，逐水通便；海金砂咸寒，清热利水，以上诸药均为佐药。头白面益脾和
胃，缓和诸药毒性，使邪去不伤正，用为佐使。

【临证提要】金石之品颇多，临床可择而用之，不必悉备。

～ 萝卜子散 ～

【来源】《保童秘要》咳嗽。

【组成】萝卜子一分，微炒　皂荚子十枚，煨去皮　灯心一束　麻黄一分，去根节
甘草半分，微炙赤，剉

【用法】上件药捣粗罗为散，每服一钱，以水一小盏，煎至五分，去滓，
不计时候，量儿大小以意分减，温服。

【功效】下气消痰，止咳平喘。

【主治】小儿咳嗽喘急，作呀呷声。

【方解】萝卜子（莱菔子）下气消痰，止咳平喘，善治咳喘痰壅，胸闷兼食积之小儿咳嗽，《本草纲目》谓之能"下气定喘，治痰"，为本方君药。皂荚子辛能通利气道，咸能软坚而化胶结痰，可达祛顽痰之效，为臣药。灯心清心降火；麻黄宣肺平喘，为佐药。甘草调和诸药，为使药。本方下气消痰，止咳平喘，尤宜于小儿痰嗽喘急，或兼有食积者。

【临证提要】《景岳全书·咳嗽》谓："咳证虽多，无非肺病。"咳嗽凡形气、病气俱实者，宜散，宜清，宜降痰，宜顺气。是方"咸能软坚"，除壅盛胶着之痰，且"辛开苦降"，宣发肃降，复肺之功。

～◦✺ 清 风 散 ✺◦～

【来源】《黄帝素问宣明论方》卷三。

【组成】石绿一钱　朱砂　牙硝　雄黄各三字　龙脑一字　瓜蒂二钱　滑石　赤小豆各半钱　皂角一字，去皮，炙黄，取末

【用法】上为极细末，每服半钱，新汲水调下，如噤不省人事，滴水鼻中，或嚏者可治，为验。

【功效】清热利湿，祛风涌痰。

【主治】头目晕眩，咽膈不利，痰涎壅塞。

【方解】方中石绿合皂角可祛风痰；朱砂清心解毒；牙硝（即芒硝）、雄黄合龙脑（即冰片）开窍解毒；瓜蒂涌吐痰涎；滑石、赤小豆清利湿热。诸药合用，作用迅猛，共奏清热利湿，祛风涌痰之功。

【临证提要】《素问·阴阳应象大论》曰："其高者，引而越之。"是方以瓜蒂散为基础，宗内经"酸苦涌泄"治则，更入祛风化痰之品。服用时从小剂量开始，逐步加量，中病即止。现代临证，吐法方药不宜使用。

～◦✺ 羚羊角汤 ✺◦～

【来源】《黄帝素问宣明论方》卷二。

【组成】羚羊角　人参各三两　赤茯苓二两，去皮　远志去心　大黄炒，各半两　甘草一分，炙

【用法】上为末，每服三钱，水一盏半，煎至八分，去滓，温服，不计时候。

【功效】平肝降逆，除烦安神。

【主治】阳厥，气逆多怒，而颈脉腹效，已食阴养于阳，平其气。

【方解】君以质重主降之羚羊角平肝息风，清热解毒，以治阳厥气逆。人参养心安神；赤茯苓健脾利湿，用为臣药。远志安神定志；大黄清降通腑，为佐药。甘草调和诸药，为使。全方共奏平肝降逆，除烦安神之效。

【临证提要】新补又方，治阳厥，若除烦下气，铁落为饮，铁浆汤饮之，食后并服。

～∽ 羚羊角散 ∽～

【来源】《素问病机气宜保命集》眼目论第二十五。

【组成】羚羊角　升麻　细辛各等份　甘草半之

【用法】上为细末，一半为散，一半蜜为丸，如桐子大，每服五七十丸，以羚羊角散下之，食后临卧，米泔水煎服。

【功效】清热平肝明目。

【主治】冰翳久不去。

【方解】肝脏积热上攻头目，瞳神受邪，久成内障，致其翳如冰，见视觉昏蒙，头痛目涩微胀，伴口苦咽干，面目赤，舌红苔黄，脉弦数等。治宜清热平肝明目。羚羊角咸寒，善清泻肝火而明目，"肝主木，开窍于目，其发病也，目暗障翳，而羚羊角能平之"（《本草纲目》），为君药。升麻为臣，清热解毒，升而能散，有"火郁发之"之意。细辛散肝热于外，通利九窍，以助明目，为佐药。甘草调和诸药，为使药。诸药相合，共奏清热平肝明目之功。

【临证提要】是方量少质轻，药皆辛散升发，清透肝郁，方中亦可入少许菊花清热明目，效果更佳。

～⌒ 菊 叶 汤 ⌒～

【来源】《黄帝素问宣明论方》卷三。

【组成】菊花_{去梗}　羌活　独活　旋覆花　牛蒡子　甘草_{各等份}

【用法】上为末，每服二钱，水一盏、生姜三片，同煎至七分，去滓，温服，食后。

【功效】祛风清热，胜湿化痰。

【主治】一切风，头目晕眩，呕吐，面目浮肿。

【方解】菊花疏散风热，清肝明目，为君药。羌活、独活祛风发表，除湿止痛，为臣药。牛蒡子助君药疏散风热，又可宣肺祛痰，解毒消肿；旋覆花、生姜行水化痰，降逆止呕，共为佐药。甘草调和诸药，为使药。诸药相合，共奏祛风清热，除湿化痰之功，对风邪挟痰湿之表证最为适宜。

【临证提要】风痰之邪，盘踞肺脾，肌表头目皆受之，方中羌活、独活为临床常用解表祛风对药，菊花清利头目，亦能散风热。是方平和，"有是证用是药"，临床应用，宜重用菊花。若头目眩晕较重者可入少许天麻；呕吐较甚少入半夏；浮肿加重可予防己少许，以补方中力之不足。

～⌒ 黄 芪 汤 ⌒～

【来源】《素问病机气宜保命集》卷中。

【组成】黄芪　白术　防风_{各等份}

【用法】上咬咀，每服五七钱，至十余钱或半两、一两，水煎，温服清。汗多、恶风甚者，加桂枝。

【功效】疏风固表止汗。

【主治】伤寒太阳证，春夏有汗，脉微而弱，恶习风恶习寒。

【方解】本方与玉屏风散药物组成相同，但立法有所不同。方证为风邪袭表，又兼肺卫气虚，故腠理不密，汗出不止。方中防风走表祛风散寒，为君药。黄芪益气固表实卫，为臣药。佐以白术补气健脾，助黄芪固表止汗之力。

三药相伍，祛邪而不伤正，固表而不留邪，有散中寓补，补中寓疏之意。

【临证提要】是方即"玉屏风散"之意，为临床常用益气固表，扶正祛风方剂。

～◇ 黄芪羌活汤 ◇～

【来源】《黄帝素问宣明论方》卷一。

【组成】黄芪一两半，去芦头　羌活　石斛　防风　枳壳麸炒，去瓤　人参　生地黄　牡蛎烧　黑附子炮　茯苓去皮　五味子　牛膝酒浸，各一两　续断半两　地骨皮三分

【用法】上为末，每服三钱，水一大盏，煎至八分，去滓，温服，不计时候，日进三服。

【功效】健脾养心，补气养血，益精祛风。

【主治】心脾受病，精血虚少，气力衰乏，日益消矣。

【方解】方中黄芪、人参、附子温补阳气，鼓舞气血；生地黄、石斛清热滋阴，益胃生津；羌活、防风散风胜湿，以防风胜克土，且使补中有散，合黄芪、牡蛎疏风固表止汗；牡蛎合茯苓、五味子健脾固肾，补心宁神；牛膝、续断补益肝肾，强壮筋骨；枳壳行气，使补而不滞；地骨皮善治虚劳火旺，消内伤之标热。本方以补为主，气血双补，心脾兼顾，且标本同治，共奏健脾养心，补气养血，益精祛风之效。

【临证提要】"虚劳诸不足，风气百疾"，是承仲景薯蓣丸组方法度与意旨，黄芪羌活之方名可循其意。药量虽大，药味众多，临床以其作丸剂长期服用。临床用时亦可减其冗杂，削其繁琐，或去其专治某病之药，或裁其偏于某性之品，不必求全。

～◇ 黄芪葛花丸 ◇～

【来源】《黄帝素问宣明论方》卷十三。

【组成】黄芪　葛花　黄赤小豆花_{各一两}　大黄　赤芍药　黄芩　当归_{各三}分　猬皮_{一个}　槟榔　白蒺藜　皂角子仁_{炒，各半两}　生地黄_{焙，一两}

【用法】上为末，炼蜜和丸，如桐子大，每服二十丸至三十丸，煎桑白皮汤下，食前，槐子煎汤下亦得。

【功效】清肠止血，调气和血。

【主治】肠中久积热，痔瘘下血疼痛。

【方解】肠中湿热邪热蕴结日久，气血失调，壅滞不通，则痔瘘下血疼痛。病久，营卫失和，气血不足，故治当清肠止血，调气和血为主，辅以补气养血。葛花止血，善"治肠风下血"（《本草纲目》）；"血热者，阳气陷入血中，血因而热，随气下流而为溺血、便血、崩血、肠风下血等证"（《医学原理》），以黄芪补气升阳，一则益气辅助正气，二则升阳使陷入血分之阳气外出，下流之气上升，助葛花止血之功，共为君药。黄赤小豆花清热解毒，《本草纲目》载其"治肠中积热，痔瘘下血"；生地黄清热凉血止血，养血益阴，二药清肠凉血止血，共为臣药。佐用黄芩清热泻火；大黄清热泻火通便，使肠腑积热从大便而解；当归养血活血，与生地黄配伍养血益阴，兼顾热邪毒熏灼肠络，伤耗阴血之虑；积热蕴结日久，气血失调，壅滞不通，故伍用赤芍清热凉血散瘀，槟榔、皂角通腑下气导滞，蒺藜疏散下气活血，刺猬皮化瘀收敛止血，五药调气和血。蜂蜜润燥滑肠，调和诸药，为佐使药。本方集清热泄热，凉血止血，宽肠下气，益气养血之品于一方，邪正兼顾，气血并治。

【临证提要】葛花是现代公认解酒醒脾之必用药，其亦可用于吐血，呕血，肠风下血等出血病证，乃足阳明胃经药。桑白皮或槐角亦可入丸剂。

黄连丸

【来源】《黄帝素问宣明论方》卷九。

【组成】黄连_{好者，不拘多少}

【用法】上为末，酒面糊为丸，如小豆大，每服二十丸，温水下，不计时候，日三服。

【功效】清热燥湿。

【主治】湿热流连，气血不通，壅滞不散。

【方解】本方证为湿热壅滞所致，故独用一味黄连，味苦性寒，功专清热燥湿。

【临证提要】专病专药，黄连苦寒，作汤液病人多难下咽，以丸服，易被接受。

～ゝ 黄 连 丸 ゝ～

【来源】《保童秘要》诸疳。

【组成】黄连一两　干虾蟆炙焦黄色　蛸螂各一个　青木香一分　麝香少许

【用法】上为细末，炼蜜为丸，凡欲服药，即先令吃干脯少许，后用米饮下五丸至六丸，经宿后转，方有虫子出，状如马尾，即以鸟羽扫下，后每日更服三丸，不过一七日即瘥。

【功效】杀虫消积。

【主治】疳积。

【方解】干虾蟆（蟾蜍）解毒杀虫，消疳积，《本草纲目》言其"为疳病要药也"，故为君药。蛸螂破瘀定惊，通便，"治小儿疳虫蚀"（《药性论》），为臣。黄连苦寒，清热燥湿；青木香辛苦寒，行气止痛，气化湿以化，又能解毒消肿；麝香辛香开窍醒神，三药共用为佐。服药前先吃干脯，其味酸，合辛苦之品制约虫动。

【临证提要】方宗"虫得酸则静，得辛则伏，得苦则下"之意立法，疗效显著。然治虫欲治其本，杜其源，当以温养脾肾元气为主，脏气强壮，虫不能生。药后当食强健脾胃等调补之法。

～ゝ 黄 连 汤 ゝ～

【来源】《素问病机气宜保命集》卷中。

【组成】黄连去须　当归各半两　甘草二钱，炙

【用法】上㕮咀，每服五钱，水一盏，煎至七分，食后温服。

【功效】清热燥湿，调和气血。

【主治】湿毒下血，大便后下血，腹中痛。

【方解】黄连清热燥湿解毒，止痢要药，为君药。当归为血中气药，活血行气兼补血，为臣。甘草调和诸药，为使。

【临证提要】湿毒下血，当祛湿解毒；病至气分血分，当调和气血。《本经》谓黄连"主肠澼腹痛下痢"，解毒止痢全在黄连一味之力，余药调和气血，护胃安中，治兼症而已。该方用药精炼，确有芍药汤缩影之旨。

黄 连 散

【来源】《黄帝素问宣明论方》卷十三。

【组成】鸡冠花　黄连　贯众　川大黄　乌梅各一两　甘草三分，炙

【用法】上为末，每服二钱，用温米饮调下，日三服，不计时候。

【功效】清热燥湿，凉血止血。

【主治】肠风下血，疼痛不止。

【方解】《杂病源流犀烛·诸血源流》："肠风者，肠胃间湿热郁积，甚至胀满而下血也。"治当清热燥湿，凉血止血。黄连清热燥湿，泻火解毒，为君药。鸡冠花甘凉，凉血，涩肠止血，《本草纲目》用"治痔漏下血"；贯众清热解毒，凉血止血；大黄泻热通肠，凉血解毒，导肠腑湿热郁积从下而去，三药凉血解毒，一涩一清一通，涩肠、清肠、通肠并用，涩中有通，通中有清，止血不恋邪，祛邪不伤正，共为臣药。乌梅涩肠止血，生津；炙甘草益脾和中，共为佐药。甘草调和药性，兼为使药。诸药合用，共奏清热燥湿解毒，凉血涩肠止血之功。

【临证提要】该方涩、清、通三法并用，组方严谨，法度精准。临床可以用于下焦出血之火热证候，尤其是便血。

～ 黄 连 膏 ～

【来源】《黄帝素问宣明论方》卷十四。

【组成】朴硝一斗，以水半斗，淘净去土，阴干用　黄连半斤　白丁香五升，以水一斗，淘净去土，搅细用

【用法】上取水，入硝、香，釜内熬至七分，淘出令经宿，水面浮者，取出挖干，以纸袋子盛，风中悬至风化；将黄连细末熬清汁，晒干；硝用猪羊胆和，加蜜妙，点之妙矣。

【功效】清热泻火。

【主治】一切眼目，瘀肉攀睛，风痒泪落不止。

【方解】脾胃热盛，上攻于目，热壅血滞，则瘀肉攀睛，风痒泪落。治当清热泻火。黄连清热泻火解毒，善泻胃热，《本草经疏》云其"主热气目痛，眦伤泪出"，为君药。臣用朴硝，外用以清热消肿，《日华子本草》："马牙硝末筛点眼亦，去赤肿障翳涩泪痛"。白丁香苦温，化积消翳，《滇南本草》："磨翳退雾，遮睛不明，入眼药用之"；猪、羊胆苦寒，清热解毒，明目润燥，共为佐药。诸药合用共奏清热泻火明目之效，外点于患处，直接起效。

【临证提要】方中佐以猪胆汁，"味大苦，气大寒，大凡火热为眚，燥涸为证，对待治之"（《本草乘雅半偈》）。《说文》谓："眚，目病生翳也。"

～ 黄药子散 ～

【来源】《黄帝素问宣明论方》卷十一。

【组成】黄药子　当归　芍药　生地黄　黄芩　人参　白术　知母　石膏各一两　川芎　桔梗各一分　甘草一两　紫菀　槐花子　柴胡各一分

【用法】上为粗末，炒三钱，水一盏，煎至七分，滤汁温服，食前，但一服。

【功效】清热凉血，固冲止血。

【主治】月事不止，烦渴闷乱，心腹急痛，肢体困倦，不美饮食。

【方解】本方治疗脾虚血热之月经过多，甚崩中漏下。素体蕴热偏盛，或五志过极化火，或恣食温补辛辣之品，或外邪入里化热，均致邪热内盛，热扰冲任，迫血妄行，加之脾气不足，固摄无权，则月事不止；热结上中二焦，则心腹满痛；热灼津伤，下血易耗血，津不上乘则烦渴闷乱；脾虚失运，则肢体困倦，不美饮食。治当清热凉血，固冲止血。黄药子为君，凉血清热解毒，《本草汇言》谓其"解毒凉血最验，古人于外科、血证两方尝用"。生地黄清热凉血止血，养阴生津；芍药清热养血益阴；当归养血活血，共为臣药。黄芩、石膏、知母清热泻火；槐角清肝泻火，凉血止血；人参、白术、甘草健脾益气，固冲止血；川芎下行血海，行气活血止痛；紫菀润肺下气；柴胡疏肝理气；桔梗开宣肺气，三药畅气开胸，以上共为佐药。甘草调和诸药，兼以为使。诸药合用，共奏清热凉血，固冲止血之效。

【临证提要】方用 15 味药，方类八珍去茯苓为补血益气基础方，黄药子、知母、石膏清热凉血；柴胡、桔梗升提上行，止下部出血；紫菀润下开肺，三药理肺有助于肃降逆气；槐角止血，临床亦有单用止崩者。

～◈❖ 黄 散 子 ❖◈～

【来源】《保童秘要》惊痫。

【组成】天南星_{大者三个，杵末，以水于铫子内煎出花味，以匙挑于纸上，摊干用}　天麻　鬼箭_{洗去尘土不用茎}　黑附子_{轻炮，去皮脐}　麻黄_{去节}　麝香　牛黄_{并研}　干蝎梢_{以上各一分}

【用法】上为末，更一处细研如粉，临发时，用槐皮煎酒，并取母两边乳汁，同调下一字，汗出神验。

【功效】化痰息风，开窍定惊，通络止痉。

【主治】小儿惊风搐搦。

【方解】方中天南星燥湿化痰，祛风定惊；天麻平肝息风止痉，二药化痰息风，共为君药。牛黄凉肝息风，化痰开窍；麝香通窍开闭；蝎梢搜风通络，息风止痉，三药助君息风止痉之功，为臣药。佐以鬼箭羽破血通经；附子温阳散寒，温经通络；麻黄散寒通滞。全方配伍，共奏化痰息风，开窍定惊，通络止痉之功。

【临证提要】此小儿惊风抽搐为急证，较为惊险，宜力大效宏之品速治。

～～ 密补固真丹 ～～

【来源】《黄帝素问宣明论方》卷七。

【组成】天南星半两　半夏制　神曲　麦蘖　茴香炒　京三棱炮，各一两　白附子　干生姜　川乌头生，各一两　巴豆七个　牵牛三两　代赭石二两　官桂一分

【用法】上为末，水和丸，小豆大，每服十丸，加至五十丸，温水下。除泄泻外，并加大黄一两。

【功效】温肾暖脾，逐水祛痰，宣通气血。

【主治】脾肾真元损虚，泄利，痰嗽哕痞，水谷酸臭，饮食无味，脐腹冷痛，肢体麻痹，下虚痰厥，上实壅滞，肾虚耳鸣，脾虚困惫，耳焦齿槁，面黧身悴，目黄口燥。发堕爪退，风虚遍枯，中满膈气，一切脾胃虚证，常服补养，宣通气血。

【方解】本方证是因脾肾阳虚，气化无力，水湿壅盛，聚成痰饮所致。治当温肾暖脾，逐水祛痰。方用茴香、官桂、乌头辛热，温肾暖脾，散寒止痛，以治脾肾阳虚；巴豆、牵牛子通利二便以攻逐水饮；半夏、天南星、白附子辛温，燥湿化痰，半夏兼能降逆和胃；生姜，既助半夏化痰止呕之效，又监制其毒性；赭石质重性降，善降上逆之胃气而止呕；神曲、麦蘖（麦芽）健脾消食，并防赭石质重寒凉伤胃；痰湿壅盛，易阻碍气血运行，故用三棱活血行气，消积止痛。若无泄泻，可加大黄以通导大便，使邪有出路。诸药合用，共奏温肾暖脾，逐水祛痰，宣通气血之效。

【临证提要】守真先生用方严谨，大方少用，若其用方组药多者，能兼顾诸证，所治甚广。病机虽在脾肾，然诸证蜂起，非大剂难治疾，非味多难兼顾，此方13味，面面俱到无所遗漏。

～ 淋 洗 药 ～

【来源】《素问病机气宜保命集》痔疾论第二十八。

【组成】天仙子　荆芥　蜀椒　蔓荆子各等份

【用法】上以水煎洗。

【功效】祛风除湿，杀虫止痒，消肿止痛。

【主治】痔疮。

【方解】方中荆芥辛微温，疏风止痒，宣通壅结，理血止血；蔓荆子辛苦微寒，"散热祛风，兼能燥湿"（《医林纂要》）；花椒辛温，杀虫止痒，燥湿止痛；天仙子辛苦温，有毒，具有较好止痛作用。四药合用，煎汤趁热淋汤薰洗，藉药力和热力，使气血流畅，腠理疏通，以消肿止痛，祛风除湿，杀虫止痒，从而达到治疗目的。

【临证提要】天仙子有毒，外用无虞。方中药性寒热无偏颇，行散有规矩，若兼有热毒壅盛者可入少许苦参。

～ 象 骨 散 ～

【来源】《黄帝素问宣明论方》卷十。

【组成】象骨四两，炒　诃子取肉，二两　肉豆蔻一两　枳壳一两　甘草二两
干姜半两

【用法】上为末，每服三钱，水一盏半，煎至八分，和滓热服，食前，日三服。

【功效】温中健脾，涩肠止泻。

【主治】脾胃虚弱，心腹胀满，水谷不消，噫气吞酸，食辄呕吐，霍乱泄泻脓血，四肢沉重，脐腹疼痛，里急夜起频并，不思饮食。

【方解】象骨解毒收敛，用治腹胀吐泻，为君。臣以诃子涩肠止泻。佐用肉豆蔻、干姜温中散寒，涩肠止泻；枳壳行气除胀，《本草纲目》谓"诸方治下血痔痢，大肠秘塞，里急后重，又以枳壳为通用"。甘草益气健脾，调和诸

药，为佐使药。诸药配伍，共奏温中健脾，行气除满，涩肠止泻之效，临床用治脾胃虚弱，运化失职所致谷不消，腹胀满，霍乱吐泻等证。

【临证提要】象骨不可得，临证可以羊骨代之。

～ 麻黄桂枝汤 ～

【来源】《素问病机气宜保命集》卷中。

【组成】麻黄一两，去节　甘草三钱，炙　桃仁三十个，去皮尖　黄芩五钱　桂枝三钱

【用法】上五味同为细末，每服半两，水一盏半，煎至一盏，温服清，迎发而服之。

【功效】发汗解表，凉血化瘀。

【主治】疟如前证而夜发。

【方解】刘完素认为疟证"谓邪气深远入血，故夜发，乃阴经有邪"。麻黄发汗解表，为君。桂枝辛温发散，助麻黄解表，为臣。桃仁散血缓肝；黄芩退往来寒热，用作佐药。甘草调和诸药，为使。

【临证提要】麻桂解表，重在太阳；黄芩退寒热，法从少阳；桃仁入心肝血分。临床应用综合仲景六经辨证与温病学家的卫气营血辨证，取其便捷。

～ 搜 风 丸 ～

【来源】《黄帝素问宣明论方》卷三。

【组成】人参　茯苓　天南星半两　干生姜　藿香叶各一分　白矾生，各一两　蛤粉二两　寒水石一两　大黄　黄芩各二两　牵牛子四两　薄荷叶半两　滑石四两　半夏四两

【用法】上为末，滴水为丸，如小豆大，每服十丸，生姜汤下，加至二十丸，日三服。

【功效】清利头目，宣通血气。

【主治】邪气上逆，以致上实下虚，风热上攻，眼目昏，耳鸣，鼻塞，头痛。眩晕，燥热上壅，痰逆涎嗽，心腹痞痛，大小便结滞。

【方解】本方以寒水石、大黄、黄芩、牵牛子、滑石通利二便，清热泻火；半夏、生姜燥湿化痰，和胃降逆；人参、茯苓健脾祛湿；天南星、白矾祛除风痰；干姜温里散寒；藿香芳香辟秽，化湿和中；蛤粉清热利湿，化痰软坚；薄荷疏风解表，清利头目。诸药合用，散风热，祛风痰，利头目，降逆气，健脾胃，通二便。

【临证提要】方中药物配伍功效各异，临床当删繁就简，将大方化裁成小方适用于临床，如方中半夏、生姜小半夏汤配伍应用，大黄、黄芩功类三黄汤，余皆仿此，化裁解析。

～ 椒 术 丸 ～

【来源】《素问病机气宜保命集》卷中。

【组成】苍术 二两　蜀椒 一两，去目，炒

【用法】上为极细末，醋糊为丸，如桐子大，每服二十丸或三十丸，食前，温水下。

【功效】温中健脾，除湿止泻。

【主治】飧泄。

【方解】苍术燥湿健脾，《本草求原》记其"止水泻飧泄"，为君药。花椒温中散寒除湿，《本草纲目》载其"止泄泻"，为臣药。君臣相伍，温中健脾，除湿止泻，尤宜中阳不足，湿盛之飧泄。

【临证提要】花椒入脾肾，辛散温通；苍术归脾，燥湿理气。釜底有火，则能运化，雾露散去，则光明现，温肾助脾，祛湿健脾。全在理脾脏而已。

～ 黑 白 散 ～

【来源】《素问病机气宜保命集》妇人胎产论第二十九。

【组成】乌金石 烧红，醋淬七遍，另为细末　　寒水石 烧，存性，末

【用法】上二味各等份，另顿放，临服各抄末一钱半，粥饮汤下，痛止便不可服，未止再服，大效。

【功效】活血祛瘀止痛。

【主治】产后儿枕大痛。

【方解】儿枕痛即产后小腹疼痛。君用乌金石（石炭），辛温，《本草纲目》记载善治妇女气血痛及金疮出血。现代临床研究发现本品有活血祛瘀作用。[袁申元．乌金口服液的活血化瘀及细胞作用研究．北京中医，1995，（6）：51]寒水石辛咸寒，寒能清热，辛散咸软，"疗腹中积聚"，为臣药。二药配伍具有活血止痛之效，适宜于产后瘀阻腹痛，无论寒热者。

【临证提要】妇人产后瘀阻，其体本虚，攻伐恐伤正，止血恐留瘀，此二药简效化瘀不伤正，纯属刘完素临床经验之谈。

～∽ 黑神散子 ∽～

【来源】《保童秘要》惊痫。

【组成】麻黄 一分，去节　　川大黄 半分，锉　　杏仁 一分，去皮尖

【用法】上以麸同炒黑色，去麸为末，温水调下半钱，抱卧令汗出，勿令出风处。

【功效】清热解表散邪。

【主治】小儿壮热。

【方解】麻黄开腠解表以散邪，《本草正义》谓："麻黄轻清上浮，专疏肺郁，宣泄气机，是为治感第一要药，虽曰解表，实为开肺，虽曰散寒，实为泄邪，风寒固得之而外散，即温热亦无不赖之以宣通"，为君药。臣以杏仁能散能降，宣肺散邪，润肠导热，助君散邪之功。大黄苦寒，清热泻火，凉血解毒，导热下行，炒后势缓，且减其苦寒之性，与辛温麻黄相伍，既不助热，又不碍辛散，使邪热随汗从表而解，为佐药。三药合用，清热解表散邪，汗出邪散则热去惊止。用治风热外袭之惊风壮热。

【临证提要】麻黄汤去甘草加大黄，以杏仁、麻黄理肺，宣降兼备，互为臂助，且能走表而散热。大黄炒以其力缓，徐徐下达。方无过激不当之虞，

用于儿科无忧。药后宜避风助汗出。

～∽ 喉 闭 方 ∽～

【来源】《保童秘要》咽喉。

【组成】升麻　通草　大黄　麻黄_{去节}　犀角　甘草_{各一分}　石膏_{二分，碎}
朴硝_{四分，汤成下}

【用法】上以水六大合，煎取三大合，去滓，下朴硝，一岁儿一日及夜与
两合服之。

【功效】清热解毒，宣肺利咽。

【主治】喉闭。

【方解】方中石膏、犀角气血两清，使热毒清解，合用为君药。升麻助君
药清热解毒；麻黄辛散解表，宣肺有助于开闭，用为臣药。通草清热通利，
合泻热通便之大黄、芒硝，使二便得利，湿热下泄，为佐药。甘草调和诸药，
为使药。本方以清热解毒为主，且气血两清，前后分消，并伍以宣散之品，
使热毒清解，喉闭得开。

【临证提要】喉闭，咽喉肿胀，喉道闭阻。多因外邪侵袭或过食膏粱厚
味，蕴生湿热，故方中清热燥湿，宣郁散结。对小儿恐甘润不足，可加入少
许玄参解毒散结，滋阴降火。

～∽ 痢后昏昏多睡方 ∽～

【来源】《保童秘要》诸痢。

【组成】黄连_{四分}　人参_{二分}　黄芩　豆豉_{各一分}

【用法】上为末，蜜和为丸，如梧子大，三岁以下一日服七丸，煎茯苓汤
化破下。

【功效】益气扶正，解毒止痢。

【主治】痢后昏昏多睡。

【方解】痢后昏昏多睡，为正气不足，神失所养之象，属本虚标实。君以黄连清热燥湿解毒，除大肠湿热。人参益气以扶其正，为臣药。黄芩清热燥湿，与黄连相须为用；淡豆豉"治血痢腹痛"（《药性论》），为佐药。蜜调和诸药，为使。诸药相合，邪正兼顾。

【临证提要】《素问·阴阳应象大论》谓"清气在下，则生飧泄"，痢后正气虚，气血不足，清气不升，血不上荣头面，神窍失养，故以人参、茯苓补正。

～⌒ 痢鲜血无度方 ⌒～

【来源】《保童秘要》诸痢。

【组成】黄连六分　艾叶一鸡子大　葱须一把　甘草三分，炙　阿胶二分　豉一百粒，焦炒，捣筛为末

【用法】上以水八大合，煎取四大合，去滓，下豉末搅匀，一岁儿一日夜各与一合服之。

【功效】清热止血。

【主治】血痢，痢鲜血无度。

【方解】血痢即痢下多血或下纯血者，乃邪热渗入肠间，损伤肠络而致。治宜清热止血以标本兼顾。黄连清热燥湿解毒，善清肠中湿热之毒，祛致病之因以治本，为君药。阿胶补血止血；艾叶温经止血，二者止血治标，为方中臣药。葱须解毒散瘀；淡豆豉透散邪热，《药性论》载其"治血痢腹痛"，为佐药。甘草调和诸药，为使。

【临证提要】方中尤以黄连配伍艾叶药对最妙，寒热并作，透散兼施，止血清热。长期出血、出血过多或小儿体弱而血虚，阿胶亦为养血止血要药。

～⌒ 犀 角 丸 ⌒～

【来源】《黄帝素问宣明论方》卷三。

【组成】犀角末半两　赤石脂三两　朴硝二两　白僵蚕一两　薄荷叶一两

【用法】上为末，面糊为丸，如桐子大，每服二十丸至三十丸，温水下，日三服，不计时候。如觉痰多，即减丸数。忌油腻物。

【功效】祛风清热，化痰定惊。

【主治】风痫，日发作有时，扬手掷足，口吐痰涎，不省人事，暗倒屈伸。

【方解】犀角定惊解毒，清热凉血，为君药。赤石脂"安心，镇五脏，除烦，疗惊悸"（《日华子本草》）；僵蚕息风止痉，祛风止痛，化痰散结，乃治风痫要药，用为臣药。朴硝泻热通便，润燥软坚；薄荷疏风解表，清利头目，用为佐药。全方共奏祛风清热，化痰定惊之效，适用于痰热内闭之风痫。

【临证提要】方中犀角通达各经，《本草新编》认为："若无邪气，孟浪多用，耗散各脏之气……故无邪热之证，断不可多用。"邪去则不可用，且现代应代以水牛角。

～◦ 犀角饮子 ◦～

【来源】《保童秘要》诸疳。

【组成】犀角　升麻各一分　代赭研　吊藤皮　防风　大黄各半分

【用法】上切，以水五合，煎取二合，去滓，三岁以下，一日连夜服尽。

【功效】清热息风止痉。

【主治】疳积，脑后有无辜者。

【方解】犀角清心凉血解毒；吊藤皮（即钩藤）清热平肝，息风止痉，共为君药。防风乃治风通用之品，用其祛风止痉；大黄泄湿热，凉血解毒，为臣药。赭石重镇潜阳；升麻清热解毒，为佐药。诸药相合，共奏清热息风止痉之功。

【临证提要】犀角配以重镇之赭石，防其走散之性，去性取用，一散一降，散热而不散气。

〜 犀 角 汤 〜

【来源】《黄帝素问宣明论方》卷一。

【组成】犀角屑　玄参　连翘　柴胡_{去苗,各半两}　升麻　木通_{各三两}　沉香_剉　射干_{去毛}　甘草_{炙,各一分}　芒硝　麦门冬_{去心,各一两}

【用法】上为末，每服三钱，水一大盏，同煎至八分，食前，去滓，温服。

【功效】清热泻火，散结消肿。

【主治】结阳，四肢肿满，热菀不散，或毒攻注，大便秘涩。

【方解】《素问·阴阳别论》："结阳者，肿四肢。"四肢为诸阳之本，中焦实热壅滞，阳气郁结，不得宣通于四肢，水液停滞不行，故四肢肿。治宜清热泻火，散结消肿。方中犀角"足阳明药也"（《本草纲目》），功善清热泻火解毒，用为君药。玄参清热泻火，凉血解毒；连翘解毒散结；柴胡、升麻升阳解毒，使结气得散，热毒清解；木通通利而清降，利水通淋，使热下泄，用为臣药。射干清热解毒；芒硝泄热通便，软坚散结，导中焦热毒下行；沉香温中降逆，行气止痛，既助芒硝下热毒，又制约方中诸寒凉之品，防寒凉伤中之弊；麦冬清热滋阴，用为佐药。炙甘草调和诸药，为使。全方共奏清热解毒，散结消肿之功。

【临证提要】方中一派清热之品，佐犀角、柴胡、升麻各入其经，升散邪气，邪去而结散。

〜 犀 角 饮 子 〜

【来源】《保童秘要》丹毒。

【组成】犀角　大黄　黄芩　黄芪　升麻_{各一分}　汉防己_{半分}　栀子_{一枚}　朴硝_{三分}

【用法】上剉，以水六合，煎取二大合，去滓，下消，三岁以下一日服一合。

【功效】疏风清热，凉血解毒。

【主治】风油。其身上亦只成片肿而色白。

【方解】本病乃风及热所致。治宜疏风清热，凉血解毒。方中犀角清热凉血解毒，为君药。大黄、芒硝泻热通便，荡热于中；黄芩、升麻清热泻火解毒，共为臣药。栀子清热燥湿，凉血解毒；防己清热利水，二药相合，导热下行；黄芪补气扶正，祛邪托毒外出，用为佐药。诸药配伍，疏风清热，凉血解毒功效显著，且能益气扶正以托邪。

【临证提要】《经历杂论》云："善用兵者，必先屯粮；善祛邪者，必先扶正。"故方中加黄芪，以扶正解表。方中可参入少许黄连、玄参，更能清热，且制苦寒伤阴。

∽ 葶 苈 丸 ∽

【来源】《黄帝素问宣明论方》卷一。

【组成】葶苈纸炒　泽泻　椒目　桑白皮剉　杏仁去皮，麸炒　木猪苓去黑皮，各半两

【用法】上为细末，炼蜜和丸，如桐子大，每服二十丸，葱白汤下，不计时候，以利为度。

【功效】利水消肿。

【主治】涌水，腹满不坚，如溢囊裹浆，疾行则濯濯有声。

【方解】《内经》言："肺移寒于肾，为涌水。"肾为肺之子而主水，大肠为肺之腑而为传导之官，肺受寒邪，宜传于肾，肾受寒邪，则气化失司，水液代谢失常，水流于肠间，不得宣通发为本证。治当利水消肿。方中葶苈子苦泄辛散，泻肺利水，为君药。椒目、桑白皮助君药利水消肿，用为臣药。杏仁宣利肺气，通调水道；泽泻、猪苓利水渗湿，用为佐药。诸药合用，可通调水道，行水消肿。

【临证提要】金生水，母病及子，故以葶苈子，子能补肾，其功理肺化饮，肺、肾（膀胱）二脏兼顾。饮为阴邪，当入温肾化饮之品，酌入少许肉桂效果更佳。

葶苈木香散

【来源】《黄帝素问宣明论方》卷八。

【组成】葶苈　茯苓去皮　猪苓去皮　白术各一分　木香半钱　泽泻　木通　甘草各半两　辣桂一分　滑石三两

【用法】上为末，每服三钱，白汤调下，食前。

【功效】清热利湿。

【主治】湿热内外甚，水肿腹胀，小便赤涩，大便滑泄。

【方解】本方证是因水热互结，气化不利所致。治当清热利湿。方中重用甘寒之滑石为君，利水，清热，两善其功。臣以性寒之葶苈子、泽泻、木通以利水，泄热。茯苓、猪苓淡渗利水，协助君臣利水消肿；白术协茯苓健脾以运化水湿；桂枝温阳化气以助利水；木香行气，使气化则湿化，以上诸药均为佐药。使以甘草调和药性。诸药合用，以成清热利湿之剂。

【临证提要】是方为五苓散加葶苈子、木香、木通、甘草和滑石。现代研究认为，若属肾性水肿，方中甘草可去或注意不可多用、久用。

【备考】葶苈木香汤（《普济方》卷一九一）。《保命歌括》有桔梗。《医林绳墨》有栀子，均无桂枝。

葶苈散

【来源】《黄帝素问宣明论方》卷九。

【组成】苦葶苈　蛤粉各三钱　桑白皮　山栀子　人参　荆芥穗　薄荷叶　赤茯苓去皮　陈皮去白　桔梗　杏仁　甘草各半两

【用法】上为末，每服三钱，水一大盏，入生姜三片，煎至六分去滓，温服，食后。

【功效】泻肺平喘，清热化痰。

【主治】肺气喘满痰嗽，眠卧不安，不思饮食。

【方解】本方证病机为痰热内盛，壅滞于肺，肺失清肃。治当泻肺平喘，清热化痰。方用葶苈子，其性寒降，主入肺经，善清泻肺火，兼泻肺中水气以平喘；蛤粉寒凉入肺，清肺化痰，共为君药。桑白皮协助葶苈子泻肺平喘；栀子清泻肺热；陈皮燥湿化痰，畅行气机，使气顺则痰消，共为臣药。赤茯苓清热利湿，以助消痰；桔梗、杏仁宣降肺气，止咳化痰；荆芥穗、薄荷叶辛散祛邪；人参补气健脾，兼能安神；用法中生姜宣肺止咳，俱为佐药。甘草同桔梗合用，祛痰止咳，兼能调和诸药，为佐使药。全方合用，共奏泻肺平喘，清热化痰之功。

【临证提要】方中桔梗、杏仁为常用理肺对药，一宣一降，符合肺宣发肃降的生理特性，临床用药可根据脏腑生理特性，取类比象。葶苈子合桑白皮，泻肺而不伤肺。

～❀ 葶 苈 膏 ❀～

【来源】《黄帝素问宣明论方》卷八。

【组成】牛黄　麝香　龙脑各一分　昆布　海藻上同，十分，洗　牵牛　桂心各八分　椒目三分　葶苈六分，炒

【用法】上为末，别捣葶苈，熬成膏，丸如桐子大，每服十丸，日再服，稍利小便为度。详虚实加减。

【功效】利水消肿。

【主治】水肿腹胀。

【方解】方中葶苈子辛苦大寒，功善通调水道以利水消肿，为君药。牵牛子泻下逐水，通利二便，以增强君药利水之效，为臣药。佐用海藻、昆布、椒目利水消肿；桂枝温阳化气行水以助湿化；牛黄、麝香、龙脑（冰片）辛香，开郁理气。全方宣上通下，使水饮从二便分消，共奏利水消肿之效，用治水饮停聚之水肿腹胀。

【临证提要】葶苈子利水重在泄肺气之壅闭，宣发肺气。治水应利小便，且分途治之，是方利水、温阳、理气、峻下，宣通水道，治法周全，药效显著。

∽⊱ 紫 沉 丸 ⊰∽

【来源】《素问病机气宜保命集》卷中。

【组成】半夏曲三钱 乌梅二钱，去核 代赭石三钱 杏仁一钱，去皮尖 缩砂仁三钱 丁香二钱 沉香一钱 槟榔二钱 木香一钱 陈皮五钱 白豆蔻半钱 白术一钱 巴豆霜半钱，另研

【用法】上为细末，入巴豆霜令匀，醋糊为丸，如黍米大，每服五十丸，食后生姜汤下，吐愈则止。小儿另丸，治小儿食积吐食亦大妙。

【功效】降逆温中，下气消积。

【主治】中焦吐食，由食积为寒气相假，故吐而痛。

【方解】胃气虚寒，饮食不化，食积与寒邪搏结，故呕吐腹痛。治宜降逆温中，下气消积。半夏曲化痰降逆，消食宽中；赭石重镇降逆，共为君药。杏仁、槟榔下气降逆；白术健脾燥湿，以治生痰之源，为臣药。砂仁、丁香、沉香、木香、陈皮、白豆蔻温中行气；巴豆霜辛热，泻下寒积祛痰逐肠胃冷积；乌梅，《本草拾遗》言其能"祛痰……止吐逆"，以上共为佐药。

【临证提要】食积为寒气相假则脾不运化，胃难受纳，当推陈出新，除积逐寒，理气导滞，方中皆具其功。是方温燥辛香之品虽多，然有白术一味，则无耗散正气之虞。方以生姜汁醒脾开胃，胃纳而药可吸收，其功用方能发挥。

∽⊱ 紫 金 丹 ⊰∽

【来源】《素问病机气宜保命集》妇人胎产论第二十九。

【组成】代赭石 硵石各等份

【用法】上为细末，醋糊为丸，如桐子大，每服三五十丸，酒下。胸中痛，加当归汤下，久服治血癖。

【功效】降逆下气。

【主治】产后冲胀，胸中有物状，是噫气不降。

【方解】"上升之气自肝出，产后肝血虚，而肝气盛，以是冲上作胀"，肝气犯胃，胃气不得顺降则发为嗳气、哽噎之证。治当降逆下气。赭石苦寒，质重性降，为重镇降逆之要药，本方用之降肝胃之气，止呃止嗳，为君药。砺石（姜石）重镇降逆，助君降逆下气。以醋为丸，醋注肝经，引药达于病所，为使药。本方以金石重镇药组方，降逆下气之功颇著。

【临证提要】金石类药物重镇降逆，有立竿见影之效。气机升降失常，影响血行而作痛者，加血中气药当归。

【方论选录】

《医略六书》：产后肝气上逆，胃气不能顺下，故上冲作胀而噎食不能遽下焉，代赭石镇肝和血，磋砺石镇逆平肝。粥丸，米饮下，使肝气和平，则胃气自顺而冲胀无不退，安有噎食不下之患乎？

～ 楮实子丸 ～

【来源】《素问病机气宜保命集》肿胀论第二十四。

【组成】楮实子一斗，水二斗，熬成膏子　白丁香一两半　茯苓三两，去皮

【用法】上二味为细末，用楮实膏为丸，如桐子大，不计丸数，从少至多，服至小便清利，及腹胀减为度，后服中治药末治药调养药，疏启其中。忌甘苦酸，补其下，五补七宣。

【功效】利水消肿。

【主治】水气蛊胀。

【方解】本方用治水气内盛之水肿，臌胀等证。治宜洁净府，利水以消肿。楮实子甘寒，"主阴痿水肿"，本方以之熬膏为丸，取其利水祛邪，为君药。臣以茯苓利水消肿，助君药利水之功，并可健脾益气，脾气健运则能化湿，使水有所制。白丁香除积消胀满，为佐药。三药相合，共奏利水消肿之功。

【临证提要】此丸组方简洁，但刘氏用方过程中的服法及调护的灵活性、周全性确应借鉴。用量逐渐加量，祛邪之法只宜用至小便清利，及腹胀减为度，其后注意调养，以疏中补下为主，宜五补丸、七宣丸，同时注意忌口。

焚香透膈散

【来源】《黄帝素问宣明论方》卷九。

【组成】雄黄　佛耳草　鹅管石　款冬花各等份

【用法】上为末，每服用药一钱，安在香炉子上焚着，以开口吸烟在喉中，立验。

【功效】温肺化痰止咳。

【主治】一切劳，咳嗽壅滞，胸膈痞满。

【方解】本证因痰饮停肺，阻遏肺阳，肺气壅滞所致。治当温肺化痰以止咳。方用鹅管石温肺补肺；佛耳草温肺祛痰，止咳平喘；款冬花润肺化痰，平喘止咳；雄黄燥湿祛痰。四药相合，共奏温肺化痰止咳之效。

【临证提要】刘完素谓："湿在肺经，谓之气痰。"何药行气？辛香之品最善行气。此法属外治法之一，肺开窍于鼻，以其窍纳药力，直入脏腑。

蛤蚧散

【来源】《黄帝素问宣明论方》卷十二。

【组成】蛤蚧一对，酒炙　乳香　木香　白茯苓去皮　丁香　茴香各一钱　穿山甲二钱，酒炙

【用法】上为细末，每服一钱，好温酒调下，空心，食前。

【功效】温阳散寒，活血止痛。

【主治】脾胃气攻心刺痛。

【方解】脾胃阳虚，脉络失于温养，阳虚气血运化不利致气滞血瘀，则胃脘心腹疼痛。治当温中散寒，行气活血止痛。蛤蚧"温中益肾，固精助阳，通淋，行血"（《本草再新》），标本并治，为方中君药。茯苓益气健脾助阳；乳香、穿山甲行气活血，通络止痛，三药共为臣药。丁香、茴香温阳散寒；木香行气止痛，气行则血行，为佐药。酒辛散温通，助药力周行全身，为使药。诸药配伍，共奏温阳散寒，行气活血止痛之功。

【临证提要】四香之用，合河间"开通道路"之妙义。若血瘀较重，则乳香、木香加量；气滞较重，则木香、丁香加量；若寒凝较重，则丁香、茴香加量。

～ 煮 黄 丸 ～

【来源】《素问病机气宜保命集》卷中。

【组成】雄黄一两，另研　巴豆五钱，生用，去皮研烂，入雄黄末

【用法】上二味再研，入白面二两，同和再研匀，滴水为丸，如桐子大，每服时先煎浆水令沸，下药二十四丸，煮三十沸，捞入冷浆水中，沉冰冷，一时下二丸，一日二十四丸也。加至微利为度，用浸药水送下。

【功效】散积破结。

【主治】胁下痃癖痛。

【方解】《太平圣惠方》言："夫痃癖者……此皆阴阳不和，经络否隔，饮食停滞，不得宣疏，邪冷之气，搏结不散，故曰痃癖也。"治宜散积破结。方中雄黄辛、温，有毒，解毒散结，燥湿祛痰，为君药。巴豆辛、热，大毒，泻下逐水，祛痰蚀疮利，用为臣药。

【临证提要】河间擅用雄黄、巴豆，其书《黄帝素问宣明论方》中，用药频次可见雄黄17次，巴豆37次。

～ 雄黄神金散 ～

【来源】《黄帝素问宣明论方》卷八。

【组成】雄黄　葶苈一两，用糯米利，炒半熟，米不用　泽泻二两　椒目半两　大戟　巴戟去心　茯苓去黑皮　芫花醋五升浸一日，炒　甘遂　桑白皮各一两

【用法】上为末，从发时加减一分，空心，用井花水调下，每服一钱，加至五钱，以利为度。忌盐、醋、生冷、毒物、油腻、血物。

【功效】泻水逐饮。

【主治】水气。

【方解】方选甘遂泻水逐饮，为"泄水之圣药"（《珍珠囊》），用为君药。芫花、大戟攻逐水饮，以增君药之效，共为臣药。泽泻、茯苓甘渗水湿；桑白皮、葶苈子泻肺利水；椒目利水消肿；巴戟天"辛温散风湿，治风湿脚气水肿"（《本草备要》）；雄黄辛温，亦可"燥湿"（《本草从新》），以上俱为佐药。诸药合用，共奏泻水逐饮之效。

【临证提要】从脚肿，根在心，加葶苈子；从肚肿，根在腹，加椒目；从阴肿，根在胸，加泽泻；从膝肿，根在肝，加芫花；从面肿，根在肺，加桑白皮；从肋肿，根在心，加雄黄；从肢肿，根在脾，加甘遂；从口肿，根在小肠，加巴戟天；从腰肿，根在肾，加大戟；从四肢肿，根在胃，加茯苓。方中雄黄有毒，现代临床内服方药较少使用。

【备考】方中雄黄用量原缺。《普济方》：除椒目减半外，余均为各一两。《医统》：所主药加倍，余各等份，量人虚实加减。主治十种水肿证候。

～～∞ 雄 黄 散 ∞～～

【来源】《素问病机气宜保命集》疮疡论第二十六。

【组成】雄黄一钱，研　巴豆一个，去皮，研

【用法】上二味，同研如泥，入乳香、没药少许，再研细，少上，恶肉自去也。

【功效】解毒疗疮，活血消肿，祛腐生肌。

【主治】诸疮有恶肉不能去。

【方解】本方为疮疡外用方。方中雄黄外用以解毒疗疮，"治痈疽腐肉"（《本草正》），为君药。乳香、没药外用为粉可解毒消肿，活血止痛，祛腐生肌，共为臣药。巴豆外用蚀腐肉，疗疮毒，为佐药。四药研细外用，共成解毒活血祛腐之剂。

【临证提要】此方为刘完素外用方剂，遵循刘氏"推陈出新"的治疗理念，祛腐生肌。

～ 雄 黄 散 ～

【来源】《素问病机气宜保命集》卷中。

【组成】雄黄　瓜蒂　赤小豆各一钱

【用法】上为细末，每服半钱，温齑水调下，以吐为度。

【功效】涌吐痰涎。

【主治】久疟不能饮食，胸中郁郁如吐，欲吐不能吐。

【方解】瓜蒂善于涌吐痰涎宿食，为君药。赤小豆酸、平，能祛湿而除烦满，为臣药。雄黄解毒祛痰，为佐。

【临证提要】此为仲景制涌吐剂瓜蒂散加味而成，遵循《素问·至真要大论》"其高者，因而越之"之理。然现代因吐法损伤正气，故吐法方剂多不用。

～ 雄 黄 散 ～

【来源】《素问病机气宜保命集》卷中。

【组成】天南星三钱　半夏　天麻各五钱　雄黄二钱半

【用法】上为细末，每服一钱，温酒调下。如有涎，于此药中加大黄，为下药。

【功效】祛风止痉，燥湿化痰。

【主治】破伤风兼痰浊。

【方解】风毒循伤口入里，与痰浊搏结，相互为患，治疗须风痰并治。方中天南星祛风止痉，化痰散结，为君药。半夏燥湿化痰；天麻息风止痉，二药与君药相配，增强天南星祛风止痉之力，为臣药。雄黄解毒化浊，为佐药。酒辛散温通，以助药力，为使药。

【临证提要】如有涎，可下之，于此方中加大黄。

趁 痛 丸

【来源】《黄帝素问宣明论方》卷十三。

【组成】甘遂　大戟　芫花　黄牵牛各等份

【用法】上为末，以荞面同末和作饼子，扞切为棋子，煮熟服之，得利为度，每服一切，加减相虚实。

【功效】涤痰逐饮。

【主治】一切走疰疼痛，妇人经脉住滞，水肿腹胀。

【方解】本方用治痰饮水湿之邪内停，气机阻滞所致走注疼痛，水肿腹胀等。如《医方集解》云："痰之本水湿也，得气与火则结为痰，痰随气升降，无处不到……入肝则胁痛寒热，入经络则痹痛，入筋骨则牵引钓痛。"治宜涤痰逐饮。大戟泄脏腑水湿；甘遂行经络水湿；芫花善消胸胁伏饮痰癖；黄牵牛泻水通便，消痰涤饮，使邪从大便而出。四物合用，使水湿化，痰饮除，脉气通和，则走注疼痛、水肿腹胀诸症自愈。荞面健脾益气，与攻伐逐饮之甘遂、大戟、芫花、黄牵牛相伍以护胃气，祛邪不伤正，又益土以胜水。诸药相合，共成涤痰逐饮之剂。本方为泻下之峻剂，只宜暂用，得利为度，不可久服。

【临证提要】法出《伤寒论》十枣汤，刘氏可谓擅用经方者，丁光迪谓刘完素发展仲景之学"读破大论，开拓新路"。此方可见也，去枣而加牵牛子，为邪气寻出路。

舒 筋 散

【来源】《黄帝素问宣明论方》卷三。

【组成】人参　川芎　官桂　丁香各半两　木香　天麻酒浸，焙，各一两　井泉石四两，别为末

【用法】上为末，每服三钱，井泉末三钱，大豆半升净淘，好酒一大升，煮豆软去豆，用豆汁酒调下，后以酒送下，盖覆，汗出为效。

【功效】祛风活血，温经止痛。

【主治】妇人血气并产后风热，搐搦舒筋，俗谓鸡爪风。

【方解】天麻平肝息风止痉，祛风通络，用为君药。川芎活血行气，祛风止痛；人参温补阳气，为臣药。丁香、肉桂散寒温经止痛；木香行气止痛；井泉石性寒，能清热解毒，上四味用为佐药。诸药合用，以祛风活血治标为主，又兼顾血气不足之本而温补阳气。

【临证提要】刘氏《宣明论方》中，木香、丁香配伍成对，乃其理气血之经验药对。刘氏习练经方，喜拆解，删其不用，取其对证。吾辈学刘氏方亦应如此，当善于"减药"而非"加味"。

新补薄荷白檀汤

【来源】《黄帝素问宣明论方》卷三。

【组成】白檀一两　荆芥穗二两　薄荷叶四两　栝楼根二两　甘草四两，炙　白芷二两　盐四两　缩砂仁半两

【用法】上为末，每服一钱，百沸汤点，食后临卧，稍热温服。

【功效】消风化痰，清利头目。

【主治】风壅头目眩，鼻塞烦闷，精神不爽。

【方解】方中重用薄荷叶疏风清热，清利头目；白檀香"散风辟邪，消肿住痛"（《本草求真》），二者合用为君。白芷、荆芥穗疏风解表，祛湿止痛，助君药祛风之效，为臣。栝楼根（天花粉）清热生津，润肺化痰；砂仁气味芬芳，化湿醒脾，温中行气；盐气寒，明目止痛，用为佐药。甘草调和诸药，为使。诸药共奏消风化痰，清利头目之效。

【临证提要】此方疏风清热，化痰利窍，任应秋谓"刘完素对火热病理、法、方、药论述是温热学派的先导"，方中用法可以看出一定的温病治疗理念。学方当追本溯源，也应看其后世渊源。

新添一醉乌法

【来源】《黄帝素问宣明论方》卷十五。

【组成】诃黎勒十个，不去核　酸石榴三个，大者，取汁　绿矾五分　生地黄汁一升　硇砂研　硫黄研，各一钱

【用法】上药同入瓷瓶内，用二味汁浸，密封，勿令透气，至四十九日后取出，其诃子状若黑梅，至夜临卧含一枚，咽津，到晓烂嚼，以酒一盏下之，三二日后再服。忌葱、大蒜、萝卜。

【功效】补肾乌发。

【主治】头须白，再黑。

【方解】肾主骨生髓，其华在发，肾精亏虚，头发失去濡养而白。治当补肾乌发。生地黄补肾滋阴，养血润燥；硫黄温肾壮阳，补命门不足，二药补肾精，为方中君药。诃黎勒（诃子），《药性论》载其"黑髭发"，《南方草木状》亦云："可作饮，变白髭发令黑"；硇砂，《日华子本草》认为其"补水藏，暖子宫，消冷癖瘀血，夜多小便，女人血气心疼，丈夫腰胯酸重，四肢不任"，有益阳补火之功，二药为臣。酸石榴汁、绿矾可染皂色，为佐药。诸药合用补肾乌发，标本并治。

【临证提要】法中至夜临卧含服为特殊用法，舌下两穴金津、玉液，"津液乃人之精气所化""五脏化五液，肾为唾，脾为涎"，此法补益脾肾，《素问·刺法论》早有应用。

新添三黄丸

【来源】《黄帝素问宣明论方》卷九。

【组成】大黄　黄芩　黄连各等份

【用法】上为末，炼蜜为丸，如桐子大，每服二三十丸，加至五十丸，生姜汤下，不计时候，日三服妙。

【功效】清热燥湿。

【主治】五劳七伤，流湿润燥，消渴烦热甚。

【方解】本证因湿热所致，故用苦寒之大黄、黄芩、黄连以清热燥湿，其中大黄又泄热通便，可导湿热之邪从大便而下。

【临证提要】《医宗金鉴》之三黄汤，与此方组成用量皆同，谓剂型有异，丸者求缓，汤者求速。生姜汤下，可防胃气受损。

【备考】金花丸（《博济》卷一）。

〜〜 新添半夏瓜蒌丸 〜〜

【来源】《黄帝素问宣明论方》卷九。

【组成】半夏_{生姜制} 瓜蒌 杏仁_{去皮尖} 麻黄 白矾_{枯秤} 款冬花_{各等份}

【用法】上为末，生姜汁打面糊为丸，如梧子大，每服二十丸，煎生姜汤下，不计时候。

【功效】清热化痰，理气止咳。

【主治】远近痰嗽，烦喘不止。

【方解】本方所治痰嗽为痰热阻肺，肺失清肃。治宜清热化痰，理气止咳。方用瓜蒌甘寒质润，长于清热化痰，理气宽胸，为君药。制半夏虽辛温，但与甘寒之瓜蒌配伍，可制其温热之弊，而独显化痰散结之功，为臣药。杏仁降利肺气以止咳，《本草便读》谓其"功专降气，气降则痰消嗽止"；款冬花润肺下气，止咳平喘；麻黄宣肺平喘；白矾性寒，亦能化痰，四药可助君、臣化痰止咳之功，故为佐药。以姜汁为丸，既可增强祛痰降逆之功，又可制约半夏之毒，为使药。诸药配伍，彰显清热化痰，理气止咳之功。

【临证提要】本方治疗远近痰嗽，烦喘不止，以半夏、瓜蒌命名。此二药配伍乃临证治疗痰证的重要药对。远、近之痰，寒、热之痰，均可化痰散结，疗效甚佳。

∽⌒ 辟 邪 丹 ⌒∽

【来源】《黄帝素问宣明论方》卷十三。

【组成】绿豆 雄黑豆各四十九粒 信砒半钱，别研 黄丹一钱，为衣 朱砂二粒

【用法】上为末，同入乳钵内，滴水为丸，分作三十粒，每服一粒，已，用东南桃心取七枚，研汁，将井花水，早辰日出不出，向日吞之，醋汤亦得，已发日服。

【功效】清热解毒截疟。

【主治】岚瘴鬼疟、食疟，频并者。

【方解】岚瘴鬼疟多由瘴毒疟邪引起。治当解毒除瘴。雄黑豆、绿豆除热解毒；砒石辛热，有毒，能截疟"治疟疾"（《日华子本草》）；黄丹（铅丹）解热拔毒，善治疟疾；朱砂甘微寒，有毒，辟秽解毒。诸药共奏清热解毒截疟之效。方中诸药多为有毒之品，现临床已很少应用治疗疟疾。

【临证提要】方虽临床少用，其辨证组方思路，颇有可取之处，如绿豆、黑豆配伍清热解毒，肝肾同入。

∽⌒ 雷 岩 丸 ⌒∽

【来源】《黄帝素问宣明论方》卷十四。

【组成】肉苁蓉一两 牛膝一两 巴豆一两，浸一宿，去皮心 菊花二两 黑附子青盐二钱，以河水三升同煮为度，去皮脐，一两 枸杞子二两 川椒三两，去目

【用法】上为末，原浸药酒煮面糊为丸，如桐子大，每服十丸，空心，酒下。

【功效】补益肝肾，祛风明目。

【主治】男子、妇人，肝经不足，风邪内乘上攻，眼暗泪出，羞明怕日，多见黑花生障，翳膜遮睛，睑生风粟，或痒或痛，隐涩难开，兼久患偏正头疼，牵引两目，渐觉细小，视物不明。

【方解】本方所治诸证"皆因肾水不能溉济于肝木"，肾虚精亏，水不涵

木，则目失所养，复风热外感，循经上攻则见羞明流泪，睑生风粟，或痒或痛，翳膜遮睛等。治疗当滋补肝肾，祛风明目。枸杞子滋补肝肾，养阴明目，"善能治目，非治目也，能壮精益神，神满精足，故治目有效"（《本草汇言》），为君药。肉苁蓉补肾阳，益精血；牛膝补肝肾，引热下行；菊花疏散风热，明目退翳，三药共为臣药。肾为"水火之脏"，元阴元阳互济互根，佐以附子、花椒补肾助阳，以阳中求阴；巴豆泻寒通窍，共为佐药。酒辛散上行，以之送服，助药力上行，为使药。本方阴阳并补，使肾精得充，水能涵木；标本兼顾，补益肝肾治其本，祛风明目治其标。

【临证提要】枸杞子之疗目疾，备受推崇，如后世国医大师朱良春多用此药，谓"肝肾阴亏妙药"。张景岳谓刘完素"动辄言火，莫可解救，多致伐人生气，败人元阳，杀人于冥冥之中"，从刘氏雷岩丸组方可知此句偏颇。

～∽ 煨 肾 丸 ∽～

【来源】《黄帝素问宣明论方》卷十二。

【组成】川楝子　马楝花　破故纸　胡芦巴　茴香炒，各等份

【用法】上除茴香外，四味酒浸，同为末，酒煮面糊为丸，如桐子大，每服十丸至二十丸，温酒下，空心食前。

【功效】补肾温阳，散寒止痛。

【主治】男子腰膝痛，夜多小便。

【方解】肾主骨、生髓，在窍为耳及二阴，肾阳虚衰，失于温煦则腰膝冷痛，失于固摄则夜尿频数。治当补肾温阳，散寒止痛。破故纸（补骨脂）补肾助阳，暖腰膝止痛，《药性论》载其"主男子腰疼，膝冷囊湿，逐诸冷痹顽，止小便利，腹中冷"，为方中君药。胡芦巴补肾助阳，散寒止痛；茴香温肾暖肝，散寒止痛，二药共助君药温肾助阳之功，为臣药。川楝子苦寒，马楝花（马蔺花）微苦寒，二药性寒，与大队温肾散寒止痛之药相伍，防其温燥助热，且川楝子功可行气，与温补之品相合，又使补而不滞。诸药相合，共奏补肾温阳，散寒止痛之功效。

【临证提要】《黄帝素问宣明论方》用方服法不拘一格。此空心食前服，遵循《本经》"病在心腹以下者，先服药而后食"的原理，临床用药增效应

重视服法。

～～ 蜈 蚣 散 ～～

【来源】《素问病机气宜保命集》卷中。

【组成】蜈蚣一对　鳔三钱　左蟠龙五钱，炒，烟尽为度，野鸽粪是也

【用法】上件为细末，每服一钱，清酒调下，治法依前用，里和至愈可服，但有里证不可服。次当下之。用前蜈蚣散四钱、巴豆霜半钱，烧饭为丸，如绿豆大，每服一丸，渐加六七丸。清酒调蜈蚣散少许送下，宣利为度。内外风去，可常服羌活缓缓而治，不拘时候服之。

【功效】祛风止痉，化浊解毒。

【主治】破伤风。

【方解】风毒之邪由创口侵入，风胜则动。方中蜈蚣辛、性温，有毒，善于祛风止痉，攻毒散结，为君药。左蟠龙（野鸽粪）辛温，李时珍认为其能"疗破伤风及阴毒垂死者"，为臣药。鳔味甘，能补肝肾，养血祛风，治疗破伤风痉挛抽搐，为佐药。三药合用，能祛风止痉，治疗破伤风，以腰脊反张，四肢僵直，牙噤口㖞者最宜。

【临证提要】蜈蚣息风止痉之用，始于《日华子本草》，其疗破伤风痉挛抽搐，效果显著，后世"止痉散"即用此药。"常服羌活缓缓而治"，峻药后缓治，巩固疗效。方中"鳔""左蟠龙"现多不用。

～～ 蜈 蚣 散 ～～

【来源】《素问病机气宜保命集》卷中。

【组成】蜈蚣一对　鳔三钱

【用法】上为细末，用防风汤调下，如前药解表不已，觉转入里，当服左龙丸微利，看大便硬软，加巴豆霜服之。

【功效】祛风止痉。

【主治】破伤风。

【方解】蜈蚣辛温，性善走窜，通达内外，搜风定搐之力强，为息风止痉要药，为君药。鳔甘平，《本草纲目》载："鳔胶，烧存性，治妇人难产，产后风搐，破伤风痉"，用其补精益血，养血祛风，含"治风先治血，血行风自灭"之意，为臣药。

【临证提要】上方蜈蚣散减味，防风汤调服，盖防风，其名可知其功用，固表祛风也，方除已生之内邪，御侵袭之外风。

鼻 痒 方

【来源】《保童秘要》鼻。

【组成】龙脑—皂子大　细辛三分　朴硝—分

【用法】上为细末，蜜和为丸，如黄米大，内鼻中。

【功效】通窍解毒。

【主治】鼻痒。

【方解】本方以开窍通鼻为主。方用味辛气香之龙脑（冰片）开窍，其可"通诸窍"，疗"鼻瘜"（《本草纲目》）；细辛温肺通窍止痛，芳香透达祛风，为治鼻渊之良药；朴硝泻热通便，通下窍而利上窍。三者合而外用，可通鼻窍。

【临证提要】外用辛香开窍之剂，河间喜用此法，治疗小儿疾患，盖纳药鼻中，其效彰，甚速。

鼻齆衄血方

【来源】《保童秘要》鼻。

【组成】黄连五分　艾叶　升麻　防风　大黄各三分　朴硝八分，轻熬

【用法】上为末，蜜和为丸，如梧子大，每日三岁以下以温水研化七丸服之。

【功效】清热凉血，疏风止血。

【主治】鼻衄齿血。

【方解】方中黄连清热泻火，燥湿解毒，因其"苦先入心，清涤血热，故血家诸病，如吐衄溲血，便血淋浊，痔漏崩带等证，及痈疡斑疹丹毒，并皆仰给于此"（《本草正义》），故用为君药。大黄、芒硝泻热通便，导热下泄，且大黄又助君药凉血解毒，共为臣药。升麻、防风疏风清热解毒；艾叶温经止血，性温防寒凉诸药凝血之弊，用为佐药。以蜜和为丸，调和诸药，为使药。诸药配伍，以清热凉血为主，止血为辅，共奏清热凉血，疏风止血之效。

【临证提要】黄连配伍艾叶功类"交泰丸"，升麻、防风、大黄、芒硝取防风通圣散之意，"方之精者，变也"。以熟识之方，推未见之方。

蒺 藜 汤

【来源】《黄帝素问宣明论方》卷二。

【组成】蒺藜去角，炒　附子炮，去皮脐　栀子各一两

【用法】上为末，每服三钱，水一盏半，煎至六分，去滓，食前，温服，

【功效】温肾散寒，宣散肝风。

【主治】阴疝，牵引小腹痛，诸厥疝，即阴疝也，喜欲劳痛，不可忍之。

【方解】阴疝多因肝肾受寒所致。治宜温肾散寒，宣散肝风。本方以蒺藜为君，平肝疏肝，祛风活血，功擅"宣散肝经风邪"（《本草求真》）。附子温肾消阴，散寒止痛，用为臣药。栀子"主五内邪气"（《神农本草经》），用为佐药。全方以温散为主，对阴疝可达散寒止痛之效。

【临证提要】《肘后备急方》即载有以栀子配伍乌头治疗阴疝，"附子乌头其源一也"。此加蒺藜，从肝肾二经论治，后世治阴疝多仿此。

膏 药 方

【来源】《素问病机气宜保命集》疮疡论第二十六。

【组成】好芝麻油_{半斤} 当归_{半两} 杏仁_{四十九个，去皮} 桃柳枝_{各四十九条，长}四指上用桃、柳二大枝，新绵一叶包药，系于一枝上，内油中，外一枝搅，于铁器内煎成，入黄丹三两，一处熬，水中滴成不散如珠子为度

【功效】清热解毒，消肿止痛。

【主治】金丝疮，一云红丝瘤，其状如线或如绳，巨细不等，经所谓丹毒是也。

【方解】金丝疮亦称红丝疔，赤疔，为疔疮之一种，多发于四肢，因有细红丝一条，迅速向上走窜，故名。"赤瘤丹熛，热胜气也"，系火毒凝聚，或破伤感染所发。故治宜清热解毒，消肿止痛。方中黄丹（铅丹）"解热拔毒，长肉祛瘀，故治恶疮肿毒，及入膏药，为外科必用之物也"（《本草纲目》），为君药。当归活血消肿止痛，为臣。桃枝解毒活血通络；柳枝清热解毒消肿；杏仁外用可"治疮杀虫，用其毒也"（《本草纲目》），共为佐药。诸药入麻油熬膏，取其润燥解毒，消肿止痛，为佐使药。合而成方，奏清热解毒，消肿止痛之功，外贴患处，直接发挥药力。

【临证提要】《黄帝素问宣明论方》云："但痛痒疮疡痈痛肿而聚者，皆属心火热也，不可一例伤寒。凡治痛者，先察本，次明经络皮部虚实，用药无误矣""视其五色，黄赤为热"。本方清热与辛散并用，油膏柔软、滑润，适用于面积较大的金丝疮。

槟 榔 丸

【来源】《黄帝素问宣明论方》卷一。

【组成】槟榔 大黄_{剉，炒} 枳壳_{麸炒，去穰，各二两} 木香 桃仁_{去皮尖，炒}大麻仁_{另研，各一两}

【用法】上为末，炼蜜和丸，如桐子大，每服十丸至十五丸，温酒下，不计时候，汤亦得。

【功效】泻热通腑，行气止痛。

【主治】虑瘕证。大肠有遗热，津液壅滞，腹痛闭涩。

【方解】方中槟榔行气消积，善行胃肠之气，兼能缓泻通便，用为君药。大黄、枳壳；泄热通腑，行气消痞，为臣药。木香辛行苦降，善行大肠之滞

气；桃仁、麻仁润肠通便，共为佐药。全方泻热通腑，行气止痛，疏利大肠结热，使腑气通畅，诸症得消。

【临证提要】大肠、小肠有遗热，津液耗散，不能滑利，而大肠滞涩，为虑瘕。当滑利大肠，通畅腑气为先，故以破积降气之槟榔命名。

以下四首以槟榔为名之方，皆因其调利胃肠之功。脾胃肠不和之食难消，浊不降，气不行，槟榔均可行气消积。但脾虚便溏，气虚下陷者不宜。

∽⌒ 槟 榔 丸 ⌒∽

【来源】《保童秘要》诸疳。

【组成】白槟榔　肉豆蔻_{各二枚}　附子　当归　青橘皮　吴茱萸　桂心_{各二分}　青木香　白芜荑仁　大黄_炮　干姜　玄豆_{生用}　胡黄连各一分　续随子_{三分，去壳}

【用法】上件细为末，炼蜜溲，更捣一千杵，方为丸，如梧子大，每日空腹，随岁数服，熟水下。

【功效】行气消积，温阳健脾。

【主治】一切疳。

【方解】肉豆蔻温中行气消食；槟榔下气消积，共为君药。芜荑、续随子解毒杀虫消积，为臣药。吴茱萸疏肝下气；桂心、附子、干姜温中散寒，补火助阳；当归养血和血；青橘皮、青木香理气健脾，行气止痛；大黄苦寒泻下积滞；胡黄连退虚热，除疳热，并可制约方中附子、桂心、干姜温燥之性，为佐药。玄豆即黑豆，"杀附子毒"（《食疗本草》），是方中使药。诸药相合，寒热并用，消补兼施，共奏行气消积，温阳健脾之功。

∽⌒ 槟 榔 丸 ⌒∽

【来源】《素问病机气宜保命集》卷中。

【组成】槟榔_{一钱半}　陈皮_{去白，一两}　木香_{二钱半}　牵牛_{头末，半两}

【用法】上为细末，醋糊为丸，如桐子大，每服十五丸至二十丸，米饮下，生姜汤亦可。

【功效】行气导滞。

【主治】食伤脾胃，心腹满，口无味。

【方解】食伤脾胃，饮食积滞，气机壅遏，故治宜行气导滞。方中槟榔质重沉降，善于下气消积，为君药。牵牛子通便消积；陈皮理气醒脾，二药助槟榔行气导滞，为臣药。木香理气健脾消食，为佐药。诸药相合，共奏行气导滞之效。

∽ 槟 榔 散 ∽

【来源】《黄帝素问宣明论方》卷六。

【组成】槟榔　枳壳各等份

【用法】上为末，每服三钱，煎黄连汤调下，不计时候，温服。

【功效】行气除痞。

【主治】伤寒阴病，下之太早成痞，心下痞满而不痛，按之软虚。

【方解】本方证是因伤寒阴病下之太早，脾胃升降失职，气机壅滞。治当行气除痞。方中槟榔辛散苦泄，入胃肠经，功善行胃肠之气滞；枳壳辛行苦降，入脾胃经，长于行气宽中除痞，二者合用，行气除痞之功增强。气机郁滞，易郁而化热，故煎加黄连苦寒以清热。

∽ 槟 榔 散 ∽

【来源】《素问病机气宜保命集》卷中。

【组成】槟榔二钱　木香一钱半　轻粉少许

【用法】上为细末，用前药调服。如为丸亦可，用水浸，蒸饼为丸，如小豆大，每服二十丸，食后服。

【功效】降气止吐。

【主治】暴吐，上焦气热所冲。

【方解】《素问病机气宜保命集》言："上焦吐者，皆从气，……其治当降气和中。"故用槟榔下气除胀，为君药。木香为三焦气分之药，能升降诸气，助槟榔降气和中，为臣药。轻粉辛寒，有毒，善祛痰逐水通便，助君臣以降浊气，为佐药。

∽ 罂粟神圣散 ∾

【来源】《黄帝素问宣明论方》卷九。

【组成】御米壳一两，用蜜炒　乌梅肉　拣人参　诃子肉　葶苈　桑白皮各半两

【用法】上为细末，每服二三钱，百沸汤泼，临卧调下。

【功效】敛肺止咳，补益肺气。

【主治】男子、妇人，久新日夜咳嗽不止。

【方解】本证为咳嗽伤肺，肺气虚损所致。治当重在敛肺止咳，辅以补益肺气。方用御米壳（罂粟壳）味酸性涩，善于敛肺止咳，重用为君药。乌梅、诃子酸涩，收敛肺气，助君药敛肺止咳；人参大补肺气，共为臣药。咳嗽不止，易伤及肺阴，致虚热内生，故用葶苈子、桑白皮清泻肺热，止咳平喘，共为佐药。诸药相合，共奏敛肺止咳，补益肺气之功。

【临证提要】河间制方影响深远，罂粟壳配伍乌梅又称"百劳丸"，为治疗咳嗽气喘收敛肺气的效方，为现代医家刘献琳喜用。方中桑白皮泻肺实为"平肺"，与葶苈子相配伍一泻肺中伏火，一清肺中痰饮，实为葶苈大枣泻肺汤与泻白散合方化裁而出。

∽ 碧 霞 丹 ∾

【来源】《黄帝素问宣明论方》卷十四。

【组成】龙脑　麝香　硇砂各二钱　血竭　没药　乳香　铜青各一钱　硼砂三钱

【用法】上为末，滴水和丸，如桐子大，每服一丸，新水化开点之，立效。

【功效】清热解毒，活血散结，明目退翳。

【主治】一切恶眼风赤。

【方解】心肝火旺或外感邪毒上壅目系，气血壅滞而成恶眼风赤。治当清热解毒，活血散结，明目退翳。龙脑即冰片，清香宣散，通诸窍、散郁火，善清热散毒，明目退翳，为君。臣以麝香开窍，活血通经；硇砂破瘀散结，《本草衍义》载："合他药，治目中翳"；血竭、没药、乳香活血散瘀，消肿止痛；铜青明目退翳之功，"主风烂泪出"（《药对》）；硼砂清热解毒，以上共为佐药。诸药合用，共奏清热解毒，活血散结，明目退翳之功。为丸，临用化开点于局部，有助于药力直接作用于病变部位。

【临证提要】方中多辛香之品。河间疗目疾，多有经验之谈，宗《素问》"目得血而能视，其证足厥阴之经络所主"，提出"肝脏受虚而即补肾，实而即泻心。是故眼通五脏，气贯五轮，外应肝候。肝藏虚而风邪郁，风邪郁而热蕴冲，火炎上行，故攻目，目昏渗涩，疼痛赤丝皆发。营卫实则能视，营卫虚则昏暗。凡人餐热物，或嗜五辛，坐湿当风，凌寒冒暑，将息失度，皆丧目之源也"等一系列理论。

～❦ 楒藤子丸 ❦～

【来源】《黄帝素问宣明论方》卷十三。

【组成】黄芪　枳实　槐花　荆芥穗　凤眼草_{各二两}　楒藤子_{一对，炙}　皂子_{三百个，炙}

【用法】上为细末，面糊为丸，如桐子大，每服二三十丸，空心，酒下，米饮亦得，忌油腻、冷、猪、鱼、臭血物等。

【功效】清肠止血，疏风行气，补气升阳。

【主治】肠风泻血，湿热内甚，因为诸痔，久而不治，乃变成瘘。

【方解】风热邪毒或湿热毒邪壅遏肠道，损伤肠道脉络，则见肠风便血；风湿热毒蕴结，气血失调，经络阻滞，瘀血浊气下注直肠肛门则为痔疮，甚则痔瘘。治当清肠止血，疏风行气，补气升阳为主。方中楒藤子活血祛风，行气止痛，利湿消肿，善治便血，痔疮等证，《本草拾遗》载："主五痔"，故为君药。槐花专清大肠湿热，凉血止血；凤眼草清热燥湿，止痢止血，"大便下血"（《嘉祐本草》），共为臣药。"肠胃不虚，邪气无从而入"，伍用黄芪补中益气，且能升清补气摄血；"血热者，阳气陷入血中，血因而热，随气下流而为溺血、便血、崩血、肠风下血等证"（《医学原理》）；以荆芥穗疏风散邪，与黄芪相伍使陷入血分之阳气外出，下流之气上升；枳实、皂角宽肠行气，利于邪毒分消，共为佐药。诸药相合，共奏清肠止血，疏风行气，补气升阳之功。本方补气与行气并用，扶正与驱邪兼施，止血与行气合用，既使便血能止，又不致肠间邪气留滞，祛邪不伤正，配伍得宜。

【临证提要】治法宗"疏其血气，令其条达，而致和平"。槐花、楂藤子专病专药；枳实、皂角除邪导滞；黄芪补气使气充则通利气机。

～ 藁 本 汤 ～

【来源】《素问病机气宜保命集》卷中。

【组成】藁本一两半　苍术一两

【用法】上为粗末，每服一两，水二盏，煎至一盏，温服清。

【功效】祛风除湿，散寒止痛。

【主治】大实心痛，大便已利。

【方解】大实心痛者，因食受时气，卒然发痛。方中藁本祛风胜湿，散寒止痛，为君。苍术其性温散，燥湿祛风，发汗宽中，调胃进食，故能去心腹胀疼，用以为臣。

【临证提要】藁本、苍术皆入足阳明经，理气燥湿。心下即胃口也，胃和而心痛止。

～ 藜 芦 散 ～

【来源】《素问病机气宜保命集》卷中。

【组成】大藜芦_{末，半钱}

【组成】大藜芦末，半钱

【用法】温齑水调下，以吐为度。

【功效】涌吐痰涎。

【主治】久疟不能饮食，胸中郁郁如吐，欲吐不能吐。

【方解】藜芦苦、寒，有毒，归肺、胃、肝经。用温齑水调下，酸苦涌泻，能涌吐痰涎，宣越上焦邪气。

【临证提要】方中藜芦乃涌吐药也，吐法易伤胃气，慎用。

～◇ 藿 香 散 ◇～

【来源】《保童秘要》惊痫。

【组成】白附子炮　藿香　桑螵蛸　僵蚕去足、令净，以上各一分　腻粉二十文

【用法】上为末，后入粉同研匀，每服一字，薄荷暖酒调下。夜间惊啼，不得睡，或呕逆，不过一服。

【功效】祛湿化痰定惊。

【主治】急惊风。

【方解】小儿脏腑娇嫩，形气未充，故肝木常有余，脾土常不足也。脾失运化，生湿生痰，蒙蔽心窍，则为惊风之候。治当祛湿化痰定惊。藿香芳香辟秽，祛湿和中，为君药。僵蚕祛风定惊，化痰散结；白附子，祛风痰，定惊止搐，二药为臣。桑螵蛸益肾固精；腻粉（轻粉）祛痰消积，《本草衍义》谓其"下涎药并小儿涎潮、瘈疭多用"，共为佐药。薄荷辛能发散，凉能清利，专于疏风散热，又能辟秽解毒，为小儿惊风引经之要药，为佐使之助。诸药合用，共奏祛湿化痰定惊之效。

【临证提要】《育婴家秘》谓："小儿血气未充，肠胃脆弱，神气怯弱。"小儿肺脾肾常有不足，然其脏腑清灵，随拨随应，但能确得其本而撮取之，一药可愈。此方量少，经络辨证精准，治小儿惊风。

鳖甲丸

【来源】《黄帝素问宣明论方》卷九。

【组成】鳖甲一个，九肋者，炙黄　柴胡一两，醋浸一宿　杏仁一两，童子小便浸，炒　甘遂一两，炙　人参半两

【用法】上为末，炼蜜为丸，如桐子大，每服十丸至十五丸，煎生姜汤下。又方用厚朴一两、生姜制。

【功效】清热养阴，化痰止咳。

【主治】吐血，咳嗽。

【方解】久病亏耗，热病后期，损伤肺阴，肺失濡养，虚热内生，气逆于上则咳嗽，多见干咳少痰；虚火灼伤肺络，则痰中带血，甚则咯血。治宜清热养阴，化痰止咳。方用鳖甲滋阴退虚热为君药。柴胡"除虚劳烦热，解散肌热"（《医学启源》）；杏仁宣降肺气，祛痰止咳，共为臣药。甘遂苦寒性降，泻水逐痰；人参补肺生津，共为佐药。炼蜜和丸，润肺止咳；生姜止咳，亦为佐药。诸药相配，共奏清热养阴，化痰止咳之功。

【临证提要】宜用于久病亏耗或热病后期，损伤肺阴，虚火灼肺之咳嗽痰血证候。

麝香杏仁散

【来源】《黄帝素问宣明论方》卷十一。

【组成】麝香少许　杏仁不以多少，烧存性

【用法】上为细末，如疮口深，用小布袋子二个盛药满，系口，临上药炙热，安在阴内立愈。

【功效】消肿止痛。

【主治】妇人阴疮。

【方解】麝香香烈窜散，活血散结，止痛消肿，"除一切恶疮痔漏肿痛，脓水腐肉"（《本草正》）；杏仁《本草纲目》载其"杀虫，治诸疮疥，消肿，

去头面诸风气皶疱"。二药配伍功可消肿止痛。

【临证提要】阴疮乃妇人外阴部红肿或溃烂成疮，黄水淋沥，局部肿痛，甚者溃疡如虫蚀者。由热毒炽盛或寒湿凝滞，侵蚀外阴部肌肤所致。本方外用为散，作用于病变局部，有利于药力发挥。

麝 香 散

【来源】《黄帝素问宣明论方》卷十五。

【组成】上好咸土不以多少　麝香真好者，少许

【用法】上热汤淋取汁，去滓用清汁，银石器中熬干，刮下，再与麝香同研匀，掺于疮上，以纸贴，神效。

【功效】泄热清火，消肿止痛。

【主治】大小人口齿腐蚀出血，断根宣烂。

【方解】麝香其香芳烈，活血散结，止痛消肿，"除一切恶疮痔漏肿痛，脓水腐肉，面墨斑疹"（《本草正》）。咸土即芒硝，"今宕昌以此诸山有咸土处皆有之。此即芒硝是也"（《新修本草·卷三》），泻热软坚，清火消肿。二药合用泄热清火，消肿止痛，外掺局部，治疗胃热上攻之牙龈出血，肿痛等。

【临证提要】芒硝、麝香，均为治疗牙痛之要药，可单味药运用。二者合而为散外用，镇痛消肿，方简而效验。

二 黄 散

【来源】《素问病机气宜保命集》妇人胎产论第二十九。

【组成】生地黄　熟地黄各等份

【用法】上为细末，加白术、枳壳汤调下一两，日二服。

【功效】养血滋阴。

【主治】怀孕胎漏。

【方解】本方用治阴血亏虚，胎失所养，胎元不固所致胎漏下血。治宜养

血滋阴。生地黄甘寒质润，滋阴养血，《别录》载其主"女子伤中，胎漏下血"；熟地黄甘温质润，"生精血，补五脏，内伤不足……女子伤中胞漏，经候不调，胎产百病"，二药相伍，补血养阴之功著，使阴血充盛则胎有所养。以白术、枳壳煎汤调服，白术补脾安胎，助气血生化之源；枳壳顺气宽中，防二地滋腻碍胃。诸药配伍，共奏养血滋阴，安固胎元之简效，且补中有行，补而不腻，为治血虚胎漏之效方。

【临证提要】加味二黄散以本方加旱莲草、女贞子滋阴养血。用于妊娠血虚，胎漏下血，量少色淡，头晕目眩，手足心热，心烦，腹微痛，舌红、苔薄黄，脉虚数而滑者。(《中医妇科治疗学》)

～ 木 香 散 ～

【来源】《素问病机气宜保命集》肿胀论第二十四。

【组成】木香　大戟　白牵牛 各等份

【用法】上为细末，每用三钱，猪腰子一对，劈开掺药在内。烧熟，空心服之，如左则塌左，右则塌右。如水肿不能全去，于腹上涂甘遂末，在绕脐满腹，少饮甘草水，其肿便去也。

【功效】行气逐水。

【主治】水肿。

【方解】大戟苦寒有毒，泻水逐饮，消肿散结，为君药。脾气之转输，水湿之邪的运化，皆赖于气之运化，故臣以木香，理气醒脾，以求气化则湿化。牵牛苦寒有毒，其性降泄，通利二便以排泄水湿，助君逐水祛邪，为佐药。三药作用峻猛，且大戟、牵牛子皆为有毒之品，易伤正气，故为末掺于猪肾，取其血肉甘润之质，补肾辅助正气，使邪去正不伤，为佐使药。本方逐水理气药并用，祛邪扶正兼顾，共成行气逐水之良剂，用治水湿壅盛之水肿等属邪实而正气未衰者。

【临证提要】本方通利二便，逐水行气，用治水湿泛溢阳水之证。孕妇及年老体弱者慎用。

∽◦ 木 香 散 ◦∽

【来源】《素问病机气宜保命集》疮疡论第二十六。

【组成】地骨皮一两，去土皮　木香半两　穿山甲二钱半，炙黄　麝香一字

【用法】上为细末，酒调下三钱，及小儿斑后生痈，米饮调下，效如神。

【功效】清热凉血，消肿溃坚。

【主治】疮难消，不能作脓，痛不止。

【方解】地骨皮《本草别说》载其"治金疮"，本方用其清解血分之热邪，为君药。木香理气止痛，气行则血行，利于活血祛瘀，消肿止痛，为臣药。佐以穿山甲解毒消肿，穿透经络，攻坚排脓；麝香辛香行散，活血散结，消肿止痛。以酒调下，借其活血而行周身，助药力达于病所，为佐使药。诸药相合，既能清热凉血，祛致病之因，又可溃坚散结，消肿止痛，使邪热去，气血通，肿痛止而疮疡消。

【临证提要】本方亦可加适量麻油、蜂蜜调敷外用治疗痈疡诸疾。

【备考】化坚汤（《洁古家珍》）。

∽◦ 木 香 散 ◦∽

【来源】《黄帝素问宣明论方》卷二。

【组成】木香　陈皮各一两　良姜　干姜　诃子皮　赤芍药　枳实各半两　草豆蔻　黑牵牛各三两　川芎三两

【用法】上为末，每服二钱，水一盏，煎至七分，去滓，温服。

【功效】散寒止痛。

【主治】心疝，小腹痛，闷绝不已；冲疝，肝邪上厥，气上冲心，二便不通，小腹与阴相引痛甚。

【方解】本方可治疝气疼痛，功擅散寒止痛。方以木香行气止痛，"香能通气，和合五脏，为调诸气要药"（《药品化义》），亦善"理疝气"（《本草通玄》），用为君药。高良姜、干姜温中散寒；草豆蔻化湿行气，既可"下

气"（《开宝本草》），又可"散一切冷气"（《本草经疏》）；牵牛子泻下攻积，通利二便；川芎活血行气止痛，上五味既可助君药散寒行气止痛，又可下气通便，用为臣药。陈皮、枳实行气燥湿；赤芍凉血活血；诃子合草豆蔻下气降火，上四味皆用为佐药。本方有较强的行气止痛功效，又散寒活血，对疝气疼痛有良效。

【临证提要】本方用治寒实之疝气。可酌加柴胡、乌药等以助疏肝调气；寒甚者加肉桂、吴茱萸。

【方论选录】

《绛雪园古方选注》：木香散辛香下气，乃火郁发之兼下夺之法也。木香疏泄腹间滞寒冷气，得良姜、干姜、草豆蔻相为佐使，其效尤速；陈皮、枳实破气分之滞；赤芍、川芎开血分之郁；诃子皮能消利腹中一切恶物；牵牛禀火之气，善走经络，利大小便有殊功。